国家卫生健康委员会"十三五"规划教材

全国高等职业教育配套教材

供护理类专业用

U0292339

内科护理学
学习与实训指导

主　编　冯丽华　史铁英

副主编　李红梅　赖卫国　唐艳妮　邹春杰

编　者（以姓氏笔画为序）

史铁英（大连医科大学附属第一医院）　　杨富国（青岛大学护理学院）

冯丽华（广西广播电视大学）　　　　　　余红梅（襄阳职业技术学院）

吕　霞（四川护理职业学院）　　　　　　邹春杰（黑龙江护理高等专科学校）

刘　涛（锦州医科大学护理学院）　　　　张俊玲（广州卫生职业技术学院）

刘秀梅（大连医科大学附属第一医院）　　张淑爱（河南护理职业学院）

刘雨佳（中国医科大学护理学院）　　　　武星君（曲靖医学高等专科学校）

刘舒静（广西广播电视大学）（兼秘书）　南桂英（沧州医学高等专科学校）

巫章华（赣南卫生健康职业学院）　　　　唐艳妮（广西科技大学）

李红梅（山西医科大学汾阳学院）　　　　曹文元（闽西职业技术学院医学护理学院）

杨　林（大庆医学高等专科学校）　　　　赖卫国（赣州市人民医院）

人民卫生出版社

图书在版编目（CIP）数据

内科护理学学习与实训指导 / 冯丽华,史铁英主编. —北京:
人民卫生出版社,2019

ISBN 978-7-117-29221-4

Ⅰ. ①内… Ⅱ. ①冯… ②史… Ⅲ. ①内科学 - 护理学 -
高等职业教育 - 教学参考资料 Ⅳ. ①R473.5

中国版本图书馆 CIP 数据核字（2019）第 252447 号

| 人卫智网 | www.ipmph.com | 医学教育、学术、考试、健康,
购书智慧智能综合服务平台 |
| 人卫官网 | www.pmph.com | 人卫官方资讯发布平台 |

内科护理学学习与实训指导

主　　编：冯丽华　史铁英
出版发行：人民卫生出版社（中继线 010-59780011）
地　　址：北京市朝阳区潘家园南里 19 号
邮　　编：100021
E - mail：pmph @ pmph.com
购书热线：010-59787592　010-59787584　010-65264830
印　　刷：北京铭成印刷有限公司
经　　销：新华书店
开　　本：787 × 1092　1/16　印张：18
字　　数：461 千字
版　　次：2019 年 12 月第 1 版　2023 年 4 月第 1 版第 5 次印刷
标准书号：ISBN 978-7-117-29221-4
定　　价：35.00 元

打击盗版举报电话：010-59787491　E-mail：WQ @ pmph.com
质量问题联系电话：010-59787234　E-mail：zhiliang @ pmph.com

前　言

　　为适应各层次医学教育对教材和辅导教材的需要，以"精理论、强实践，精基础、强临床，培养应用型、技能型的实用人才"为指导思想，编写了供高职高专护理类专业使用系列教材及辅导教材。《内科护理学学习与实训指导》是其中《内科护理学》（第4版）教材的辅导教材。

　　本书的编委均为教学水平高、业务能力强的骨干教师和临床经验丰富的一线护理专家，具有丰富的教学和临床工作经验。在编写过程中，围绕"应用为主，以必需、够用为度；由浅入深、循序渐进、语言简练；条理清晰、重点突出"的原则，以满足培养目标和社会需求为基本要求，内容与当前临床护理工作岗位高度吻合的同时，尽可能地满足读者在课程复习和应试上的要求。

　　本书设置学习指导、实训指导两部分。第一部分为学习指导，章节均与主教材相对应，设置有学习目标、重点与难点、学习要点；每章均配备测试练习题及参考答案，供学习者预习、复习及学习后进行自我评价。第二部分为实训指导，围绕护理临床实际，结合教学大纲要求，以"问题为导向，任务为驱动"，按主教材章节顺序设置了二十个实训项目，并附有供实践教学考核的参考标准。教材内容简明、扼要、实用性强，能帮助学生进一步理解、巩固课堂理论；训练和引导学生运用护理理论知识去正确解决各种临床护理诊断／问题；掌握内科常用的护理技能，初步具备对内科各种常见病、多发病病人的护理能力；满足学生在校学习、毕业就业需要和持续发展的需求，为临床护理工作打下坚实的基础。

　　本书的编写得到了参编单位的大力支持及广西广播电视大学黄禧亮老师的帮助，在此一并致以衷心感谢！

　　由于水平所限，本书难免有欠缺和不足之处，恳请护理学界同仁和读者批评指正，以便在今后再版时加以改进，使本教材日臻完善。

冯丽华　史铁英

2019年10月

目 录

第一部分 学习指导

第二部分　实 训 指 导

第一部分　学习指导

第一章　绪　论

【学习目标】

1. 熟悉内科疾病特点、内科护士的素质要求及我国内科护理学的发展。
2. 了解内科护士的角色、内科护理学的教学特点。

【重点与难点】

1. 重点　内科护士的角色与素质要求及内科护理学的教学要求。
2. 难点　内科疾病的特点及我国内科护理学的发展。

【学习要点】

（一）概述

内科护理学是介绍内科疾病病因、发病机制、临床表现及治疗、护理、预防知识和技能，以减轻病人痛苦、促进康复、增进健康的一门重要临床护理学科。对内科疾病护理的组织、技术管理及抢救是内科护理工作的重点。

（二）重要知识点

1. 内科疾病的特点　①慢性发展，反复发作，病情迁延、复杂多变，病程长，并发症多。②以老年病人居多，老年病人具有反应差、多脏器功能衰退、潜在危险因素较多而又缺乏子女照顾等特点。③中老年病人生活阅历丰富，对疾病转归担忧，对接受治疗、护理疑虑而又谨慎。

2. 内科护士的角色　①健康的照顾者。②康复计划的制订者。③病人健康的教育者。④病人权益的维护者。⑤医护、护患关系的协调者。⑥护理学科的研究者。

3. 内科护士的素质要求　①良好的职业道德。②厚实的基本理论。③扎实的临床能力。④强烈的求知欲。⑤有效的医护配合。⑥规范的护理行为。⑦健康的身体与心理。

4. 内科护理学的教学要求　教学要体现"学习者的主体作用和教师的主导作用"，充分发挥学习者的学习主动性。①教：采取灵活多样的教学方法，增强学习者的学习兴趣、岗位认同感；实施"项目导向、任务驱动""课堂与实训相融"的"教、学、做"一体化教学模式，保证学习者的学习与临床实际护理工作的一致性。②学：学习者要主动学习，注重理论与实践的结合，强化职业能力和职业素质的形成，培养创造性思维和观察、分析、解决实际问题的能力，提高人际沟通、团队协作能力,并能充分利用互联网扩大学习空间、获取更多的学习资源。

5. 我国内科护理学的发展 ①护理理念全面更新。"以人的健康为中心的护理"将成为护理事业一种必然的选择。②护理内容日益丰富。护理内容已由疾病护理向预防、康复扩展;由躯体护理向心理、精神护理扩展;由医院护理向家庭、社区扩展;由病人护理向健康者保健扩展。③心理疏导受到重视。焦虑、抑郁作为病人进入医院后的主要心态使病人产生不同的情绪障碍,心理疏导在医院的日常护理工作中显得尤为重要。

【测试练习】

(一)选择题

A1 型题

1. 符合内科疾病特点的是
   A. 多呈急性发展　　　　　B. 病人反应良好　　　　　C. 年轻病人居多
   D. 并发症多　　　　　　　E. 病情简单

2. 符合内科老年病人疾病特点的是
   A. 起病急、发展快　　　　B. 病情复杂多变　　　　　C. 治疗效果明显
   D. 并发症单一　　　　　　E. 病程短

3. 内科护士的首要职责是
   A. 管理者　　　　　　　　B. 教育者　　　　　　　　C. 照顾者
   D. 权益保护者　　　　　　E. 协调者和合作者

4. 内科护士的护理工作重点是
   A. 病人的生活照料　　　　B. 病人的饮食供给　　　　C. 疾病的临床诊断
   D. 疾病的护理组织　　　　E. 疾病的诊疗操作

5. 护士在临床工作中,完成照顾病人、为病人提供直接的护理服务的角色,称为
   A. 管理者　　　　　　　　B. 教育者　　　　　　　　C. 照顾者
   D. 权益保护者　　　　　　E. 协调者和合作者

6. 护士在临床工作中,完成对病人和家属进行卫生宣教,讲解有关疾病治疗、护理和预防知识的角色,称为
   A. 管理者　　　　　　　　B. 教育者　　　　　　　　C. 照顾者
   D. 权益保护者　　　　　　E. 协调者和合作者

7. 护士在临床工作中,为护理对象提供健康信息,给予预防保健等专业指导的角色,称为
   A. 管理者　　　　　　　　B. 教育者　　　　　　　　C. 照顾者
   D. 示范者　　　　　　　　E. 咨询者

8. 护士在临床工作中,帮助病人理解来自各种途径的健康信息,补充必要信息,帮助病人对治疗与护理项目做出正确选择的角色,称为
   A. 管理者　　　　　　　　B. 教育者　　　　　　　　C. 照顾者
   D. 权益保护者　　　　　　E. 协调者和合作者

9. 内科护士最基本的素质是
   A. 良好的职业道德　　　　B. 厚实的基本理论　　　　C. 扎实的临床能力
   D. 良好的护患关系　　　　E. 有效的医护配合

10. 内科护士为不同情况的病人提供高质量护理的基础是

    A. 良好的职业道德   B. 扎实的基本理论   C. 强烈的求知欲望

    D. 良好的护患关系   E. 有效的医护配合

11. 护士完成繁重的临床护理、教学和科研工作的保障是

    A. 良好的职业道德   B. 扎实的基本理论   C. 健康的身体与心理

    D. 良好的护患关系   E. 有效的医护配合

12. 符合现代的护理理念的是

    A. 以人的健康为中心的护理   B. 以人的身体为中心的护理

    C. 以人的心理为中心的护理   D. 以人的生理为中心的护理

    E. 以人的疾病为中心的护理

13. 心理疏导的基本要素是

    A. 环境   B. 饮食   C. 体态

    D. 言语   E. 药物

A2 型题

1. 病人,男性,76 岁。高血压病史 35 年。便后剧烈头痛,呕吐胃内容物数次。身体评估:神志模糊,可闻及喉鸣。入院后行禁食、给氧、降压等处理。家属对给予病人禁食的医嘱有抵触,此时需要护士承担的角色是

    A. 健康的照顾者   B. 康复计划的制订者   C. 病人健康的教育者

    D. 病人权益的维护者   E. 医患关系的协调者

2. 病人,男性,52 岁。反复上腹部疼痛 15 年,有"风湿病"服用糖皮质激素史。以慢性胃炎入院,治疗 1 周后症状缓解准备出院。出院前护士告知病人出院后药物应用及饮食的注意事项,此时护士承担的角色是

    A. 健康的照顾者   B. 康复计划的制订者   C. 健康的教育者

    D. 医患关系的协调者   E. 护理学科的研究者

3. 内科病区护士小张,在护理工作中同时兼任病区的环境布置、卫生宣教栏目编制、病人意见收集工作。护士小张兼任的角色是

    A. 研究者   B. 管理者   C. 咨询者

    D. 协调者   E. 合作者

A3/A4 型题

(1~2 题共用题干)

病人,女性,32 岁。因面部皮肤红斑、关节肿痛半年,以"系统性红斑狼疮"入院。入院前因对面部红斑影响容貌而产生抑郁,少与人交往,曾有自杀倾向。身体评估:精神恍惚,少语,面部皮肤蝶形红斑,双掌近端指间关节肿胀。

1. 护士最重要的护理措施是

    A. 饮食护理   B. 休息护理   C. 心理护理

    D. 皮肤护理   E. 关节护理

2. 需要护士承担的角色是

    A. 照顾者   B. 教育者   C. 管理者

    D. 示范者   E. 研究者

B 型题

（1~5 题共用备选答案）

　　A. 照顾者　　　　　　B. 教育者　　　　　　C. 管理者
　　D. 咨询者　　　　　　E. 权益保护者

　　1. 护士在临床工作中照顾病人,为病人提供直接的护理服务,满足病人生理、心理和社会各方面的需要。护士的角色称为

　　2. 护士帮助病人理解来自各种途径的健康信息,补充必要信息,帮助病人对治疗与护理项目做出正确的选择。护士的角色称为

　　3. 护士对病人和家属进行卫生宣教,讲解有关疾病的治疗、护理和预防知识。护士的角色称为

　　4. 护士为护理对象提供健康信息,给予预防保健等专业指导。护士的角色称为

　　5. 护士对人力资源和物资资源进行调配,组织护理工作的实施。护士的角色称为

（6~8 题共用备选答案）

　　A. 良好的职业道德　　B. 扎实的基本理论　　C. 良好的护患关系
　　D. 有效的医护配合　　E. 健康的身体与心理

　　6. 在新的医学模式下,提高对危重急症的抢救水平,满足病人对诊疗护理的需求,促进医患关系和谐,提升病人满意度的重要保障是

　　7. 护士完成繁重的临床护理、教学和科研工作的重要保障是

　　8. 内科护士应具备最基本的素质是

（二）填空题

　　1. 内科疾病多呈_____,_____,_____,_____,服务对象由青少年、青年、中老年至高龄老人,以_____居多。

　　2. 因中老年、高龄病人的_____、_____、_____,潜在危险因素较多而又缺乏子女照顾,所以对病人的_____至关重要。

　　3. 在漫长的疾病过程,内科病人及家属常表现出对疾病_____的担忧,在接受治疗、护理时_____,易产生急躁、焦虑、悲观、恐惧、抑郁、孤独等各种_____,_____在护理工作中更显得重要。

　　4. 作为示范者,护士应在_____、_____等方面起示范作用。

　　5. 作为权益保护者,护士有保护病人的权益不受侵犯和损害的职责。帮助病人_____来自各种途径的_____,补充必要信息,帮助病人对_____做出正确的选择。

　　6. 内科护士要很好地完成内科护士的各种角色任务,必须具备以下素质:良好的职业道德、_____、扎实的临床能力、强烈的求知欲、_____、良好的护患关系、_____、_____。

　　7. 内科护理学是一门临床实践性强的课程,在教与学中要充分体现"学习者的_____和教师的_____",充分发挥学习者的学习_____。

　　8. 内科护理内容日益丰富,护理内容已由疾病护理向_____、_____扩展;由躯体护理向_____、_____护理扩展;由医院护理向_____扩展;由病人护理向_____扩展。

（三）名词解释

　　1. 内科护士的照顾者角色

2. 内科护士的示范者角色

（四）简答题

1. 良好的职业道德是内科护士完成护理任务的最基本素质，请简述在护理工作中如何体现良好的职业道德？

2. 随着人们对医学服务的需求增加，护理内容日益丰富，请简述护理内容的新变化。

（五）案例分析题

病人，男性，78岁。反复咳嗽、咳痰、气促35年，加重伴尿少1天入院。既往有慢性支气管炎病史及吸烟史。入院时身体评估：神志清楚，口唇发绀，端坐呼吸，桶状胸，两肺呼吸音减弱，双下肢水肿。

请思考：

（1）该病人有哪些内科疾病的特点？

（2）内科护士在病人入院时所承担的是什么角色？病人经住院治疗、护理后病情好转，在出院时内科护士所承担的又是什么角色？

【参考答案】

（一）选择题

A1型题

1. D 2. B 3. C 4. D 5. C 6. B 7. E 8. D 9. A 10. B 11. C 12. A 13. D

A2型题

1. E 2. C 3. B

A3/A4型题

1. C 2. B

B型题

1. A 2. E 3. B 4. D 5. C 6. D 7. E 8. A

（二）填空题

1. 慢性发展 病情复杂多变 易反复或恶化 治疗效果不显著 老年病人
2. 感觉差 反应差 脏器功能衰退 安全管理
3. 转归 疑虑而又谨慎 心理反应 心理护理
4. 预防保健 促进健康生活方式
5. 理解 健康信息 治疗与护理项目
6. 扎实的基本理论 有效的医护配合 规范的护理行为 健康的身体与心理
7. 主体作用 主导作用 主动性
8. 预防 康复 心理 精神 家庭 社区 健康者保健

（三）名词解释

1. 内科护士的照顾者角色是指内科护士在临床工作中照顾病人，为病人提供直接的护理服务，满足病人生理、心理和社会各方面需要的工作角色，是护士的首要职责。

2. 内科护士的示范者角色是指内科护士在预防保健、促进健康生活方式等方面起示范作用，如不吸烟、讲究卫生、加强体育锻炼等。

（四）简答题

1. 良好的道德修养会使病人产生亲切感、信任感、安全感。在护理工作中,良好的职业道德体现在:护士确立"以人的健康为中心"的整体护理理念、全心全意为护理对象服务的思想,具有良好的敬业精神和职业道德、精湛的护理技术、最大的工作效益。

2. 随着人们对医学服务的需求增加,护理内容已由疾病护理向预防、康复扩展,由躯体护理向心理、精神护理扩展,由医院护理向家庭、社区扩展,由病人护理向健康者保健扩展。"医养结合"也将是我国护理未来的发展方向。

（五）案例分析题

（1）该病人为老年病人,反复咳嗽、咳痰、气促35年,以呼吸系统疾病为始发疾病,目前存在端坐呼吸、桶状胸、两肺呼吸音减弱、双下肢水肿等肺气肿、心肺功能不全的表现,具有病程慢性发展、病情复杂多变、易反复或恶化、服务对象以老年病人居多、并发症多等内科疾病的特点。

（2）内科护士在病人入院时需要为病人提供直接的护理服务,以满足病人生理、心理和社会各方面的需要,所以护士承担的是照顾者角色。病人经住院治疗、护理后病情好转,在出院时需要护士对病人和家属进行卫生宣教,讲解有关疾病的治疗护理和预防知识,所以护士承担的是教育者角色。

（冯丽华）

第二章　呼吸系统疾病病人的护理

第一节　呼吸系统疾病常见症状或体征的护理

【学习目标】

1. 掌握呼吸系统疾病常见症状或体征的护理评估要点、常见护理诊断/问题及护理措施。
2. 熟悉呼吸系统疾病常见症状或体征的概念。
3. 学会应用护理程序对咳嗽、咳痰、肺源性呼吸困难、咯血和胸痛病人实施整体护理。
4. 具备对呼吸困难、咯血等危急重症的判断及配合医生进行抢救的能力。

【重点与难点】

重点：
1. 呼吸系统疾病常见症状或体征的特点及与疾病的关系、护理评估要点、护理诊断/问题及护理措施。
2. 肺源性呼吸困难、咯血病人的急救措施。

难点：
1. 呼吸系统疾病常见症状的特点及与疾病的关系。
2. 大咯血的评估要点及急救措施。
3. 肺源性呼吸困难的评估、观察要点及急救措施。
4. 咳嗽与咳痰的护理措施。

【学习要点】

咳嗽与咳痰

（一）概述

咳嗽是机体的防御反射，有利于清除呼吸道分泌物和有害因子。咳嗽反射减弱或消失可引起肺不张和肺部感染，甚至导致窒息死亡。但频繁、剧烈的咳嗽对病人的生活、工作和社会活动造成严重的影响。咳痰是指借助咳嗽将气管、支气管内的分泌物或肺泡内的渗出液排出。

（二）重要知识点

1. 护理评估 ①诱因、病因,咳嗽发生与持续的时间、程度、音色等,痰液的性状、颜色、量、气味及有无并发症。②意识状态、生命体征;肺部听诊有无异常呼吸音及干、湿性啰音;精神、营养与睡眠状态。③发病后的心理反应,病人对治疗和护理的需求及病人家属对病人的关心程度。④辅助检查结果。

2. 常见护理诊断/问题 ①清理呼吸道无效 与痰液黏稠、疲乏、胸痛、意识障碍等导致无效咳嗽有关。②睡眠型态紊乱 与夜间咳嗽、咳痰有关。③潜在并发症:窒息、自发性气胸。

3. 护理措施 ①改善环境,补充营养和水分。②有效清理呼吸道,保持气道通畅。③密切观察病情,降低窒息的危险。④建立良好护患关系。

4. 健康指导 向病人介绍引起疾病的病因与诱因;保证水分的补充,增加营养;学会正确的促进排痰的方法;按医嘱正确使用药物。

肺源性呼吸困难

（一）概述

肺源性呼吸困难是指呼吸系统疾病引起通气、换气功能障碍,导致缺氧和/或二氧化碳潴留的结果。慢性呼吸困难常见于慢性阻塞性肺病、弥漫性肺间质纤维化等。肺源性呼吸困难的临床类型根据病因不同可分为吸气性呼吸困难、呼气性呼吸困难、混合性呼吸困难 3 种。主要表现为自觉空气不足,呼吸费力,并伴有呼吸频率、深度与节律的异常。治疗主要是积极治疗原发病,保持呼吸道通畅,及时清理痰液,给予吸氧、抗炎、止咳、平喘。

（二）重要知识点

1. 护理评估 ①引起肺源性呼吸困难的病因、常见诱因等。②呼吸困难的类型、特点、严重程度及有无呼吸、循环衰竭等并发症。③病人反复发作后的心理反应。④胸部 X 线及血气分析检查结果。

2. 常见护理诊断/问题 ①气体交换受损 与呼吸道痉挛、呼吸面积减少、换气功能障碍有关。②活动无耐力 与日常活动时供氧不足、疲乏有关。③睡眠型态紊乱 与呼吸困难影响睡眠有关。

3. 护理措施 ①呼吸困难明显者,可采取半卧位或端坐位休息,病情轻者可适当下床活动;给予高蛋白、高营养、高维生素和易消化、无刺激、清淡饮食。②改善缺氧,保持呼吸道通畅,合理氧疗。③遵医嘱用药,并观察药物疗效和副作用。④注意观察意识状态、呼吸频率、节律和深浅度变化及动脉血气分析结果,发现异常情况,及时报告医生处理。⑤注意安慰病人,指导病人做慢而深的呼吸,以缓解症状。

4. 健康指导 ①严重呼吸困难者尽量减少活动,可采取坐位或半卧位休息。②掌握咳痰、排痰方法,保持呼吸道通畅。③遵医嘱用药,注意药物疗效和副作用。④指导呼吸技术,如缩唇式呼吸法、膈式呼吸法。⑤合理氧疗。

咯　血

（一）概述

咯血是指喉部以下的呼吸道任何部位的出血经口腔咯出。少量咯血可仅表现为痰中带血,大咯血时血液自口鼻涌出,常阻塞呼吸道,造成窒息死亡。咯血常见于呼吸系统疾病、心血管系统疾病、血液病、传染病、风湿性疾病等。大咯血时首要抢救措施应保证气道通畅,改善氧合状态。建立静脉通道,遵医嘱及时补充血容量和给予止血药物。床旁备好气管插管、吸痰器等抢救用物。

（二）重要知识点

1. 护理评估　①了解引起咯血的原因。②咯血量的估计、颜色和性状。③评估病人的症状与体征、及时发现窒息。④咯血后病人的心理反应。⑤血液、胸部影像、动脉血气分析、纤维支气管镜等检查结果。

2. 常见护理诊断／问题　①有窒息的危险　与咯血不畅阻塞气道、喉头痉挛有关。②恐惧　与突然大咯血或反复咯血不止有关。③潜在并发症：失血性休克。

3. 护理措施　①小量咯血者可静卧休息,大量咯血者需绝对卧床休息,暂禁食。②保持呼吸道通畅,及时清理病人口、鼻腔的血液。③出现窒息时立即采取头低足高俯卧位,清除气管内积血。④观察咯血的量、颜色、性质及病人生命体征变化。⑤遵医嘱及时补充血容量和给予止血药物。⑥减轻病人恐惧心理。

4. 健康指导　①指导病人及家属在咯血发生时的正确卧位及自我紧急护理措施。②合理饮食,补充营养,大咯血时要禁食。③保持大便通畅。

胸　　痛

（一）概述

胸痛是由于胸内脏器或胸壁组织病变引起的胸部疼痛。引起胸痛的原因常见于胸壁疾病、心血管疾病、呼吸系统疾病、纵隔疾病及食管炎、食管癌、肝脓肿等。胸痛的发病年龄、胸痛部位、性质、持续时间及疼痛形式等影响因素的评估对疾病的诊断、治疗和护理措施具有重要的意义。

（二）重要知识点

1. 护理评估　评估胸壁和胸廓外观的改变,有无压痛,叩诊音和呼吸音的改变,有无胸膜摩擦音和心包摩擦音等。

2. 常见护理诊断／问题　疼痛：胸痛　与胸壁或胸内脏器病变有关。

3. 护理措施　①一般护理：保持环境安静；根据病情采取舒适体位,缓解疼痛；保持大便通畅,以免用力排便诱发疼痛。②病情观察：观察胸痛的部位、性质、持续时间、影响胸痛的因素及病人对胸痛的反应；观察胸部体征的变化,发现异常及时报告给医生。③对症护理：胸膜炎、肺结核病人取患侧卧位,减少胸部活动幅度,减轻胸痛；气胸病人应固定患侧胸廓以达到缓解疼痛的目的；采用中医中药疗法进行止痛；在咳嗽、深呼吸或活动时,指导病人用手按压疼痛部位制动,以减轻疼痛；应用止痛药物。

4. 健康指导　向病人解释胸痛的原因或诱因,指导其应用减轻和避免胸痛的方法,使用缓慢深呼吸或有规律地使用肌肉紧张和松弛的方法,减轻胸痛。

（刘秀梅）

第二节　急性呼吸道感染病人的护理

【学习目标】

1. 掌握急性呼吸道感染病人护理评估要点及护理措施。

2. 熟悉急性呼吸道感染的常见病因和治疗原则。

3. 学会应用护理程序对急性呼吸道感染病人实施整体护理。

4. 具备能够熟练地为急性呼吸道感染病人进行健康指导的能力。

【重点与难点】

1. 重点　急性呼吸道感染病人的常见病因、发病机制、护理评估要点、护理诊断/问题及护理措施、治疗原则。

2. 难点　急性上呼吸道感染的不同临床表现、评估要点及护理诊断/问题、护理评估及护理措施。

【学习要点】

急性上呼吸道感染

（一）概述

急性上呼吸道感染简称上感，是外鼻孔至环状软骨下缘包括鼻腔、咽部或喉部急性炎症的概称。急性上呼吸道感染的主要病原体是病毒，通过含有病毒的飞沫或被污染的手和用具传播。根据病因和临床表现不同，上呼吸道感染分为不同表现类型：普通感冒、急性病毒性咽炎和喉炎、急性疱疹性咽峡炎、急性咽结膜炎、急性咽 - 扁桃体炎；也可以继发其他部位感染。主要给予抗病毒、抗感染治疗和对症治疗。

（二）重要知识点

1. 护理评估　①健康史。②身体状况：根据病因和临床表现不同，对上呼吸道感染不同表现类型及有无发生并发症进行评估。

2. 治疗原则及主要措施　①病因治疗：普通感冒和单纯的病毒感染可应用抗病毒药物，如并发细菌感染可给予抗菌药物口服。②对症治疗：伪麻黄碱可减轻鼻部充血引起的症状；抗组胺药可减少分泌物和减轻咳嗽症状；祛痰及解热镇痛药物的应用。③中医治疗：常选用具有清热解毒和抗病毒作用的中药治疗。

急性气管 - 支气管炎

（一）概述

急性气管 - 支气管炎是气管 - 支气管黏膜的急性炎症性疾病，是在无慢性肺部疾病基础上发生的一种急性病症，其症状包括咳嗽和提示下呼吸道感染的其他症状或体征。病毒或细菌感染是本病最常见的病因，过度劳累和受凉是常见诱因。

（二）重要知识点

1. 护理评估　①健康史。②身体状况：评估全身状况；咳嗽、咳痰的性质、持续时间；胸闷、气促；肺部听诊是否有干、湿啰音。

2. 常见护理诊断/问题　①舒适度减弱　与鼻、咽、喉部感染有关。②清理呼吸道无效　与呼吸道感染、痰液黏稠、支气管痉挛有关。③体温过高　与病毒或细菌感染有关。

3. 护理措施　①一般护理：病人卧床休息，避免劳累；给予清淡、易消化、高热量、低脂肪的流质、半流质饮食以及富含维生素的食物,鼓励病人多饮水;注意隔离病人,做好消毒,避免交互感染。②对症护理:指导病人咳嗽、排痰技巧,高热病人给予物理方法或药物降温。③病情观察:观察生命体征变化及有无并发症。④用药护理:给予抗菌药物及镇咳祛痰药,观察用药效果及有无药物不良反应。⑤心理护理。

4. 健康指导　①疾病预防指导:积极参加体育锻炼和耐寒锻炼,增强机体抵抗能力;避免受凉和过度疲劳;避免接触流感病人;过敏者避免接触或吸入变应原;勤洗手是预防上呼吸道感染的有效方法;咳嗽或打喷嚏时,避免面对他人;餐具、痰盂等用具每日消毒;在感冒流行季节,尽量少去公共场所。②疾病知识指导:患病期间注意休息,避免劳累;饮食清淡,多饮水;遵医嘱用药,及时就医。

(刘秀梅)

第三节　支气管哮喘病人的护理

【学习目标】

1. 掌握支气管哮喘病人的身体状况和常见诱因。
2. 熟悉支气管哮喘的辅助检查、诊断要点和治疗原则。
3. 了解支气管哮喘的发病机制。
4. 学会应用护理程序对支气管哮喘病人实施整体护理。
5. 能够熟练地为支气管哮喘病人进行健康指导。

【重点与难点】

1. 重点　支气管哮喘病人的病因、健康评估要点;支气管哮喘病人的护理评估的要点;支气管哮喘病人的护理措施。
2. 难点　支气管哮喘的临床表现。

【学习要点】

（一）概述

支气管哮喘简称哮喘,是由肥大细胞、嗜酸性粒细胞和 T 淋巴细胞等多种炎症细胞介导的气道慢性炎症。哮喘的病因十分复杂,大多认为与多基因遗传有关,受遗传因素和环境因素的双重影响。临床表现为反复发作的呼气性呼吸困难伴哮鸣音,可自行或经治疗后缓解,严重时可出现哮喘持续状态。哮喘的防治以消除病因、控制发作和预防复发为原则。支气管舒张药 β_2 受体激动剂是控制哮喘急性发作症状的首选药物;肾上腺糖皮质激素是目前防治哮喘最有效的抗炎药物;选用合适的抗菌药物控制感染;湿化气道、输液使痰液稀释;合理用氧;采用脱敏疗法、药物等预防发作。

（二）重要知识点

1. 护理评估　①了解诱发因素,判断临床类型。②发病后的主要表现、严重程度、有无合并肺部细菌感染及其他并发症。③病人发病后的心理反应。④辅助检查结果。

2. 常见护理诊断/问题 ①低效性呼吸型态 与支气管痉挛、气道炎症、黏液分泌增加、阻力增加有关。②清理呼吸道无效 与支气管痉挛、痰液黏稠及气道黏液栓形成有关。③知识缺乏：缺乏正确使用定量雾化吸入器的相关知识。

3. 护理措施 ①取半卧位或坐位，避免接触激发因素。给予营养丰富、高维生素的清淡的流质或半流质饮食。对体液不足、痰液黏稠的病人鼓励其多饮水或给予静脉补液。②合理给氧。③在用药过程中要注意观察疗效和不良反应。④密切观察病人呼吸的频率、深度、类型、呼吸困难程度、意识状态及痰液的颜色、量、黏稠度，监测电解质。⑤通过暗示、诱导方法分散病人的注意力，使病人身心放松，情绪稳定。

4. 健康指导 ①向病人介绍哮喘有关知识，了解哮喘的诱因，控制发作、治疗的方法及自我监测方法。②避免接触致敏原和刺激因素，预防感染。③保持有规律的生活和乐观情绪。④指导病人做缓慢的深呼吸，学会在急性发作时及时、正确的药物吸入技术，随身携带预防药物。

（武星君）

第四节 慢性支气管炎和慢性阻塞性肺疾病病人的护理

【学习目标】

1. 掌握慢性支气管炎、阻塞性肺气肿和慢性阻塞性肺疾病（COPD）的概念、身体状况和护理措施。
2. 熟悉 COPD 的病因、辅助检查和治疗原则。
3. 了解 COPD 的发病机制。
4. 学会应用护理程序对 COPD 病人实施整体护理。
5. 能够熟练地为 COPD 病人进行健康指导。

【重点与难点】

1. 重点 慢性支气管炎和阻塞性肺疾病的病因、健康评估要点；护理评估的要点；护理措施。
2. 难点 慢性支气管炎和阻塞性肺疾病临床表现的异同。

【学习要点】

（一）概述

慢性支气管炎（简称慢支）是指气管、支气管黏膜及其周围组织的慢性非特异性炎症。临床上以咳嗽、咳痰为主要症状，每年发病持续 3 个月，连续 2 年或 2 年以上，并排除引起上述症状的其他疾病（如肺结核、支气管扩张、支气管肺癌、心脏病、支气管哮喘、间质性肺疾病）时，可做出诊断。阻塞性肺气肿（简称肺气肿），是指肺部终末细支气管远端气腔弹性减退，过度充气膨胀,肺容量增加,并伴有气道壁和肺泡壁的破坏。当慢性支气管炎和 / 或肺气肿病人肺功能检查出现气流受限,并且不能完全可逆时,则诊断为慢性阻塞性肺疾病（chronic obstructive pulmonary disease, COPD）。COPD 呈进行性发展,是导致慢性呼吸衰竭和慢性肺源性心脏病最常见的病因。吸烟是导致 COPD 最危险的因素,感染是 COPD 发生、发展的重要因素之一,大多数临床表现是在慢性支气管炎的基础上出现进行性加重的呼吸困难,出现肺气肿征。肺功能检查是判断气流受限的主要客观指标,对诊断 COPD,评价严重程度、疾病进展、预后及治疗效果等有重要意义。急性加重期控制感染是治疗的关键,选择合适的抗生素抗感染,祛痰、止咳、平喘、给氧。稳定期主要是减轻症状,阻止病情发展,改善 COPD 病人的活动能力,提高其生活质量。

（二）重要知识点

1. 护理评估　①健康史,询问病人有无主动吸烟或被动吸烟史,是否吸入污染空气,有无上呼吸道感染病史。②身体评估,慢性支气管炎和慢性阻塞性肺疾病的主要症状、体征及 COPD 并发症。③病人发病后心理反应。④辅助检查结果。

2. 常见护理诊断 / 问题　①气体交换受损　与气道阻塞、通气不足、呼吸肌疲劳、分泌物过多和肺泡呼吸面积减少有关。②清理呼吸道无效　与呼吸道分泌物增多而黏稠、气道湿度减低和无效咳嗽有关。③活动无耐力　与疲劳、呼吸困难、缺氧有关。④营养失调:低于机体需要量　与食欲降低、摄入减少、腹胀、呼吸困难、痰液增多有关。⑤潜在并发症:自发性气胸、慢性肺源性心脏病等。

3. 护理措施　①取坐位或半卧位,注意保暖。给予高热量、高蛋白、高维生素饮食,少食多餐,避免进食产气食物,避免易引起便秘的食物。②给予鼻导管持续低流量、低浓度吸氧,氧流量 1~2L/min。③密切观察病人咳嗽情况、呼吸困难的严重程度、有无并发症,监测血气分析及电解质。④在用药过程中要注意观察疗效和不良反应。⑤在疾病缓解期,指导病人进行呼吸功能训练,如缩唇呼气或腹式呼吸,改善呼吸功能。⑥通过暗示、诱导方法分散病人的注意力,使病人身心放松、情绪稳定。

4. 健康指导　①向病人介绍 COPD 的有关知识,使病人了解 COPD 的病因及诱因,能够判断呼吸困难的严重程度,帮助病人制订个体化训练计划,合理安排工作和生活。②保持有规律的生活和乐观情绪。③坚持长期家庭氧疗。

（武星君）

第五节　慢性肺源性心脏病病人的护理

【学习目标】

1. 掌握慢性肺源性心脏病病人的身体状况和护理措施。
2. 熟悉慢性肺源性心脏病的病因、辅助检查和治疗原则。
3. 了解慢性肺源性心脏病的发病机制。
4. 学会应用护理程序对慢性肺源性心脏病病人实施整体护理。
5. 能够熟练地为慢性肺源性心脏病病人进行健康指导。

【重点与难点】

1. 重点 慢性肺源性心脏病的病因、健康评估要点;护理评估的要点;护理措施。
2. 难点 慢性肺源性心脏病的临床表现(肺、心功能代偿期与肺、心功能失代偿期)。

【学习要点】

(一)概述

慢性肺源性心脏病(简称慢性肺心病),指由于肺组织、肺血管或胸廓的慢性病变引起肺组织结构和/或功能异常,导致肺血管阻力增加,肺动脉压力增高,使右心室扩张和/或肥厚,伴或不伴右心功能衰竭的心脏病,并排除先天性心脏病和左心病变引起者。COPD 是导致慢性肺源性心脏病最常见的病因,常因呼吸道感染而诱发,冬春季节、气候骤变是肺心病急性发作的重要因素。肺动脉高压是慢性肺心病发病的关键环节,其中缺氧是形成肺动脉高压的最重要因素。病程缓慢,除原有肺、胸疾病的各种症状和体征外,主要是逐渐出现肺、心功能衰竭及其他器官受累的表现。按其功能分为代偿期与失代偿期。肺、心功能失代偿期以呼吸衰竭和心力衰竭为主要表现。急性加重期需积极控制感染,保持呼吸道通畅,改善呼吸功能,纠正缺氧和二氧化碳潴留,控制呼吸衰竭和心力衰竭,积极处理并发症。缓解期需积极防治原发疾病,去除诱发因素,长期家庭氧疗,延缓病情发展。

(二)重要知识点

1. 护理评估 ①健康史,询问病人有无 COPD 等病史。②身体评估,肺、心功能代偿期和肺、心功能失代偿期的主要症状和体征及并发症。③病人发病后心理反应。④辅助检查结果。

2. 常见护理诊断/问题 ①气体交换受损 与缺氧及二氧化碳潴留、肺血管阻力增加有关。②清理呼吸道无效 与呼吸道感染、痰量增多及黏稠有关。③活动无耐力 与心、肺功能减退有关。④体液过多 与心脏负荷增加、心肌收缩力下降、心排血量减少有关。⑤潜在并发症:肺性脑病、酸碱失衡及电解质紊乱等。

3. 护理措施 ①取坐位或半卧位,注意保暖。饮食上给予适当热量、蛋白质、高维生素饮食,限制钠、水摄入,避免含高糖食物,少食多餐,避免进食产气食物,避免易引起便秘的食物。②给予鼻导管持续低流量、低浓度吸氧,氧流量 1~2L/min。③密切观察病人生命体征及意识状况、咳嗽情况、呼吸困难的严重程度、有无并发症,监测血气分析及电解质。④在用药过程中要注意观察疗效和不良反应。⑤当病人出现头痛、烦躁不安、表情淡漠、精神错乱、嗜睡等肺性脑病症状时,应通知医生并协助处理。⑥通过暗示、诱导方法分散病人的注意力,使病人身心放松、情绪稳定。

4. 健康指导 ①向病人介绍慢性肺源性心脏病的有关知识,了解病因及诱因,判断呼吸困难的严重程度,制订个体化训练计划,合理安排工作和生活。②保持有规律的生活和乐观情绪。③坚持长期家庭氧疗。④做好病情监测,及时就诊。

(武星君)

第六节 支气管扩张病人的护理

【学习目标】

1. 掌握支气管扩张病人的身体状况和护理措施。
2. 熟悉支气管扩张的病因、辅助检查和治疗原则。
3. 学会应用护理程序对支气管扩张病人实施整体护理。
4. 具备关心、爱护、尊重病人及团队协作的能力。

【重点与难点】

1. 重点 支气管扩张病人身体状况的评估、治疗原则、体位引流的护理及咯血、预防窒息的护理。
2. 难点 支气管扩张病人的发病机制及病理生理变化。

【学习要点】

（一）概述

支气管扩张是指支气管及其周围肺组织的慢性炎症所导致的支气管壁肌肉和弹性组织破坏，管腔形成不可逆性扩张、变形。病因包括支气管 - 肺组织感染和阻塞、支气管先天性发育障碍、遗传因素和全身性疾病，如类风湿关节炎、溃疡性结肠炎、克罗恩病、系统性红斑狼疮、人免疫缺陷病毒（HIV）感染等。临床表现为慢性咳嗽、咳大量脓性痰、反复咯血和 / 或继发感染。治疗原则是保持呼吸道引流通畅，控制感染，处理咯血，必要时手术治疗。

（二）重要知识点

1. 护理评估 ①了解既往史以及诱因。②发病后的主要身体状况、严重程度、有无其他并发症。③病人发病后心理反应。④辅助检查结果。
2. 常见护理诊断 / 问题 ①清理呼吸道无效 与痰多黏稠、咳嗽无力等痰液排出不畅有关。②营养失调：低于机体需要量 与慢性感染导致机体消耗增加有关。③有窒息的危险 与痰多黏稠、大咯血而不能及时排出有关。
3. 护理措施 ①给予高热量、高蛋白质、富含维生素的饮食；咯血期间，因过冷或过热的食物均易诱发咯血，故食物以温凉为宜，少食多餐。②休息能减少肺活动度，避免因活动诱发咯血。小量咯血者应静卧休息，大量咯血或病情严重者，应绝对卧床休息。③在用药过程中要注意观察疗效和不良反应。④观察痰液的量、颜色、性质、气味、与体位的关系，静置后是否分层，并记录 24 小时排痰量；观察咯血的颜色、性质及量；若血痰较多，观察病人的缺氧情况。⑤做好体位引流护理。⑥耐心讲解支气管扩张反复发作的原因及治疗进展，帮助病人树立战胜疾病的信心，减轻焦虑等不安心理。
4. 健康指导 ①指导病人正确认识和对待疾病，与病人及家属共同制订长期防治计划。②向病人和家属宣传预防百日咳、麻疹、支气管肺炎、肺结核等呼吸道感染性疾病的重要性。

③教会病人和家属自我监测病情,一旦发现症状加重及时就诊。④指导病人有效咳嗽、体位引流的方法,教会雾化吸入的方法;观察抗生素的作用和不良反应等。

(南桂英)

第七节　肺炎病人的护理

【学习目标】

1. 掌握肺炎链球菌肺炎的临床特点和护理措施。
2. 熟悉肺炎的分类、各型肺炎的临床特点和辅助检查。
3. 学会应用护理程序对不同类型的肺炎病人实施整体护理。
4. 能熟练为肺炎病人进行健康指导。

【重点与难点】

1. 重点　肺炎的常见护理诊断/问题;肺炎的护理措施。
2. 难点　各型肺炎的身体状况评估。

【学习要点】

(一)概述

肺炎是指发生在终末细支气管、肺泡和肺间质的炎症,可由细菌、病毒、支原体等多种病原体引起。此外,某些理化因素以及过敏性、风湿性疾病等亦可引起。正常的呼吸道免疫防御机制使下呼吸道保持无菌,一旦发生病原体的侵入,常引起肺泡毛细血管充血、水肿,肺泡内纤维蛋白渗出和细胞浸润。本病大多预后良好,免疫功能低下者可因感染性休克而死亡。根据病因的不同可将肺炎分为细菌性肺炎、病毒性肺炎等;亦可根据解剖特点分为大叶性肺炎、小叶性肺炎和间质性肺炎。抗感染治疗是肺炎治疗的最主要环节。对于肺炎球菌肺炎,常首选青霉素,如治疗有效,24~72小时后体温即可恢复正常,抗生素疗程一般为5~7天,或在热退后3天停药。对于葡萄球菌肺炎,宜早期选用敏感的抗生素,用量通常大于常规剂量。对于病毒性肺炎,宜选用抗病毒药物。对于肺炎支原体肺炎,宜首选红霉素。一旦发生休克型肺炎,除早期使用足量有效的抗生素外,尚需补充血容量、纠正酸中毒、应用血管活性药物和肾上腺皮质激素等。

(二)重要知识点

1. 护理评估

(1)肺炎链球菌肺炎:询问病人有无吸烟、酗酒、受凉、淋雨、疲劳等诱因。全身感染中毒症状:起病急,有寒战、高热,体温在数小时内升到39~40℃,高峰在下午或傍晚,亦可呈稽留热,与脉率相平行。病人全身肌肉酸痛,口角或鼻周可出现单纯疱疹。呼吸系统症状:①呼吸困难,如肺实变广泛,因呼吸面积减少致缺氧而引起气急和发绀。②咳嗽,开始痰少,带血丝,24~28小时后呈铁锈色痰,与肺泡内浆液渗出以及红细胞、白细胞渗出有关。③患侧胸痛,呈针刺样,是炎症波及胸膜所致,咳嗽或深呼吸时加重,迫使病人取患侧卧位,疼痛放射至肩部、腹部,易被误诊为急腹症、心绞痛或心肌梗死。典型肺实变体征,患侧呼吸运动减弱,语颤增强,叩诊浊音或实音,听诊呼吸音减低,闻及湿啰音或支气管呼吸音。辅助检查:白细胞计数升高至$(10\sim30)\times10^9/L$,中性粒细胞增至 80% 以上;胸部 X 线检查。治疗原则及主要措施:抗菌治疗、对症和支持治疗、处理并发症。

（2）葡萄球菌肺炎:询问病人是否患有糖尿病等慢性疾病,是否长期使用糖皮质激素或免疫抑制剂,或接受机械通气及大手术;病人是否年老体弱、长期卧床、意识不清、有吞咽和咳嗽反射障碍等,由于机体防御功能减退而继发肺炎。临床表现为起病急骤,有寒战、高热、胸痛、咳嗽、咳痰,痰为脓性、量多、带血丝或呈粉红色乳状,伴头痛、全身肌肉酸痛、乏力等。病情严重者,早期即可出现恶心、呕吐、腹泻、腹胀、烦躁不安、神志模糊、谵妄,甚至昏迷等症状。医院内感染者,起病较隐匿,体温逐渐上升,且有脓痰。辅助检查:

葡萄球菌肺炎表现为片状阴影伴空洞及液平面。治疗原则及主要措施:宜早期选用敏感的抗生素。

（3）肺炎支原体肺炎:询问病人是否接触过呼吸道感染者,近期有无机体抵抗力下降等。一般起病较为缓慢,起病初有乏力、头痛、咽痛、咳嗽、发热、食欲减退、腹泻、肌肉酸痛等表现。2~3 天后出现明显的呼吸道症状,如阵发性、刺激性咳嗽,咳少量黏痰或黏液脓性痰,有时痰中带血。发热持续 2~3 周,多无胸痛。给予辅助检查。治疗原则及主要措施:首选药物为大环内酯类抗生素。

（4）病毒性肺炎:询问病人是否接触过呼吸道感染者,近期有无机体抵抗力下降等。本病起病多较急,发热、头痛、全身酸痛、乏力等症状较为突出,逐渐出现咳嗽、咳少量白色黏液痰、咽痛等呼吸道症状,少有胸痛。婴幼儿及老年人易发生重症病毒性肺炎,表现为呼吸困难、发绀、嗜睡、精神萎靡,甚至发生休克、心力衰竭和呼吸衰竭等合并症,也可发生急性呼吸窘迫综合征。治疗原则及主要措施:选用抗病毒药物,同时可选用中草药和生物制剂治疗。若继发细菌感染,可选用相应的抗生素。抗感染的同时,辅以对症治疗和支持疗法,如止咳化痰、补充营养和水分。

2. 常见护理诊断／问题　①体温过高　与细菌或病毒感染有关。②清理呼吸道无效　与肺部炎症、大量脓痰、咳嗽无力有关。③气体交换受损　与气道内黏液堆积、肺部感染等因素致呼吸面积减少有关。④潜在并发症:感染性休克。

3. 护理措施

（1）一般护理:急性期强调卧床休息的重要性,协助病人取半卧位,胸痛者宜采取患侧卧位。室内通风,保持病房环境整齐、清洁、安静和舒适。及时补充营养和水分。每日摄水量应在 2 000ml 以上。

（2）病情观察:每 4 小时测量体温、脉搏和呼吸,观察有无呼吸困难,以及皮肤黏膜的色泽和意识状态。

（3）治疗配合:①用药护理,注意观察药物的疗效和不良反应。使用氨基糖苷类抗生素时,要注意观察药物对肝、肾功能及听神经的损害;口服红霉素时,嘱病人不要同时饮用酸性饮料,静脉滴注时速度不宜过快、浓度不宜过高,以免引起局部疼痛及静脉炎。②疏通气道,纠正缺氧,指导病人进行有效的咳嗽,协助排痰,采取翻身、拍背、雾化吸入等措施。可应用鼻导管或鼻塞法给氧,流量一般为 2~4L/min。③休克型肺炎的观察与护理,加强监护,将病人安置在监护室,注意保暖;迅速采用面罩吸氧,流量为 4~6L/min;遵医嘱给予扩容,纠正酸中毒,应用血管活性药物、糖皮质激素、抗生素等抗休克、抗感染治疗。

4. 健康指导 ①向病人介绍有关肺炎的基本知识,避免受凉、过度劳累或酗酒。②老年人及久病卧床的慢性疾病病人,应积极避免各种诱因。③对于出院后需继续用药者,护士应做好用药指导。

(曹文元)

第八节 肺结核病人的护理

【学习目标】

1. 掌握肺结核病人的临床表现、护理诊断/问题、预防措施、化疗药物护理及大咯血的护理。
2. 熟悉肺结核的分型及其特征、结核菌素试验的临床意义。
3. 了解肺结核的病原学特征、发病机制。
4. 学会应用护理程序对肺结核病人实施整体护理,开展肺结核疾病知识群体健康教育,对肺结核病人进行健康指导。

【重点与难点】

1. 重点 肺结核病人的身体评估;肺结核病人的化疗原则;肺结核病人的护理诊断/问题;肺结核病人的用药护理;肺结核病人的咯血护理;肺结核病人的健康指导。
2. 难点 肺结核的发病机制;肺结核病人的用药护理。

【学习要点】

(一)概述

结核病是结核分枝杆菌侵入人体后引起的传染性疾病,可累及全身多个脏器,分为原发型结核、血行播散型结核、继发型结核、结核性胸膜炎及其他肺外结核等五个类型,但以肺部感染最为多见,占结核病总数的80%~90%。引起人类结核病的主要是人型结核杆菌,主要通过呼吸道传播。人体感染后是否发病,取决于人体的免疫状态、变态反应和感染细菌的数量、毒力。

肺结核的临床类型有:原发型肺结核(Ⅰ型),多见于儿童或未感染过结核杆菌的成人;血行播散型肺结核(Ⅱ型),包括急性、亚急性和慢性三种类型,急性血行播散型肺结核多见于婴幼儿和青少年,多继发于原发型肺结核;继发型肺结核(Ⅲ型),是成人最常见的类型,根据临床表现特点分为浸润性肺结核、空洞型肺结核、结核球、干酪样肺炎、纤维空洞性肺结核;结核性胸膜炎(Ⅳ型),包括结核性干性胸膜炎、结核性渗出性胸膜炎和结核性脓胸,以结核性渗出性胸膜炎最常见;其他肺外结核(Ⅴ型),如骨关节结核、脊柱结核、肾结核、肠结核等。

肺结核起病缓慢,常有低热、盗汗、消瘦、乏力等全身中毒症状和咳嗽、咳痰伴咯血等呼吸系统症状。体征因肺结核的类型不同而表现多样。

痰结核分枝杆菌检查是确诊肺结核最可靠的方法,痰菌阳性者具有传染性。

抗结核化学药物治疗对结核病的控制起着决定性作用,化疗原则:"早期、联合、适量、规律和全程"治疗,化疗过程中需注意常用药物的不良反应。

（二）重要知识点

1. 护理评估 ①卡介苗接种史、肺结核病人接触史等。②病人的全身症状、呼吸系统症状及体征。③了解病人的心理-社会状况,是否有社会孤立感和悲观失望情绪。④辅助检查结果。⑤病人的肺结核临床类型。⑥病人的治疗方案。

2. 常见护理诊断/问题 ①活动无耐力 与机体消耗增加、食欲减退有关。②营养失调:低于机体需要量 与机体消耗增加、食欲减退有关。③知识缺乏:缺乏结核病治疗的相关知识。④体温过高 与结核菌感染有关。⑤有孤独的危险 与传染性隔离有关。

3. 护理措施 ①注意休息与活动,并给予高热量、高蛋白、高维生素饮食。②观察病人全身症状及呼吸道症状,每周测1次体重并记录。③病人服用药物后注意询问其有无不良反应,定期监测肝、肾功能。④咯血护理:见本章第六节"支气管扩张病人的护理"。⑤观察病人心理和情绪变化,进行结核病防治知识教育,树立战胜疾病的信心。

4. 健康指导 ①向病人和家属讲解疾病知识,养成良好的卫生习惯。②强调遵守化学药物治疗原则的重要性,提高治疗的依从性。③向病人及家属介绍药物的剂量、用法、不良反应及注意事项。④告知病人及家属应定期随诊。⑤早期发现病人并登记管理,做好长期随访。⑥切断传播途径。⑦保护易感人群。

（刘舒静）

第九节 原发性支气管肺癌病人的护理

【学习目标】

1. 掌握原发性支气管肺癌病人的身体状况和放疗护理措施。
2. 熟悉原发性支气管肺癌的分类和治疗原则。
3. 学会应用护理程序对原发性支气管肺癌病人实施整体护理。
4. 能够熟练地为原发性支气管肺癌病人进行健康指导。

【重点与难点】

1. 重点 支气管肺癌健康史的评估,辅助检查。
2. 难点 原发性支气管肺癌病人的身体状况评估。

【学习要点】

（一）概述

原发性支气管肺癌,简称肺癌,是起源于支气管黏膜或腺体的恶性肿瘤。目前认为长期大量吸烟是肺癌的重要致病因素。肺癌的好发部位:右肺多于左肺、上叶多于下叶。根据解剖位置的不同,分为中央型肺癌和周围型肺癌。根据病理类型,可分为①鳞状细胞癌(鳞癌):最常见,常为中央型肺癌,生长速度较为缓慢,血行转移发生较晚。②腺癌:多为周围型肺癌,癌肿生长较慢,早期即发生血行转移。③小细胞癌(未分化小细胞癌):多为中央型肺癌,生长速度快,恶性程度高。④大细胞癌:少见。

目前肺癌的治疗以手术治疗为主,辅以放射治疗、化学药物治疗、中医中药治疗以及免疫靶向治疗等。化学治疗对于一些分化程度低的肺癌,特别是小细胞癌,疗效较好。放射线对处于增殖状态的癌细胞有抑制和杀伤作用。生物反应调节疗法和中医中药治疗在肺癌治疗中能增加机体对化疗、放疗的耐受性,提高疗效。

(二)重要知识点

1. 护理评估　重点询问病人的吸烟史、职业、家族史等。由于癌肿生长部位和大小的不同,病人常出现刺激性咳嗽、少量黏液痰、脓性痰、血痰以及胸闷、哮鸣、气促等症状。当肺癌压迫、侵犯膈神经、喉返神经、上腔静脉、大气管、纵隔及食管、胸膜、颈交感神经等邻近组织器官时,可出现呼吸困难、嗳气、腹胀、腹痛、声音嘶哑、面部、颈部、上肢和上胸部静脉怒张,皮下组织水肿,呼吸及吞咽困难,血性胸腔积液,持续剧烈胸痛,Horner 综合征等。小细胞肺癌可引起骨关节肥大、重症肌无力等肺外表现。病人常出现否认、沮丧、愤怒、接受等心理反应过程。

胸部 X 线检查是发现和诊断肺癌的重要方法,CT 检查可发现普通 X 线检查难以显示的早期病变;晨起痰细胞学检查或胸腔积液检查可找到癌细胞;纤维支气管镜检查对中央型肺癌诊断的阳性率较高。

2. 常见护理诊断／问题　①疼痛　与肿瘤压迫及浸润周围组织、手术创伤等有关。②恐惧　与担心预后有关。③气体交换受损　与肺组织病变、手术切除肺组织引起通气血流比例失调有关。④清理呼吸道无效　与肿瘤阻塞支气管、术后伤口疼痛、咳嗽无力有关。⑤潜在并发症:低氧血症、出血、肺部感染、肺不张、支气管-胸膜瘘、心律失常。

3. 护理措施

(1)心理护理:护士应仔细观察和深入了解病人的心理反应,鼓励病人表达其内心感受及所关心的问题,积极帮助病人解决实际问题,尊重病人意愿,提高生活质量。

(2)一般护理:提供愉快、舒适的进餐环境,摄入高蛋白、高热量、维生素丰富、清淡、易消化饮食,少量多餐,鼓励病人多饮水。采取多种措施积极预防感染。

(3)病情观察:观察病人的呼吸情况,痰液的量、颜色和性质。

(4)治疗配合

1)化疗常见不良反应及护理:①胃肠道反应,护理:控制输液速度;化疗前服止吐药物;摄入清淡、易消化饮食;指导病人少量多餐,细嚼慢咽,进食后取坐位或半卧位。②血栓性静脉炎,护理:穿刺时不宜扎止血带、拍打静脉或挤压皮肤;给药前后注入生理盐水;一旦出现血栓性静脉炎应立即停止使用该静脉并热敷、硫酸镁湿敷或理疗局部,禁止挤压或按摩以防血栓脱落。③局部组织坏死,护理:了解化疗药物对局部组织的毒性作用并熟练掌握静脉穿刺和注射技术,一旦药液溢出,应立即回抽 2~3ml 血液或外漏的药液,更换注射部位,局部冷疗 24 小时或以 0.5% 普鲁卡因做局部封闭,亦可以生理盐水 10ml 加 2% 普鲁卡因 2ml,在局部进行环形注射。④骨髓抑制,护理:观察血常规指标,若白细胞低于 3.5×10^9/L,应遵医嘱停用化疗药物或减量并给予升白药如鲨肝醇、利血生等,加强营养,必要时成分输血,当粒细胞低于 0.5×10^9/L时,应行保护性隔离;当血小板低于 50×10^9/L 时,应卧床休息。

2)放疗护理:放疗期间应加强营养、补充维生素,每次照射前、后静卧半小时且不可进食,鼓励病人多饮水,保证足够休息。

A. 放射性肺炎的护理:观察病人的呼吸频率及深度、皮肤黏膜颜色;观察体温变化并采取降温措施;观察有无咳嗽咳痰并镇咳、祛痰;保持室内清洁、温湿度适宜,保持口腔清洁。

B. 皮肤受损可分为:一度(干反应)、二度(湿反应)和三度。护理:穿着宽松、柔软、吸湿性强的内衣,保持局部干燥;温水清洗局部,动作要轻;清洁和保护局部黏膜;避免照射部位的冷、热刺激和阳光直射;用药:干反应可涂 0.2% 薄荷淀粉或羊毛脂止痒;湿反应可除 2% 甲紫或氢化可的松霜,不必包扎,有水疱时涂硼酸软膏,包扎 1~2 天,待渗出物吸收后改用暴露疗法。

4. 健康指导

(1)普及肺癌知识:建议肺癌高危人群,如中老年人、城市男性,吸烟＞ 400 支 / 年者、长期接触易致肺癌的职业因素者、长期在大气污染环境下工作的人员、有肺癌或其他恶性肿瘤家族史者、慢性呼吸道疾病病人,应每年做一次胸部低剂量螺旋 CT 检查,若发现有小肿物,每 3 个月到半年动态复查,做到早期发现、早期治疗。戒烟是预防肺癌发病的最好方法,鼓励病人戒烟。

(2)定期复查,以便早期发现复发和转移征象。

(3)实施三级预防:①一级预防(病因预防),消除或减少致癌因素。②二级预防(三早预防),即早发现、早诊断、早治疗,一旦出现可疑症状应及时就诊,正确处理癌前病变。③三级预防(并发症预防),即诊断与治疗后的康复。

(曹文元)

第十节　自发性气胸病人的护理

【学习目标】

1. 掌握胸腔闭式引流的观察和护理措施。
2. 熟悉气胸的分类、各型气胸的临床特点。
3. 学会应用护理程序对自发性气胸病人实施整体护理。

【重点与难点】

1. 重点　自发性气胸的护理评估。
2. 难点　胸腔闭式引流护理。

【学习要点】

(一)概述

自发性气胸是指肺组织及脏层胸膜的自发破裂,空气进入胸膜腔造成的胸腔积气和肺压缩。剧烈运动、咳嗽、提重物、上臂高举、用力排便等,是诱发气胸的因素;部分病人无明显诱因,极少数病人在卧床或休息时发作。气胸可以分为闭合性气胸、开放性气胸、张力性气胸三类。治疗原则是促进肺复张、消除病因、预防感染、减少复发。肺萎陷在 20% 以下者,可保守治疗；呼吸困难明显、肺压缩程度较重者，需要进行紧急排气；不稳定型气胸、呼吸困难明显、肺压缩程度较重、张力性气胸、反复发生气胸者，进行胸腔闭式引流。胸壁伤口开放者，立即封闭伤口变开放性气胸为闭合性气胸。

（二）重要知识点

1. 护理评估 ①详细询问病人出现症状前有无明显的外伤史，有无剧烈咳嗽、运动、提举重物、用力排便、大笑等。②了解胸痛的部位、性质、持续时间，是否伴有呼吸困难、胸闷、心悸、咳嗽。③是否首次发病；有无吸烟史，以及慢性支气管炎、肺结核、肺气肿、尘肺等慢性肺部疾病。④询问女性病人，气胸发作是否与月经或妊娠相关。⑤临床表现为胸痛、呼吸困难、咳嗽；气胸量在 30% 以上者，出现呼吸加快，呼吸运动减弱；患侧胸廓饱满，肋间隙膨隆，语音震颤及呼吸音均减弱或消失，叩诊呈鼓音或过清音，心或肝浊音界消失，气管和纵隔向健侧移位。张力性气胸可见患侧胸廓饱满和血压增高。⑥辅助检查。⑦治疗原则及主要措施。

2. 常见护理诊断／问题 ①低效性呼吸型态 与胸膜腔内积气、气体限制肺扩张有关。②疼痛：胸痛。③焦虑 与呼吸困难、胸痛、胸腔穿刺或胸腔闭式引流或气胸复发有关。④潜在并发症：纵隔气肿、皮下气肿、血气胸、脓气胸。

3. 护理措施 ①急救：开放性气胸立即封闭伤口；张力性气胸可用粗针头在伤侧锁骨中线第 2 肋间刺入胸膜腔进行排气，在转运病人的过程中，可于针柄部外接一橡胶手指套，将指套顶端剪一个 1cm 开口，可起到单向活瓣作用。②病情观察：严密观察生命体征及呼吸变化。③维持呼吸功能：常规给氧；清除呼吸道内异物，必要时行气管切开，呼吸机辅助呼吸；病情稳定者取半卧位。④预防感染：保持胸膜腔引流管通畅，遵医嘱使用抗生素。⑤胸膜腔闭式引流的护理。

4. 健康指导 ①疾病知识指导：向病人讲解气胸的病因、诱因、基本治疗方法等，指导病人积极治疗原发病，避免诱发因素，如提举重物、剧烈咳嗽、屏气、大笑、便秘等。②生活指导：在气胸痊愈后 1 个月内不要进行剧烈运动；出现气胸复发征象，如胸闷、气急及突发胸痛，应立即就诊。③肺功能锻炼：教会病人呼吸功能锻炼的方法，如腹式呼吸训练、吹气球练习等，鼓励病人每天训练 3~4 次，促进胸腔内气体排出，预防气胸。

（曹文元）

第十一节　呼吸衰竭病人的护理

【学习目标】

1. 掌握呼吸衰竭病人的给氧方法及护理措施。
2. 熟悉人工气道的护理措施。
3. 学会应用护理程序对呼吸衰竭病人实施整体护理。
4. 能够熟练地为呼吸衰竭病人进行急救护理。

【重点与难点】

1. 重点　呼吸衰竭病人的身体状况、常见护理诊断／问题及护理措施。
2. 难点　呼吸衰竭的发病机制。

【学习要点】

（一）概述

呼吸衰竭是各种原因引起的肺通气和／或换气功能障碍，在静息条件下亦不能维持有效的气体交换，导致缺氧伴（或不伴）二氧化碳潴留，从而引起一系列生理功能障碍和代谢紊乱的临床综合征。在海平面大气压和静息状态下，排除心内解剖分流和原发于心排血量降低等情况后，若动脉血氧分压（PaO_2）低于 60mmHg（8.0kPa），或伴有二氧化碳分压（$PaCO_2$）高于50mmHg（6.7kPa），即为呼吸衰竭。根据血气分析分为 I 型呼吸衰竭和 II 型呼吸衰竭，根据起病急缓可分为急性呼吸衰竭和慢性呼吸衰竭。

慢性呼吸衰竭以支气管 - 肺疾病最为多见，如慢性阻塞性肺疾病。临床表现以缺氧和二氧化碳潴留引起的呼吸困难、发绀、精神神经系统及心血管系统症状等为主要表现，严重者可出现肺性脑病。慢性呼吸衰竭治疗是在保持呼吸道通畅的前提下，改善缺氧和纠正二氧化碳潴留引起的代谢紊乱，防治多器官功能衰竭。根据不同的呼吸衰竭类型给予不同的吸氧方法，II 型呼吸衰竭给予低浓度（28%~30%）、低流量持续给氧，I 型呼吸衰竭可给予高浓度（＞35%）给氧。

急性呼吸窘迫综合征多以突发性、进行性呼吸增快和呼吸窘迫为主要表现，不能用通常的吸氧疗法改善，血水样痰是急性呼吸窘迫综合征的典型表现之一。氧合指数是诊断急性呼吸衰竭最常用的指标，也是诊断的必要条件。治疗上仍以积极治疗原发病为主，同时改善氧合功能。

（二）重要知识点

1. 护理评估 ①健康史及诱发因素，了解临床类型。②发病后的主要表现、严重程度、有无其他并发症。③病人发病后心理反应。④血气分析检查结果。⑤吸氧方法。

2. 常见护理诊断／问题 ①气体交换障碍 与肺顺应性降低、呼吸肌无力、气道分泌物过多等有关。②清理呼吸道无效 与并发肺内感染、分泌物多而黏稠及无效咳嗽等有关。③急性意识障碍 与缺氧和二氧化碳潴留引起的中枢神经系统抑制有关。④潜在并发症：电解质紊乱、消化道出血、心力衰竭、休克等。

3. 护理措施 ①取半卧位，改善氧合功能。给予高热量、高蛋白、富含维生素、易消化、少产气的食物，避免摄入辛辣、刺激性食物。②在用药过程中要注意观察疗效和不良反应。③及时清除口鼻腔及呼吸道内的分泌物，保持呼吸道通畅。④低氧血症伴高碳酸血症者给予低流量（1~2L/min）、低浓度（28%~30%）持续给氧。低氧血症不伴高碳酸血症者给予高浓度吸氧（＞35%），使 PaO_2 提高到 60mmHg（8.0kPa）或 SaO_2 在 90% 以上。⑤密切观察病人呼吸的频率、深度、类型、呼吸困难程度、意识状态的变化，尤其是使用呼吸机辅助呼吸者。

4. 健康指导 ①向病人及家属讲解疾病的发病机制、发展和转归，当出现咳嗽、咳痰加重，气急加重或伴发热时，及时就医。②教会病人缩唇呼吸、腹式呼吸等呼吸功能训练的方法，促进康复，延缓肺功能的恶化。③增强体质，预防呼吸道感染，避免各种诱发因素。④加强营养及戒烟。

（杨 林）

【测试练习】

（一）选择题

A1 型题

1. 呼吸系统疾病最常见的症状是
   - A. 胸痛
   - B. 咳嗽
   - C. 咳痰
   - D. 咯血
   - E. 乏力

2. 最容易出现"三凹征"表现的是
   - A. 支气管炎
   - B. 支气扩张
   - C. 气管异物
   - D. 支气管哮喘
   - E. 支气管肺癌

3. 支气管哮喘典型的临床症状为
   - A. 突发性呼气性呼吸困难,伴胸闷、胸痛
   - B. 突发性吸气性呼吸困难,伴窒息感
   - C. 反复咳嗽、呼气性呼吸困难,伴低热、盗汗
   - D. 进行性呼气性呼吸困难,伴消瘦
   - E. 反复发作呼气性呼吸困难,伴有哮鸣音

4. 小量咯血是指 24 小时咯血量
   - A. < 10ml
   - B. < 20ml
   - C. < 50ml
   - D. < 100ml
   - E. < 150ml

5. 肺炎时可减轻胸痛的最常用体位是
   - A. 患侧卧位
   - B. 健侧卧位
   - C. 端坐位
   - D. 仰卧位
   - E. 俯卧位

6. 支气管扩张大咯血病人最常见且最危险的并发症是
   - A. 严重贫血
   - B. 休克
   - C. 窒息
   - D. 肺不张
   - E. 继发感染

7. 指导肺气肿病人做呼吸操,正确的是
   - A. 取平卧位
   - B. 两手放腹部
   - C. 用口吸气,尽力将胸部挺起
   - D. 用口呼气并使口形做口哨样
   - E. 吸气与呼气时间之比为 1∶1

8. 急性大咯血病人直接致死的主要原因是
   - A. 心力衰竭
   - B. 呼吸衰竭
   - C. 休克
   - D. 窒息
   - E. 急性肾衰竭

9. 为减轻胸膜炎引起的疼痛,病人应采取的卧位是
   - A. 平卧位
   - B. 患侧卧位
   - C. 健侧卧位
   - D. 半卧位
   - E. 俯卧位

10. 引起急性气管 - 支气管炎最主要的病因是
    - A. 感染
    - B. 受凉
    - C. 过度劳累
    - D. 过敏反应
    - E. 理化因素

11. 细菌性咽 - 扁桃体炎最常见的致病菌是
    - A. 溶血性链球菌
    - B. 流感嗜血杆菌
    - C. 肺炎链球菌
    - D. 葡萄球菌
    - E. 革兰氏阴性杆菌

12. 对急性上呼吸道感染病人的健康指导,**不正确**的是
    A. 避免淋雨
    B. 增强机体抵抗力
    C. 口服抗生素预防感染
    D. 病人使用的痰盂每日消毒
    E. 接触病人时注意做好床旁隔离,防止交叉感染

13. 关于急性气管 - 支气管炎的临床特点正确的是
    A. 常无急性上呼吸道症状
    B. 开始即咳黏液脓痰
    C. 咳嗽 3 天左右消失
    D. 胸骨后不适
    E. 胸部 X 线可见斑片状致密影

14. 关于普通感冒的描述,正确的是
    A. 潜伏期长
    B. 成人多由流感嗜血杆菌、革兰氏阴性杆菌引起
    C. 初期有咽干、打喷嚏、鼻塞、流涕等症状
    D. 常伴有高热、畏寒
    E. 如无并发症,一般 2 周左右痊愈

15. 带哮鸣音的呼气性呼吸困难主要见于
    A. 喉头水肿
    B. 气管异物
    C. 支气管肺癌
    D. 肺炎
    E. 支气管哮喘

16. 支气管哮喘急性发作常见的诱因是
    A. 食用牛奶
    B. 精神因素
    C. 上呼吸道感染
    D. 应用药物
    E. 剧烈运动

17. 哮喘发生的本质是
    A. 交感神经兴奋
    B. 迷走神经兴奋
    C. 气道反应性降低
    D. 免疫介导气道慢性炎症
    E. β- 肾上腺素受体功能低下

18. 护士为支气管哮喘病人进行糖皮质激素吸入方法指导,正确的是
    A. 吸入激素主要在急性发作期使用
    B. 吸入激素后症状缓解说明气道反应性降低
    C. 吸入激素和口服激素的剂量相同
    D. 接触致敏原前,可提前预防性吸入激素
    E. 吸入激素后要漱口

19. 慢性支气管炎急性发作的最常见原因是
    A. 吸烟
    B. 感染
    C. 大气污染
    D. 气温下降
    E. 过敏

20. 慢性支气管炎并发肺气肿时,除慢性支气管炎症状外,主要症状为
    A. 突发性呼吸困难,伴胸痛
    B. 夜间阵发性呼吸困难,伴哮鸣
    C. 逐渐加重的呼吸困难,伴肺部过清音
    D. 逐渐加重的呼吸困难,伴肺部实音
    E. 逐渐加重的呼吸困难,伴胸痛、消瘦

21. 慢性阻塞性肺疾病,进行腹式呼吸的目的
    A. 增加腹肌力量,有利于痰液排出
    B. 增加肺泡张力,有利于二氧化碳弥散

    C. 使呼吸幅度扩大,增加肺泡通气量

    D. 增加肋间肌力量,有利于痰液排出

    E. 使支气管舒张,增加氧气进入

22. 慢性肺源性心脏病,功能失代偿期最突出的表现是

    A. 休克   B. 出血   C. 昏迷

    D. 呼吸衰竭   E. 肝衰竭

23. 导致肺心病发生的最根本原因是

    A. 肺动脉高压   B. 支气管痉挛   C. 二氧化碳潴留

    D. 肺血管重构   E. 肺血管痉挛

24. 引起慢性肺源性心脏病症状加重的最常见原因是

    A. 呼吸道感染   B. 过度劳累   C. 摄入钠盐过多

    D. 心律失常   E. 停用洋地黄类制剂

25. 支气管扩张最常见的原因是

    A. 肺结核

    B. 肿瘤压迫

    C. 肺囊性纤维化

    D. 严重的支气管 - 肺感染和支气管阻塞

    E. 支气管内结石

26. 干性支气管扩张最典型的症状是

    A. 慢性咳嗽   B. 大量脓痰   C. 反复咯血

    D. 反复脓痰   E. 体型消瘦

27. 提示支气管扩张病人存在混合性厌氧菌感染的是

    A. 痰有恶臭   B. 痰液放置可分三层

    C. 背部有持久存在的湿性啰音   D. 大量脓痰伴有不等量的咯血

    E. 慢性咳嗽、大量脓痰、伴高热

28. 支气管扩张大咯血最危险且最常见的并发症是

    A. 发热   B. 休克   C. 窒息

    D. 继发感染   E. 严重贫血

29. 大量咳痰是指

    A. 24 小时咳痰量大于 50ml   B. 24 小时咳痰量大于 100ml

    C. 24 小时咳痰量大于 150ml   D. 24 小时咳痰量大于 200ml

    E. 24 小时咳痰量大于 250ml

30. 肺炎链球菌肺炎最具特征性的痰液特点是

    A. 粉红色泡沫痰   B. 铁锈色痰   C. 黄色脓性痰

    D. 少量白色黏痰   E. 细菌性痢疾

31. 肺炎病人胸痛时宜

    A. 头低足高位   B. 头胸抬高 15°~30°   C. 平卧位

    D. 健侧卧位   E. 患侧卧位

32. 社区获得性肺炎最常见的病原菌是

    A. 立克次体   B. 葡萄球菌   C. 溶血性链球菌

D. 衣原体　　　　　　　　E. 肺炎链球菌

33. 肺炎球菌肺炎时,咳出铁锈色痰的主要原因是
    A. 痰液含大量红细胞　　　　　　　B. 痰液含大量脓细胞
    C. 白细胞破坏时所产生的溶蛋白酶　　D. 红细胞破坏释放出含铁血黄素
    E. 红细胞碎屑被巨噬细胞吞噬

34. 细菌性肺炎病人在应用抗生素之前应完成的检查是
    A. 血常规　　　　　B. 尿常规　　　　　C. X线胸片
    D. 血液生化检查　　E. 痰细菌培养

35. 关于对结核杆菌的描述,正确的是
    A. 菌落生长速度快　　B. 属于厌氧菌　　C. 抵抗力弱
    D. 主要成分为多糖　　E. 呈抗酸性

36. 肺结核病最主要的传播途径是
    A. 进食　　　　　B. 尘埃　　　　　C. 飞沫
    D. 皮肤接触　　　E. 毛巾和餐具

37. 肺结核病人最常见的全身症状是
    A. 咳嗽　　　　　B. 咯血　　　　　C. 窒息
    D. 发热　　　　　E. 消瘦

38. 关于结核菌素试验,正确的是
    A. 结核菌素试验阳性可诊断为结核病
    B. 结核菌素试验阴性可排除结核病
    C. 结核菌素试验阴性不能排除结核菌感染
    D. 结核菌素试验是确诊结核病最有效的方法
    E. 结核菌素试验对成人较婴幼儿诊断价值更大

39. 抗结核治疗的基本原则是
    A. 早期、联合、适量、规律、全程用药　　B. 早期、单一、适量、规律、全程用药
    C. 早期、联合、大量、规律、全程用药　　D. 早期、联合、适量、间断、全程用药
    E. 早期、联合、适量、规律、间断全程用药

40. 浸润性肺结核的好发部位是
    A. 左舌叶　　　　B. 左下叶　　　　C. 双肺尖
    D. 右下叶　　　　E. 右中叶

41. 肺癌转移最常见的部位是
    A. 下颌淋巴结　　B. 锁骨上淋巴结　　C. 耳后淋巴结
    D. 颈前淋巴结　　E. 腋下淋巴结

42. 诊断原发性肺癌最有价值的检查项目是
    A. 血沉　　　　　B. 分层摄片　　　　C. 胸部CT
    D. 纤维支气管镜　E. 胸部超声波

43. 与肺癌发病关系最密切的因素是
    A. 职业性致病因素　B. 长期吸烟　　　C. 免疫缺陷
    D. 慢性肺部疾病　　E. 遗传因素

44. 早期确诊肺癌,最简单、有效的方法是

    A. 胸水查癌细胞　　　　B. 痰查癌细胞　　　　C. 放射性核素扫描

    D. 支气管镜检查　　　　E. 纵隔镜

45. 支气管肺癌最常见的早期症状是

    A. 气促　　　　　　　　B. 胸痛　　　　　　　　C. 声音嘶哑

    D. 刺激性呛咳　　　　　E. 低热盗汗

46. 判断气胸类型最可靠的依据

    A. 呼吸困难程度　　　　B. 气管有否移位　　　　C. 有无休克表现

    D. 肺压缩程度　　　　　E. 胸腔测压动态观察

47. 引起自发性气胸的最常见疾病是

    A. 阻塞性肺气肿　　　　B. 支气管扩张　　　　　C. 肺炎

    D. 肺癌　　　　　　　　E. 矽肺

48. 气胸病人胸腔闭式引流术的切口应选择在

    A. 腋中线第 2 肋间　　　B. 腋中线第 6 肋间　　　C. 腋后线第 3 肋间

    D. 锁骨中线第 2 肋间　　E. 锁骨中线第 3 肋间

49. 判断呼吸衰竭,最有意义的是

    A. 呼吸困难、发绀　　　B. 低血压、心动过速　　C. $PaO_2 < 60mmHg$

    D. 瞳孔缩小　　　　　　E. 烦躁不安

50. 急性呼吸衰竭和慢性呼吸衰竭鉴别,正确的是

    A. 有无呼吸困难　　　　B. 有无发绀　　　　　　C. 有无肺水肿

    D. 起病急缓　　　　　　E. 有无低氧和二氧化碳潴留

51. 判断机体低氧血症最敏感的指标为

    A. 静脉血氧分压　　　　B. 静脉血氧饱和度　　　C. 动脉血氧分压

    D. 动脉血氧饱和度　　　E. 弥散功能测定

52. 以血气分析诊断呼吸衰竭的标准是

    A. $PaO_2 < 50mmHg$ 和 / 或 $PaCO_2 > 50mmHg$

    B. $PaO_2 < 60mmHg$ 和 / 或 $PaCO_2 > 50mmHg$

    C. $PaO_2 < 80mmHg$ 和 / 或 $PaCO_2 > 60mmHg$

    D. $PaO_2 < 60mmHg$ 和 / 或 $PaCO_2 > 60mmHg$

    E. $PaO_2 < 50mmHg$ 和 / 或 $PaCO_2 > 70mmHg$

53. 纠正缺氧和二氧化碳潴留最重要的措施是

    A. 氧气疗法　　　　　　B. 保持气道的通畅　　　C. 提高呼吸系统兴奋性

    D. 纠正酸碱平衡失调　　E. 增加通气量

54. 急性呼吸窘迫综合征的病理基础是

    A. 低氧血症　　　　　　B. 肺动脉高压　　　　　C. 碱中毒

    D. 肺淤血　　　　　　　E. 高碳酸血症

55. 呼吸衰竭病人,可考虑使用呼吸兴奋剂的情况是

    A. 吸氧后呼吸困难未缓解,且心率增快

    B. 吸氧后呼吸困难未缓解,且有嗜睡

    C. 吸氧后呼吸困难未缓解,且血压下降明显

    D. 吸氧后呼吸明显受到抑制,且气道通畅

E. 原发病因为 COPD 的呼吸衰竭

56. 肺性脑病不能用高浓度给氧的主要原因是

    A. 易导致氧中毒   B. 可引起呼吸性酸中毒
    C. 可解除颈动脉窦的兴奋性   D. 促使二氧化碳排出过快
    E. 诱发代谢性碱中毒

A2 型题

1. 病人,男性,74 岁。慢性咳嗽、咳痰 38 年,加重 3 天伴气促、痰多黄稠。应**避免**使用

    A. 祛痰药   B. 抗生素   C. 解痉药
    D. 平喘药   E. 镇咳药

2. 病人,男性,68 岁。因慢性呼吸衰竭急性发作入院,入院时神志尚清,动脉血气分析示 PaO_2 40mmHg,$PaCO_2$ 60mmHg,给予 5L/min 吸氧后神志昏睡。复查血气分析 PaO_2 60mmHg,$PaCO_2$ 80mmHg,导致这种结果最可能的原因为

    A. 脑疝发生   B. 心力衰竭加重   C. 痰液堵塞
    D. 吸氧浓度过高   E. 周围循环衰竭

3. 病人,女性,75 岁。有慢性阻塞性肺疾病史 20 年。一周前再次出现呼吸困难、咳嗽、咳黏脓痰,伴有胸闷、气短、口唇发绀、头痛。此病人最突出的护理诊断/问题是

    A. 疼痛   B. 知识缺乏   C. 营养失调
    D. 气体交换受损   E. 清理呼吸道无效

4. 病人,男性,79 岁。慢性咳嗽、咳痰 38 年,加重伴发热、乏力、气促 2 天入院。身体评估:体温 39.6℃,脉搏 108 次/min,呼吸 28 次/min,血压 148/96mmHg。呼气时间延长伴哮鸣音,口唇发绀,自感疲乏无力,说话费力。桶状胸,左下肺闻及湿啰音、痰鸣音。为促进有效排痰,给予病人正确的体位是

    A. 平卧位   B. 半坐卧位   C. 端坐位
    D. 右侧卧位   E. 头低足高位

5. 病人,男性,64 岁。咳嗽、咳痰加重伴发热、咳痰乏力、气促 3 天入院。病人咳痰无力,可闻及明显痰鸣音,护士给予吸痰,在进行吸痰过程中病人气促加重,外周血氧饱和度 80%,此时护士正确的处理是

    A. 立即停止吸痰,给予吸氧   B. 继续吸痰,清理气道分泌物
    C. 增加吸引器吸痰的负压,快速吸痰   D. 边吸痰,边给予心理安抚
    E. 停止吸痰,给予心理安抚

6. 病人,男性,35 岁。在篮球比赛中突发右侧剧烈胸痛 3 小时,伴呼吸困难为主诉就诊,无既往病史。身体评估:中等体型,口唇发绀,气管向左偏移,右侧胸部叩诊呈鼓音、呼吸音消失。作为首诊护士除给予病人吸氧外应

    A. 进行心电监护   B. 配合医生开放气道   C. 做好胸腔闭式引流的准备
    D. 建立外周静脉通路   E. 做好手术准备

7. 病人,男性,72 岁。慢性阻塞性肺疾病病史 20 余年,近日因受凉导致呼吸困难伴加重 6 小时为主诉就诊。病人口唇及面色发绀,呼吸困难,呼气时间延长伴哮鸣音,桶状胸,血气分析 pH 7.25,PaO_2 77mmHg(10.3kPa),$PaCO_2$ 40mmHg(5.3kPa),$SaO_2 \leq 80\%$,此时给予病人的吸氧流量为

    A. 1~2L/min   B. 3~4L/min   C. 5~6L/min

D. 7~8L/min　　　　　　　E. 10L/min

8. 病人,女性,56岁。既往支气管扩张病史20余年,病人近日咳嗽加重,突发咯血约500ml,面色苍白,大量鲜血从口腔及鼻腔流出,为防止病人窒息,应给予的体位是

　　A. 头低足高侧卧位　　　B. 头低足高俯卧位　　　C. 头高足低俯卧位
　　D. 膝胸卧位　　　　　　E. 半坐卧位

9. 病人,男性,21岁。突然寒战、高热,体温40℃,咳嗽、胸痛已2小时。身体评估:右上肺叩诊浊音,听诊闻湿啰音及胸膜摩擦音。胸透右上肺有云絮状阴影,诊断为肺炎球菌性肺炎,胸痛的原因是

　　A. 肺炎导致肺泡破裂　　B. 肺炎导致支气管撕裂　　C. 肺炎累及胸膜
　　D. 肺炎累及肋软骨　　　E. 肺炎累及肋间神经

10. 病人,男性,22岁。2天前受凉后出现咽干、咽痛、鼻塞、流涕、干咳、头痛、轻微畏寒。身体评估:体温37.1℃,咽部充血,扁桃体无肿大,两肺呼吸音清,未闻及啰音。病人可能的诊断是

　　A. 普通感冒　　　　　　B. 急性病毒性咽炎　　　C. 急性病毒性喉炎
　　D. 急性病毒性支气管炎　E. 急性支气管炎

11. 病人,女性,28岁。2天前淋雨后出现咽干、咽痛、鼻塞、流涕。今晨突然出现体温升高,咽痛加重伴畏寒。身体评估:体温39.6℃,咽部充血,扁桃体Ⅱ度肿大,充血,表面有黄色点状渗出物,颌下淋巴结肿大,有压痛,该病人可能诊断

　　A. 普通感冒　　　　　　B. 病毒性感冒　　　　　C. 急性病毒性咽炎
　　D. 急性病毒性喉炎　　　E. 细菌性咽 - 扁桃体炎

12. 病人,男性,26岁。门诊以"急性上呼吸道感染"进行治疗,病人出现咽痛加重,伴声嘶,针对咽痛声嘶给予的最恰当的护理措施是

　　A. 适当休息　　　　　　B. 保持室内空气流通　　C. 给予抗生素口服
　　D. 超声雾化吸入　　　　E. 对病人进行隔离

13. 病人,男性,18岁。3天前受凉后出现咽痛、打喷嚏、鼻塞、流涕、咳嗽、食欲下降。对该病人的护理措施正确的是

　　A. 加强身体锻炼　　　　B. 常规应用抗生素　　　C. 限制水分摄入
　　D. 对症护理　　　　　　E. 鼓励参加社交活动

14. 病人,男性,23岁。4天前出现频繁干咳,伴胸骨后不适、乏力。昨日出现咳嗽、咳黏液痰,痰中偶见血丝。身体评估:肺部散在干湿啰音。X线示肺纹理增粗。该病人最可能的诊断是

　　A. 普通感冒　　　　　　B. 急性病毒性支气管炎　C. 急性气管 - 支气管炎
　　D. 支气管扩张　　　　　E. 支气管肺癌

15. 病人,女性,45岁。3天前劳累后出现咽干、鼻塞,继而咽痛,咳黄色脓痰。身体评估:鼻腔、咽喉部黏膜充血,扁桃体Ⅱ度肿大,该病人最初受感染的病原体最可能是

　　A. 病毒　　　　　　　　B. 葡萄球菌　　　　　　C. 流感嗜血杆菌
　　D. 肺炎链球菌　　　　　E. 溶血性链球菌

16. 病人,男性,25岁。以咳嗽、咳黄脓痰伴胸闷3天为主诉就诊。身体评估:双肺散在干啰音。病人1周前有鼻塞、打喷嚏、咽痛症状。引起咳嗽、咳痰的主要原因是

　　A. 急性上呼吸道感染　　B. 物理因素　　　　　　C. 化学刺激因素

D. 过敏因素　　　　　　　E. 生物性因素

17. 病人,女性,39 岁。诊断支气管哮喘,快速静脉注射某药后,出现了头晕、心悸、心律失常、血压剧降,此药物可能是

    A. 沙丁胺醇　　　　　　　B. 氨茶碱　　　　　　　　C. 异丙基阿托品

    D. 地塞米松　　　　　　　E. 色甘酸钠

18. 病人,女性,28 岁。反复哮喘发作 10 年,尤其是在春暖花开的春季,1 小时前看电影时银幕上出现春天的花朵时,病人突然出现哮喘发作而入院。主要的护理措施应是

    A. 休息　　　　　　　　　B. 湿化呼吸道　　　　　　C. 使用支气管舒张剂

    D. 氧气吸入　　　　　　　E. 心理护理

19. 病人,男性,18 岁。经常在春天因哮喘发作不能上学。护士告诉家长在没有找到过敏原前最适宜使用的药物是

    A. 氯丙那林(氯喘)　　　B. 泼尼松　　　　　　　　C. 沙丁胺醇气雾剂

    D. 氨茶碱　　　　　　　　E. 色甘酸钠

20. 病人,男性,19 岁。气喘半日,每年春、秋季有类似发作,体温 36.5℃,端坐呼吸,两肺广泛哮鸣音,白细胞 7.60×10^9/L,中性粒细胞 58%,淋巴细胞 28%,嗜酸性粒细胞 14%。最可能的存在的是

    A. 喘息型慢性支气管炎　B. 支气管哮喘　　　　　　C. 过敏性肺炎

    D. 急性支气管炎　　　　　E. 急性左心衰竭

21. 病人,男性,29 岁。宠物店员工,有哮喘史 3 年,该病人预防哮喘发作最有效的方法是

    A. 脱敏治疗　　　　　　　B. 药物治疗　　　　　　　C. 免疫治疗

    D. 加强运动　　　　　　　E. 脱离变应原

22. 病人,男性,75 岁。受凉后出现胸闷、呼气性呼吸困难、双肺布满哮鸣音入院。既往有支气管哮喘病史,而且上呼吸道感染后有类似发作史。对其健康教育最重要的是

    A. 清淡饮食　　　　　　　B. 加强运动　　　　　　　C. 抗生素预防

    D. 保持乐观情绪　　　　　E. 预防上呼吸道感染

23. 病人,女性,68 岁。因突然停用糖皮质激素出现哮喘重度发作,表现为端坐呼吸、明显发绀、大汗淋漓,呼吸 34 次/min、脉搏 128 次/min、血压 90/60mmHg。此时,最适宜选用的药物是

    A. 酮替芬　　　　　　　　B. 色甘酸钠　　　　　　　C. 喘定

    D. 肾上腺素　　　　　　　E. 氨茶碱

24. 病人,女性,62 岁。慢性咳嗽、咳痰 10 年,气促 2 年,逐渐加重。身体评估:桶状胸,叩诊过清音,两肺底部散在湿啰音。X 线示:两肺透亮度增加,肋间隙增宽,两下肺纹理增多紊乱。提示该病人最可能存在

    A. 气胸　　　　　　　　　B. 肺气肿　　　　　　　　C. 支气管扩张

    D. 肺栓塞　　　　　　　　E. 肺癌

25. 病人,男性,66 岁。因慢性阻塞性肺疾病、肺部感染住院治疗,经吸氧、抗炎、平喘治疗后症状缓解。出院时护士对其进行腹式呼吸指导,正确的是

    A. 呼与吸时间比为 2~3：1　　　　　　　B. 吸与呼时间比为 2~3：1

    C. 呼与吸时间比为 4~5：1　　　　　　　D. 吸与呼时间比为 4~5：1

    E. 呼与吸时间比为 1：1

26. 病人，男性，86岁。有COPD病史30年。平素体弱，3天前受凉后再次出现咳嗽、咳白色黏痰，痰量多难咳出，伴有气急。此时病人应**避免**使用

    A. 溴己新   B. 氨茶碱   C. 可待因

    D. 盐酸氨溴索   E. 沙丁胺醇气雾剂

27. 病人，男性，68岁。被人搀扶着步入医院，接诊护士看见其面色发绀，口唇呈青紫色，呼吸困难，询问病史得知其有慢性阻塞性肺疾病史。需立即对其进行的处理是

    A. 为病人挂号   B. 给予流质饮食   C. 鼻导管吸氧

    D. 通知医生   E. 心理安抚

28. 病人，女性，65岁。被人用轮椅推入医院，接诊护士发现其面色发绀、呼吸困难，询问病史得知其有慢性阻塞性肺疾病史，给予吸氧流量应是

    A. 1~2L/min   B. 3~4L/min   C. 5~6L/min

    D. 7~8L/min   E. 9~10L/min

29. 病人，女性，72岁。反复咳嗽、喘息20年，加重1周入院。目前病人的医疗诊断是肺源性心脏病。血气分析：$PaO_2$50mmHg，$PaCO_2$55mmHg。此时病人吸氧的浓度应为

    A. 25%~29%   B. 35%~40%   C. 41%~45%

    D. 46%~50%   E. 51%~60%

30. 病人，女性，67岁。有肺心病病史20年，2周前受凉后，出现咳嗽、咳黄脓痰、呼吸困难加重、下肢水肿。经过积极抗感染治疗、吸氧等治疗后，效果不佳，仍有下肢水肿，需增加洋地黄类药物的使用。该病人使用洋地黄类药物的原则是

    A. 缓慢、大剂量   B. 缓慢、中剂量   C. 稀释、中剂量

    D. 稀释、大剂量   E. 稀释、小剂量

31. 病人，男性，67岁。反复咳嗽、咳痰24年，感冒后痰中带血2周，呼吸困难1天。吸烟史40年，肺心病病史20年。身体评估：体温39.4℃，脉搏110次/min，呼吸36次/min，血压118/86mmHg。神志恍惚，烦躁不安，口唇发绀，心律不齐，两肺底闻及细湿啰音，腹部（-），双下肢轻度水肿。病人最可能出现

    A. 肺性脑病   B. 支气管扩张   C. 急性脑出血

    D. 肾衰竭   E. 心力衰竭

32. 病人，男性，68岁，有肺心病病史，血气分析：动脉血氧分压6kPa（45mmHg），动脉二氧化碳分压10kPa（75mmHg）。正确的氧疗原则是

    A. 持续低流量、低浓度给氧   B. 持续高流量、高浓度给氧

    C. 间歇低流量、低浓度给氧   D. 间歇高流量、高浓度给氧

    E. 间歇高流量、乙醇湿化给氧

33. 病人，男性，64岁。因肺心病导致呼吸困难，采用半坐卧位的原因是

    A. 使病人逐渐适应体位变化   B. 减轻腹部切口疼痛

    C. 防止感染向上蔓延   D. 减少局部出血

    E. 减轻心脏负担

34. 病人，男性，82岁，患有肺心病。近半个月来咳嗽、咳痰，今晨呼吸困难加重，神志恍惚，烦躁不安。身体评估：体温36.4℃，脉搏120次/min，血压130/80mmHg，呼吸38次/min，口唇发绀，两肺底闻及湿啰音，该病人应慎用

    A. 镇静剂   B. 祛痰剂   C. 解痉平喘药

  D. 呼吸兴奋剂　　　　　　E. 抗感染药物

35. 病人，男性，80 岁，慢性肺源性心脏病发生右心衰竭时，首选的治疗措施是

  A. 用利尿剂降低心脏前负荷　　　　　B. 用洋地黄药物增加心脏泵血功能

  C. 用血管扩张剂降低右心前、后负荷　　D. 气管插管机械通气

  E. 纠正缺氧和二氧化碳潴留

36. 病人，女性，23 岁。反复咳嗽、咳痰 3 个月，因"感冒"咳大量脓痰 2 天，突然咯血 1 天。幼时曾患百日咳。最可能存在的是

  A. 肺炎　　　　　　　B. 肺癌　　　　　　　C. 肺结核

  D. 支气管扩张　　　　E. 肺囊肿

37. 病人，男性，26 岁。诊断为支气管扩张，咯血 100ml 后突然出现胸闷气促、张口瞪目、两手乱抓、大汗淋漓、牙关紧闭。该病人应采取的体位是

  A. 头低足高位，头偏向一侧　　　　　B. 去枕平卧位，头偏向一侧

  C. 平卧位，头偏向一侧　　　　　　　D. 端坐位，头偏向一侧

  E. 患侧卧位，头偏向一侧

38. 病人，男性，38 岁。诊断为支气管扩张，胸片提示病变位于右肺下叶外底段，体位引流选择的合适体位是

  A. 坐位，床脚抬高 30~50cm　　　　　B. 平卧位，床脚抬高 30~50cm

  C. 半坐卧位，床脚抬高 30~50cm　　　D. 右侧卧位，床脚抬高 30~50cm

  E. 左侧卧位，床脚抬高 30~50cm

39. 病人，女性，22 岁。因咳嗽、痰中带血 3 日，以"支气管扩张"收住院。今晨突然大咯血约 300ml。该病人最主要的护理诊断 / 问题或合作性问题是

  A. 焦虑　　　　　　　B. 活动无耐力　　　　C. 有窒息的危险

  D. 知识缺乏　　　　　E. 有感染的危险

40. 病人，男性，28 岁。幼时曾患百日咳。咳嗽、咳痰 3 个月，近日咳大量脓痰，今日早晨突然咯血 3 口。诊断为支气管扩张。一旦出现大咯血，处理的首要措施是

  A. 保持呼吸道通畅　　B. 给予半坐卧位休息　　C. 建立静脉通道输血

  D. 应用抗生素抗感染　E. 应用止咳药镇咳

41. 病人，女性，24 岁。因低热、咳嗽、咯血 2 周，门诊以"支气管扩张"收入院。今晨突然剧烈咳嗽、咯血约 200ml，随即出现烦躁不安，极度呼吸困难，唇指发绀，大汗淋漓，双手乱抓，双眼上翻。最关键的抢救措施是

  A. 立即输血、输液　　　　　　　　　B. 立即胸腔穿刺抽气，舒缓呼吸

  C. 立即人工呼吸、胸外按压　　　　　D. 立即体位引流，清除血块

  E. 立即吸氧、注射呼吸兴奋剂

42. 病人，女性，26 岁，已婚。反复咳嗽、咳痰、痰带血 5 年，"感冒"后咯血 1 天，妊娠 5 个月。选用止血药物**不正确**的是

  A. 参三七　　　　　　B. 卡巴克洛　　　　　C. 垂体后叶素

  D. 6- 氨基己酸　　　　E. 抗血纤溶芳酸

43. 病人，男性，76 岁。淋雨后出现寒战高热、全身肌肉酸痛、干咳、胸痛 4 天，伴尿少。身体评估：面色苍白、口唇微绀、表情淡漠。体温 39.8℃，呼吸 28 次 /min，血压 90/60mmHg。为及时发现病人病情恶化，应特别注意观察

A. 体温变化　　　　　　B. 心率改变　　　　　　C. 血压改变

D. 呼吸形式改变　　　　E. 肺部体征改变

44. 病人,男性,28 岁。感冒后诱发肺炎,咳大量黄色脓痰,最有可能感染的病原体是

A. 肺炎克雷伯杆菌　　　B. 金黄色葡萄球菌　　　C. 冠状病毒

D. 铜绿假单胞菌　　　　E. 肺炎衣原体

45. 病人,男性,67 岁。因寒战、高热咳嗽 1 天以"肺炎球菌肺炎"入院。入院次日体温骤降,伴四肢厥冷、大汗及意识模糊,血压 80/58mmHg,护理措施**不妥**的是

A. 去枕平卧位　　　　　　　　　　　　B. 热水袋保暖

C. 迅速建立静脉通道　　　　　　　　　D. 快速滴入低分子右旋糖酐

E. 氧气吸入

46. 病人,女性,25 岁。因寒战高热、咳嗽、胸痛来院就诊,以肺炎球菌肺炎收住院,首选的抗菌药物是

A. 林可霉素　　　　　　B. 头孢氨苄　　　　　　C. 红霉素

D. 氧氟沙星　　　　　　E. 青霉素 G

47. 病人,女性,32 岁。"感冒"后寒战、高热、咳嗽、咳铁锈色痰 4 天。身体评估:体温 39.8℃,右下肺呼吸运动减弱,语颤增强,叩诊浊音,听诊有支气管呼吸音和湿啰音。护士指导其饮食,**不应**给予的饮食是

A. 高热量　　　　　　　B. 高维生素　　　　　　C. 高纤维素

D. 高脂肪　　　　　　　E. 高蛋白

48. 病人,男性,78 岁。淋雨后发热、咳嗽、咳痰,伴全身肌肉酸痛、胸痛 1 周,以"肺炎链球菌肺炎"入院。既往有"高血压病"史。身体评估:体温 35.2℃,脉搏 118 次 /min,呼吸 28 次 /min,血压 96/62mmHg,护士在观察病情时,应特别警惕发生

A. 胸膜炎　　　　　　　B. 心包炎　　　　　　　C. 休克

D. 脓胸　　　　　　　　E. 脑膜炎

49. 病人,男性,86 岁。反复咳嗽、咳痰、气喘 38 年,加重伴尿量减少 3 天,以"肺炎"入院。身体评估:体温 36.1℃,脉搏 112 次 /min,呼吸 26 次 /min,血压 92/60mmHg,入院后经抗感染及一般治疗 2 天,病情未见明显好转。为及时发现病情变化,重点观察的内容是

A. 体温变化　　　　　　B. 脉搏变化　　　　　　C. 呼吸变化

D. 血压变化　　　　　　E. 痰液变化

50. 病人,男性,38 岁。受凉后突发高热、寒战 1 天,以"右下肺炎"入院。入院后 2 天出现胸痛,且因用力呼吸而加剧,应考虑并发

A. 自发性气胸　　　　　B. 支气管扩张　　　　　C. 支气管哮喘

D. 支气管癌　　　　　　E. 胸膜炎

51. 病人,女性,43 岁。患肺结核 2 年。现使用链霉素抗结核治疗,在用药期间应注意监测

A. 肝功能　　　　　　　B. 心功能　　　　　　　C. 肾功能

D. 肺功能　　　　　　　E. 胃肠功能

52. 病人,男性,18 岁。因低热、咳嗽半月余就诊,胸片显示:右上肺絮状阴影,初步诊断"肺结核"。根据胸片检查结果,符合肺结核分型的是

A. 原发型肺结核　　　　B. 血行播散型肺结核　　C. 浸润性肺结核

D. 结核性胸膜炎　　　　　E. 纤维空洞性肺结核

53. 病人，男性，22 岁。因"肺结核"入院治疗，住院期间大咯血不止，现突然神情紧张，面色苍白，大汗淋漓，最可能的原因是

  A. 气道堵塞　　　　　B 结核中毒症状加重　　　C. 因住院引起情绪高度紧张

  D. 高热反应　　　　　E. 药物不良反应

54. 病人，男性，20 岁。因低热、咳嗽、咳痰 2 周就诊，诊断为"肺结核"，行 2HRZ/4HR（强化期：异烟肼、利福平、吡嗪酰胺；每日 1 次，服 2 个月。巩固期：异烟肼、利福平，每日 1 次，服 4 个月）治疗方案，在强化治疗期间，应给予病人定期检查

  A. 心功能　　　　　B. 肾功能　　　　　C. 肺功能

  D. 肝功能　　　　　E. 脑功能

55. 病人，女性，20 岁。患肺结核 3 年，间断抗结核治疗，近 1 周来消瘦明显，以"肺结核（活动期）"收治，正确的饮食护理是

  A. 给予低热量、低蛋白、高维生素饮食　　　B. 给予高热量、高蛋白、高维生素饮食

  C. 给予高热量、低蛋白、高维生素饮食　　　D. 给予高热量、高蛋白、低维生素饮食

  E. 给予低热量、高蛋白、高维生素饮食

56. 病人，男性，23 岁。抗结核治疗 3 个月，低热、盗汗、乏力均已消失，病人认为肺结核已治愈，要求停药。在对病人进行健康指导时，需要强调的最重要的内容是

  A. 坚持规律、全程化疗　　B. 戒酒、戒烟　　　　C. 休息、运动

  D. 维持良好的营养　　　　E. 消毒、隔离

57. 病人，男性，60 岁。患肺结核 20 年，近年来因病情反复，表现为烦躁、焦虑。护士在护理的过程中，应注意的是

  A. 采取严密肠道隔离，预防传染他人　　　B. 讲解疾病知识，给予鼓励和帮助

  C. 采取健侧卧位，有利于呼吸　　　　　　D. 给予高热量、高蛋白、低维生素饮食

  E. 高流量、高浓度吸氧，缓解缺氧

58. 病人，男性，70 岁。疑诊肺癌。行纤维支气管镜检查后，护士嘱病人不宜立即饮水，解释其目的是为了**避免**

  A. 恶心　　　　　　　B. 喷嚏　　　　　　C. 出血

  D. 误吸　　　　　　　E. 腹胀

59. 病人，男性，65 岁。肺癌切除术后入内科进行放射治疗，在治疗期间应鼓励病人多饮水，以利于毒素排出。建议每天的饮水量为

  A. 3 000ml　　　　　B. 2 500ml　　　　　C. 2 000ml

  D. 1 500ml　　　　　E. 1 000ml

60. 病人，女性，57 岁。以"肺癌"入院接受化疗，在治疗时，护士静脉推注阿霉素 20mg+生理盐水 20ml 时不慎将药液漏至血管外。**错误**的处理是

  A. 停止注射，拔出针头　　　　　　B. 普鲁卡因注入局部皮下

  C. 支托痛处，减轻疼痛　　　　　　D. 局部热敷，加快水肿消退

  E. 氢化可的松油膏外敷

61. 病人，男性，60 岁。突然咯血 1 天，既往吸烟史 20 年，平均 20 支 /d 以上。身体评估未发现异常，为排除肺癌明确诊断，建议病人检查的项目是

  A. 血沉　　　　　　　B. 血甲胎蛋白测定　　　C. 痰脱落细胞检查

D. 颈淋巴结活检　　　　　　E. 纤维支气管镜检查

62. 病人,男性,68 岁,干部。因肺癌住院接受化疗,病人因对疾病的转归不理想出现情绪低落,时常独自流泪。护理措施正确的是

　　A. 专业知识宣教　　　　B. 通知家属　　　　　　C. 问其流泪原因
　　D. 讲述自己的事情　　　E. 给予安慰

63. 病人,女性,49 岁。咳嗽 1 个月,X 线检查发现右肺门旁有一类圆形阴影,疑诊肺癌,建议首选的检查方法是

　　A. 血癌胚抗原测定　　　B. 放射性核素肺扫描　　C. 痰液脱落细胞检查
　　D. 胸部 CT 检查　　　　E. 经皮肺活检

64. 病人,男性,62 岁。突发呼吸困难 2 小时入院,确诊为右侧气胸,胸腔测压为 16~26cmH_2O,抽气 1 000ml 后压力未下降,并出现休克表现,立即应采取的措施是

　　A. 氧疗　　　　　　　　B. 应用升压药　　　　　C. 应用皮质激素
　　D. 胸腔闭式引流　　　　E. 机械通气

65. 病人,男性,44 岁,做右侧胸腔负压吸引闭式引流 2 天,查房时发现引流管无气泡溢出,也无水柱波动。身体评估:右肺呼吸音低,应首先考虑

　　A. 引流管阻塞　　　　　B. 引流管脱出胸壁　　　C. 肺已完全复张
　　D. 吸引负压不够　　　　E. 肺部分复张

66. 病人,男性,20 岁,运动员。体健,举重时突感胸闷、胸痛,伴气促。身体评估:气管左偏,右肺呼吸音降低,叩诊鼓音。最可能的是

　　A. 右侧自发性气胸　　　B. 右肺肺炎　　　　　　C. 右肺肺不张
　　D. 左肺肺栓塞　　　　　E. 左侧支气管炎

67. 病人,男性,56 岁。搬重物时突感胸部不适,气促,休息不能缓解。胸片左肺门团块状阴影,外侧无肺纹理增粗,最可能的是

　　A. 心绞痛　　　　　　　B. 支气管哮喘　　　　　C. 自发性气胸
　　D. 肺栓塞　　　　　　　E. 肺癌

68. 病人,女性,20 岁。近 1 年左侧气胸 3 次,均在月经期。本次因咯血就诊,胸片未见异常。引起气胸最可能的原因是

　　A. 肺结核合并肺大疱　　B. 胸膜下肺大疱破裂　　C. 子宫内膜异位症
　　D. 肺癌侵犯胸膜　　　　E. 肺内气肿泡破裂

69. 病人,男性,68 岁。以慢性呼吸衰竭急性加重入院。经住院综合治疗后病情好转,拟停止吸氧。停止吸氧后最主要的观察指标是

　　A. 意识状态　　　　　　B. PaO_2 和 PaCO_2 的变化　　C. 血压及心率变化
　　D. 呼吸困难程度　　　　E. 发绀程度

70. 病人,男性,56 岁。以"Ⅱ型呼吸衰竭"入院。血气分析结果显示:PaO_2 53mmHg,PaCO_2 61mmHg,氧疗原则是

　　A. 低浓度、低流量持续吸氧　　　　　　B. 低浓度、低流量间断吸氧
　　C. 高浓度、高流量间断给氧　　　　　　D. 低浓度、高流量间断给氧
　　E. 高浓度、高流量持续吸氧

71. 病人,男性,66 岁。因呼吸困难加重、发绀 6 小时入院,血气分析结果为 pH 7.25,PaO_2 40mmHg,PaCO_2 80mmHg。病人目前属于

  A. 急性呼吸衰竭　　　　B. 慢性呼吸衰竭　　　　C. Ⅰ型呼吸衰竭

  D. Ⅱ型呼吸衰竭　　　　E. 混合型呼吸衰竭

72. 病人,男性,72岁。以"Ⅱ型呼吸衰竭"入院。住院后病人出现头痛、头胀、表情淡漠、嗜睡、神志恍惚、肌肉震颤,并有局限性肌群抽搐。最可能的并发症是

  A. 休克早期　　　　　　B. 窒息先兆　　　　　　C. 肺性脑病

  D. 脑卒中　　　　　　　E. 肝性脑病

73. 病人,男性,60岁。有慢性支气管炎、阻塞性肺气肿病史10余年,近3年来反复出现双下肢水肿,此次病情加重,口唇发绀,神志恍惚,双下肺闻及干、湿啰音,心率120次/min,有期前收缩。确定该病人有无呼吸衰竭,最有意义的观察项目是

  A. 动脉血气分析　　　　B. 口唇与皮肤发绀　　　C. 意识状态变化

  D. 心率与心律变化　　　E. 呼吸状态变化

74. 病人,男性,Ⅱ型呼吸衰竭,此时病人口唇发绀,呼吸困难,血氧饱和度为80%,有口腔溃疡,目前绝对卧床休息,近日来食欲不佳,体重下降,情绪低落。该病人最主要的护理诊断/问题是

  A. 营养失调　　　　　　B. 焦虑　　　　　　　　C. 气体交换受损

  D. 口腔黏膜改变　　　　E. 自理缺陷

75. 病人,男性,60岁。因呼吸衰竭入院,应用呼吸兴奋剂过程中,出现恶心、呕吐、烦躁、面颊潮红、肌肉颤动等现象,考虑可能出现了

  A. 肺性脑病　　　　　　B. 呼吸兴奋剂过量　　　C. 痰液堵塞

  D. 通气量不足　　　　　E. 呼吸性碱中毒

A3/A4 型题

(1~2 题共用题干)

病人,男性,77岁。反复咳嗽、咳痰,伴喘息20年,呼吸困难逐渐加重6年,以"COPD"入院。

1. 经治疗症状好转,处于缓解期。为防止发生呼吸衰竭,健康指导最重要的是

  A. 少盐饮食　　　　　　B. 避免肺部感染　　　　C. 卧床休息

  D. 低脂饮食　　　　　　E. 戒酒

2. 在缓解期指导病人进行呼吸功能锻炼,正确的是

  A. 加强腹式呼吸,用鼻深吸气,经口快速呼气

  B. 加强腹式呼吸,用鼻深吸气,经口缓慢呼气

  C. 加强胸式呼吸,用鼻深吸气,经口快速呼气

  D. 加强胸式呼吸,用鼻深吸气,经口缓慢呼气

  E. 加强胸式呼吸,用鼻深呼气,经口缓慢吸气

(3~5 题共用题干)

病人,男性,35岁。2天前受凉后出现高热、寒战、咳嗽、咳痰,左胸疼痛,呼吸困难加重。身体评估:体温40℃,脉搏110次/min,呼吸24次/min,血压100/65mmHg,左下肺叩诊浊音,触觉语颤增强,双肺均可听到中小水泡音,左肺较明显。

3. 该病人目前最主要的护理诊断/问题是

  A. 疼痛:胸痛　　　　　　B. 清理呼吸道无效　　　C. 气体交换受损

  D. 体温过高　　　　　　　E. 潜在并发症:感染性休克

4. 该病人宜采取的卧位是
    A. 端坐卧位　　　　　　B. 左侧卧位　　　　　　C. 右侧卧位
    D. 平卧位　　　　　　　E. 中凹仰卧位
5. 护士嘱病人卧床休息,并告知其目的是
    A. 有利于分泌物的引流　　B. 减少咳嗽的发作　　　C. 减少机体氧耗量
    D. 保证病人安全　　　　　E. 减少水分丢失

(6~7 题共用题干)

病人,男性,30 岁。咳嗽 3 个月,伴痰中带血,午后低热,面颊潮红,乏力、盗汗、消瘦。痰结核菌培养阳性。

6. 根据临床征象,该病人可能存在的是
    A. 活动性肺结核　　　　　B. 慢性支气管炎　　　　C. 支气管哮喘
    D. 支气管扩张　　　　　　E. 大叶性肺炎
7. 对该病人的护理,正确的是
    A. 控制饮水量　　　　　　B. 高热量、低蛋白饮食　C. 用药至症状消失
    D. 增强户外锻炼　　　　　E. 严格消毒隔离

(8~9 题共用题干)

病人,男性,50 岁。有 30 年吸烟史,近日咳嗽,咳白色黏痰,痰中有血丝。胸部 X 线检查显示右肺肺门 4cm×4cm 肿块影,怀疑肺癌,收入院。

8. 为排除肺癌,建议病人最佳的检查是
    A. 肺部 X 线检查　　　　　　　　　　　B. 胸部 CT 检查
    C. 支气管镜检查与活组织检查　　　　　D. 痰脱落细胞学检查
    E. 癌胚抗原
9. 病人拟行纤维支气管镜检查,护士告诉病人,术后不宜立即饮水,这是为了防止
    A. 呕吐　　　　　　　　　B. 喷嚏　　　　　　　　C. 呃逆
    D. 误吸　　　　　　　　　E. 咳嗽

(10~12 题共用题干)

病人,男性,18 岁。晨练时突感左侧胸痛,气促。身体评估:呼吸 30 次 /min,心率 110 次 /min,神志清楚,面色苍白,口唇发绀,左上肺叩诊鼓音,呼吸音消失。胸部 X 线检查示右肺压缩 90%,诊断为自发性气胸。

10. 该病人主要的护理诊断 / 问题是
    A. 清理呼吸道无效　　　B. 低效性呼吸型态　　　C. 活动无耐力
    D. 疼痛　　　　　　　　E. 焦虑
11. 行胸腔闭式引流时,穿刺部位应为
    A. 锁骨中线第 3 肋间　　B. 锁骨中线第 2 肋间　　C. 腋前线第 2 肋间
    D. 腋前线第 3 肋间　　　E. 腋中线第 4 肋间
12. 胸腔闭式引流 5 天后,护士发现水封瓶长玻璃管内的水柱波动消失,病人咳嗽时水柱有波动出现,提示
    A. 引流管有堵塞　　　　B. 患侧肺不张　　　　　C. 肺膨胀良好
    D. 呼吸道不通畅　　　　E. 并发支气管 - 胸膜瘘

（13~14 题共用题干）

病人，男性，75 岁。因慢性支气管炎、肺部感染、呼吸衰竭入院。身体评估：气促，不能平卧，痰液黏稠呈黄色，不易咳出。测血气分析：PaO_2 为 50mmHg，$PaCO_2$ 为 80mmHg。

13. 病人进行吸氧时，氧浓度和氧流量是

    A. 29%，2L/min   B. 33%，3L/min   C. 37%，4L/min

    D. 41%，6L/min   E. 45%，6L/min

14. 为了帮助病人排痰，首选的护理措施是

    A. 服用祛痰药物   B. 定时翻身拍背   C. 鼓励病人用力咳嗽

    D. 湿化气道   E. 体位引流

（15~17 题共用题干）

病人，女性，25 岁。发热 3 日，今晨起呼吸困难，鼻导管吸氧未见好转。身体评估：体温 39℃，脉搏 110 次/min，呼吸 28 次/min，血压 110/70mmHg。双肺闻及细湿啰音及管状呼吸音。动脉血气分析：PaO_2 50mmHg，$PaCO_2$ 45mmHg。胸部 X 线检查：双肺可见密度增高的大片状阴影。临床诊断为急性呼吸窘迫综合征。

15. 该病人最主要的护理诊断/问题是

    A. 气体交换受损   B. 清理呼吸道无效   C. 活动无耐力

    D. 知识缺乏   E. 焦虑

16. 为病人吸氧时，护士应采取

    A. 高浓度、高流量吸氧   B. 低浓度、低流量间断给氧

    C. 低浓度、低流量持续给氧   D. 低浓度、低流量鼻导管给氧

    E. 短期给予高压氧

17. 该病人最有效的通气方式是

    A. 间歇正压通气   B. 间歇指令通气   C. 压力支持通气

    D. 持续气道正压通气   E. 呼气末正压通气

B 型题

（1~4 题共用备选答案）

    A. 支气管哮喘   B. 支气管扩张   C. 慢性支气管炎、肺气肿

    D. 支气管肺癌   E. 特发性肺间质纤维化

1. 反复咳嗽的年长病人，出现桶状胸、两肺散在湿啰音伴呼气延长。最常见于

2. 年长病人，出现刺激性呛咳伴肺部固定性湿啰音。最常见于

3. 反复咳嗽的年轻病人，出现两肺弥漫性哮鸣音，呼气延长。最常见于

4. 年轻病人，出现反复咳嗽、大量脓痰、咯血、发热伴下胸部、背部可闻固定而持久的局限性粗湿啰音。最常见于

（5~6 题共用备选答案）

    A. 原发型肺结核   B. 血行播散型肺结核   C. 浸润性肺结核

    D. 干酪样肺炎   E. 结核性胸膜炎

5. 病变多发生于肺尖和锁骨下，X 线胸片可见点状、片状或絮状阴影，相互融合形成空洞的肺结核临床类型是

6. 多见于儿童的肺结核临床类型是

（二）填空题

1. 吸气性呼吸困难出现的"三凹征"是指_____、_____、_____出现凹陷。

2. 呼吸困难的类型有_____、_____、_____。

3. 急性上呼吸道感染的主要病原体是_____。

4. 支气管哮喘的典型表现是发作性_____或发作性咳嗽,伴有_____的呼吸困难。

5. _____主要通过作用于呼吸道 β_2 受体,舒张_____,是控制哮喘急性发作的首选药物。

6. _____是防治哮喘最有效的方法。

7. 当慢性支气管炎和阻塞性肺气肿病人_____检查出现气流受限呈_____时,则诊断为 COPD。

8. 缩唇呼吸的方法是通过_____形成的微弱阻力来延长_____,增加_____,延缓_____。

9. COPD 的主要并发症为_____、_____、_____等。

10. 长期家庭氧疗是指一昼夜持续吸氧_____,吸入的氧流量为_____,使病人在海平面水平、静息状态下,达到 $PaO_2 \geq 60mmHg$。

11. 肺心病失代偿期的主要表现是_____和_____。

12. _____是形成肺动脉高压的最重要因素。

13. 支气管扩张病人痰液静置后可分层,上层为_____,中层为_____,底层为_____。

14. 大叶肺炎的致病菌多为_____,典型表现为_____炎症。

15. 肺实变的典型体征包括:触诊_____增强,叩诊为_____。

16. 结核病是_____侵入人体后引起的传染性疾病。

17. 肺结核的传染源主要是_____的肺结核病人,尤其是未经治疗者。

18. 结核病的基本病理改变包括_____、_____和干酪样坏死。

19. 结核菌素试验用于检测结核分枝杆菌的感染,在左前臂屈侧做皮内注射,_____小时后测量皮肤硬结的横径和纵径,取平均值记录结果。

20. 肺癌的健康指导主要包括_____、_____、_____三方面内容。

21. 自发性气胸可分为_____、_____、_____三种类型。开放性气胸的急救措施是_____,张力性气胸的急救措施是_____。

22. 诊断呼吸衰竭的主要依据是_____。

23. 呼吸衰竭纠正缺氧和二氧化碳潴留的前提条件是_____。

（三）名词解释

1. 咯血

2. 上呼吸道感染

3. 气道高反应性（AHR）

4. 重症哮喘

5. 支气管哮喘

6. 慢性支气管炎

7. 阻塞性肺气肿

8. 慢性肺源性心脏病

9. 支气管扩张

10. 肺结核

11. 结核球

12. 纤维空洞性肺结核

13. Horner 综合征

14. 纵隔扑动

15. 呼吸衰竭

（四）简答题

1. 咯血病人的急救措施有哪些？

2. 急性气管 - 支气管炎病人的健康指导内容有哪些？

3. 哮喘的激发因素有哪些？

4. 试述定量雾化吸入剂（MDI）使用方法。

5. 哮喘的典型临床表现有哪些？

6. 缩唇呼吸的方法训练要点有哪些？

7. 腹式呼吸方法锻炼要点有哪些？

8. 试述长期家庭氧疗的指征。

9. 试述慢性肺源性心脏病失代偿期的主要临床表现。

10. 试述肺性脑病的护理要点。

11. 支气管扩张病人体位引流的护理要点有哪些？

12. 休克型肺炎病人的护理要点有哪些？

13. 继发性肺结核的临床类型有哪些？

14. 试述肺结核病常见护理诊断 / 问题。

15. 试述肺结核病的护理目标。

16. 试述原发性支气管肺癌病人的疼痛护理。

17. 各种类型气胸的处理原则是什么？

18. 肺性脑病的先兆表现有哪些？

（五）案例分析题

1. 病人，女性，57 岁。慢性咳嗽、咳痰 10 年，每年均为秋冬季发作，第二年春天缓解。近三年来，逐渐出现呼吸急促、胸闷、活动后加重。5 天前受凉后咳嗽、咳痰加重，咳大量黄色黏液痰，胸闷、气急明显，不能入睡，食欲明显下降。身体评估：体温 39.5℃，脉搏 100 次 /min，呼吸 26 次 /min，血压 120/85mmHg。呼气时间延长伴哮鸣音，口唇发绀，说话费力。桶状胸，右下肺可闻及湿啰音，余未见异常体征。入院后予抗生素控制感染、吸氧、止咳、祛痰及营养支持治疗。实验室检查：血气分析 PaO_2 77mmHg（10.3kPa），$PaCO_2$ 40mmHg（5.3kPa），SaO_2 ≤ 80%。胸部 X 线检查显示两肺野透过度增加，膈肌下移，右下肺野局部密度增高影。

临床诊断：慢性支气管炎、慢性阻塞性肺气肿急性加重期、右下肺感染。

请思考：

（1）引起该病人慢性阻塞性肺气肿急性加重的病因是什么？

（2）该病人进行氧疗的指征及有效指标是什么？

2. 病人，女性，51 岁。既往体健。受凉后咽痛、鼻塞、流清涕 2 天，发热、畏寒伴咽痛加重 1 天。身体评估：体温 39.6℃，脉搏 106 次 /min，咽部充血，扁桃体Ⅱ度肿大，充血，表面有黄色点状渗出物，颌下淋巴结肿大，有压痛。血常规检查：白细胞计数 12.0×10^9/L，中性粒细胞比例

85.6%，中性粒细胞 9.1×10^9/L，余未见异常。

请思考：结合临床表现，判断病人最主要的护理诊断/问题是什么。

3. 病人，女性，20 岁。2 天前到公园赏花后出现气喘，不能平卧，全身大汗，烦躁不安，自行服用"氨茶碱"后症状仍无缓解而入院。曾在院外以"支气管哮喘"治疗。身体评估：体温 37.2℃，脉搏 115 次/min，呼吸 30 次/min，血压 90/60mmHg，精神恍惚，不能答话，端坐位，口唇发绀，两肺可闻及广泛哮鸣音，呼气延长。心律齐，腹软，肝脾未触及，双下肢无水肿。X 线示：两肺透亮度增高。血常规示：白细胞计数 12×10^9/L，中性粒细胞 64%，淋巴细胞 26%，嗜酸性粒细胞 10%。血气分析 pH7.25，$PaCO_2$60mmHg，$PaO_2$45mmHg。

请思考：

（1）考虑病人目前出现了什么情况？

（2）作为护士，应如何配合医生进行处理？

4. 病人，女性，25 岁。因外出春游去植物园，咳嗽、咳痰，痰液黏稠难咳，伴喘息、发热 1 天入院。身体评估：体温 39.7℃，脉搏 92 次/min，呼吸 28 次/min，血压 110/80mmHg，病人情绪紧张，大汗淋漓，语不成句，呼吸困难伴哮鸣音，口唇发绀，双肺可闻及广泛哮鸣音。病人自述每年春天都会发作，喜欢鲜花，有吸烟史。

请思考：

（1）针对该病人按轻重缓急顺序列出主要护理诊断/问题。

（2）针对该病人最主要的护理诊断/问题，列出主要护理措施。

5. 病人，男性，70 岁。反复咳嗽、咳痰 10 年，发热、咳黄色黏痰、喘息 3 天入院。身体评估：身高 170cm，体重 50kg，神志清楚，咳嗽无力，桶状胸，两肺叩诊呈过清音，肺底散在干、湿性啰音，X 线片显示两下肺有片状阴影，血常规：白细胞 10×10^9/L，血气分析 pH 7.38，$PaCO_2$60mmHg，$PaO_2$45mmHg。病人吸烟史 30 年，医生告知戒烟，但病人戒烟两次均未成功，妻子对其吸烟默许，病人疾病缓解期能坚持每日户外活动，来往朋友中有吸烟者。

请思考：

（1）病人目前主要护理诊断/问题有哪些？

（2）主要护理措施有哪些？

6. 病人，男性，60 岁。慢性支气管炎病史近 10 年，近 1 年来，在骑车上坡时感到气促，且受凉感冒后更明显，并逐渐加重，现在平地上快走即感觉气促。身体评估：体温 39℃，脉搏 114 次/min，呼吸 26 次/min，神志清楚，桶状胸，双肺呼吸音减弱伴呼气延长，未闻及湿啰音。

请思考：

（1）病人目前主要的护理诊断/问题是什么？

（2）给予病人的健康指导要点是什么？

7. 病人，男性，58 岁。慢性咳嗽、咳痰 30 余年，心悸、气促 5 年伴口唇发绀，双下肢水肿，剧烈咳嗽后突然感到呼吸困难、右胸刺痛 1 天。春季或"感冒"易诱发，吸烟史 30 余年。曾以"慢性肺源性心脏病"治疗。身体评估：神志清楚，皮肤黏膜发绀，桶状胸，气管向左侧移位，左胸叩诊呈过清音，可闻及散在哮鸣音，右胸语颤减弱、叩诊呈鼓音、呼吸音消失。剑突下搏动明显，双下肢凹陷性水肿。

请思考：

（1）病人目前出现了什么情况？

（2）做何种检查有助于发现该情况？

（3）病人为何会发生双下肢水肿？

8. 病人，女性，72岁。因"慢性肺源性心脏病"收住入院，主要症状为咳嗽、咳黄色脓痰，痰液黏稠不易咳出，伴发热、气促不能平卧、乏力。身体评估：体温39.0℃，脉搏120次/min，呼吸32次/min，血压130/80mmHg。口唇发绀，浅表淋巴结未触及，颈静脉怒张，气管居中，桶状胸，语颤减弱，两肺叩诊过清音，右肺底可闻及湿啰音，心浊音界略大，心率120次/min，心律齐，肝肋下3cm，双下肢可见凹陷性水肿。

请思考：

（1）针对该病人按照轻重缓急顺序列出主要护理诊断/问题。

（2）针对该病人最主要的护理诊断/问题，列出主要护理措施。

9. 病人，女性，34岁。反复咳嗽、咯血、咳大量脓痰3年，加重3天入院。3年前病人受凉后出现咳嗽、咳黄色脓痰，痰多黏稠，每日50~100ml，夜间体位变动或清晨起床时症状加重，伴咯血，在当地医院经抗生素治疗后好转。此后上述症状反复发作，经常自服抗菌药物。3天前淋雨后症状再度加重，痰液腥臭味，咯血3口，轻度胸闷，无发热。身体评估：体温37℃，脉搏88次/min，呼吸18次/min，血压120/80mmHg。神志清楚，体型消瘦，咳嗽无力，口唇发绀。左下肺呼吸音粗，可闻及中等水泡音。心率88次/min，心律齐。无杵状指（趾）。胸部X线显示左下肺纹理增多、粗乱。临床初步诊断为支气管扩张。

请思考：

（1）请按轻重缓急对该病人列出主要的护理诊断/问题，其最主要的护理诊断/问题是什么？

（2）对该病人列出主要的护理措施。

10. 病人，男性，23岁，工人，因高热、咳嗽5天急诊入院。病人5天前洗澡受寒后出现寒战，体温高达40℃，伴咳嗽、咳痰，痰呈铁锈色，无痰中带血，无胸痛。门诊给予口服先锋霉素Ⅵ及止咳、退热剂3天后不见好转，体温仍波动于38.5℃至40℃，病后食欲下降，睡眠不好，大、小便正常，体重无变化。既往体健，无药物过敏史。个人史和家族史无特殊。身体评估：体温39℃，脉搏100次/min，呼吸20次/min，血压120/80mmHg。急性热病容，神志清楚，无皮疹，浅表淋巴结无增大，巩膜无黄染，咽（-），气管居中。左中上肺叩诊呈浊音，语颤增强，可闻湿性啰音，叩诊心界不大，心率100/min，律齐，无杂音。腹平软，肝脾未触及，病理反射未引出。实验室检查：Hb 140g/L，WBC 12×10^9/L，N 82%，L 18%，PLT 180×10^9/L，尿常规（-），粪便常规（-）。

请思考：该病人目前存在的护理诊断/问题有哪些？

11. 病人，女性，28岁。咳嗽、咳痰、消瘦、乏力、食欲减退、盗汗、午后低热1个月入院。X线检查：左肺上可见一云雾状、边缘模糊的阴影。结核菌素试验强阳性。

请思考：

（1）如何制订病人的护理措施？

（2）对该病人及家属如何进行健康指导？

12. 病人，男性，66岁。近日咳嗽、咳白色黏痰，痰中有血丝，伴胸痛、气促。吸烟史40年。胸部X线检查显示右肺肺门5cm×5cm肿块影，怀疑肺癌收入院。

请思考：

（1）该病人主要的护理诊断/问题有哪些？

（2）如何对该病人进行病情观察？

13. 病人，男性，38岁。夏天劳动时突感左侧胸痛、气促。吸烟史15年。身体评估：呼吸

30 次 /min,心率 110 次 /min,神志清楚,面色苍白,口唇发绀,左上肺叩诊为鼓音,呼吸音消失。胸部 X 线检查示右肺压缩 90%,诊断为自发性气胸。

请思考:

(1)该病人的护理诊断 / 问题有哪些?

(2)如何对该病人进行健康指导?

14. 病人,男性,70 岁。既往有吸烟史 30 余年,慢性咳嗽、咳痰已 20 多年,近 6 年来明显加剧,常年咳嗽不断,伴有喘息,以冬春季更甚。3 天前因受凉感冒而导致发热、剧烈咳嗽,痰量较多且呈黄色脓痰,气急、发绀,1 天前出现双下肢水肿、少尿,今晨起出现神志不清,躁动不安,家属急送医院就诊。身体评估:体温 39℃,脉搏 120 次 /min,呼吸 28 次 /min,血压 135/85mmHg。半卧位,意识模糊,口唇发绀,球结膜充血,杵状指;桶状胸,双侧语颤减弱,叩诊呈过清音,可闻及哮鸣音及湿啰音。心尖搏动不明显,心率齐,肝肋下 3cm,剑突下 4cm,质软,有压痛,双下肢水肿。血气分析:pH7.35,$PaCO_2$80mmHg,$PaO_2$50mmHg,心电图显示肺性 P 波。入院诊断为 COPD,肺源性心脏病(右心衰竭),呼吸衰竭,肺性脑病。

请思考:

(1)根据临床信息,该病人发生了何种类型的呼吸衰竭?

(2)该病人发生呼吸衰竭的诱因是什么?

(3)该病人目前存在的护理诊断 / 问题有哪些?

【参考答案】

(一)选择题

A1 型题

1. B 2. C 3. E 4. D 5. A 6. C 7. D 8. D 9. B 10. A 11. A 12. C
13. D 14. C 15. E 16. C 17. D 18. E 19. B 20. C 21. C 22. D 23. A 24. A
25. D 26. C 27. A 28. C 29. C 30. B 31. E 32. C 33. D 34. E 35. D 36. C
37. D 38. E 39. C 40. C 41. E 42. C 43. B 44. C 45. D 46. E 47. A 48. D
49. C 50. D 51. C 52. B 53. B 54. A 55. D 56. C

A2 型题

1. E 2. D 3. D 4. D 5. A 6. C 7. A 8. B 9. C 10. A 11. E 12. D
13. D 14. C 15. A 16. C 17. B 18. E 19. C 20. B 21. E 22. E 23. E 24. B
25. A 26. C 27. C 28. A 29. A 30. E 31. C 32. A 33. E 34. A 35. A 36. D
37. A 38. E 39. C 40. C 41. C 42. C 43. C 44. A 45. B 46. E 47. D 48. C
49. D 50. E 51. C 52. C 53. C 54. C 55. C 56. C 57. C 58. D 59. C 60. D
61. C 62. E 63. C 64. C 65. C 66. C 67. C 68. C 69. C 70. A 71. D 72. C
73. A 74. C 75. B

A3/A4 型题

1. B 2. B 3. D 4. B 5. C 6. A 7. E 8. C 9. D 10. B 11. B 12. C
13. A 14. D 15. A 16. A 17. E

B 型题

1. C 2. D 3. A 4. B 5. C 6. A

（二）填空题

1. 胸骨上窝　锁骨上窝　肋间隙

2. 吸气性呼吸困难　呼气性呼吸困难　混合型呼吸困难

3. 病毒

4. 呼气性呼吸困难　哮鸣音

5. β_2 受体激动剂　支气管平滑肌

6. 脱离变应原

7. 肺功能、不完全可逆

8. 缩唇、呼气时间、气道压力、气道塌陷

9. 慢性呼吸衰竭、自发性气胸、慢性肺源性心脏病

10. 15 小时以上　1~2L/min

11. 呼吸衰竭　心力衰竭

12. 缺氧

13. 泡沫　混浊黏液　坏死组织沉淀物

14. 肺炎球菌　肺实变

15. 语颤　浊音

16. 结核分枝杆菌

17. 痰中带菌

18. 渗出　增生

19. 48~72

20. 普及肺癌知识　定期复查　实施三级预防

21. 闭合性气胸　开放性气胸　张力性气胸　立即封闭伤口　立即排气减压

22. 血气分析

23. 保持呼吸道通畅

（三）名词解释

1. 咯血是指喉部以下的呼吸道任何部位的出血经口腔咯出。

2. 上呼吸道感染,简称上感,是指外鼻孔至环状软骨下缘包括鼻腔、咽部或喉部急性炎症的概称。

3. 气道高反应性（AHR）,表现为气道对各种刺激因子出现的过强或过早的收缩反应,是哮喘的重要特征,也是发病的重要机制之一。

4. 重症哮喘是指哮喘发作时经治疗不缓解,持续 24 小时以上者,又称为哮喘持续状态。

5. 支气管哮喘,简称哮喘,是由多种炎性细胞（嗜酸性粒细胞、肥大细胞、T 淋巴细胞等）和细胞组分参与的气道慢性炎症性疾病。

6. 慢性支气管炎,简称慢支,是指气管、支气管黏膜及其周围组织的慢性非特异性炎症。

7. 阻塞性肺气肿,简称肺气肿,是指肺部终末细支气管远端气腔弹性减退,过度充气膨胀,肺容量增加,并伴有气道壁和肺泡壁的破坏。

8. 慢性肺源性心脏病,简称慢性肺心病,指由于肺组织、肺血管或胸廓的慢性病变引起肺组织结构和 / 或功能异常,导致肺血管阻力增加,肺动脉压力增高,使右心室扩张和 / 或肥厚,伴或不伴右心功能衰竭的心脏病,并排除先天性心脏病和左心病变引起者。

9. 支气管扩张是指支气管及其周围肺组织的慢性炎症所导致的支气管壁肌肉和弹性组

织破坏,管腔形成不可逆扩张、变形。

10. 肺结核是由结核分枝杆菌引起的慢性肺部传染性疾病。临床表现为低热、盗汗、消瘦、乏力等全身中毒症状和咳嗽、咳痰伴咯血等呼吸系统症状。

11. 结核球是肺结核的临床类型之一,多由干酪样病变吸收后被周围纤维组织包裹,或空洞内干酪样物质不能排出,凝结成球形而形成。

12. 纤维空洞性肺结核是肺结核的临床类型之一,由于肺结核未及时发现或治疗不当,使空洞长期不愈合,反复进展、恶化,导致空洞壁增厚和纤维广泛增生。

13. 肺尖部的肺癌可侵犯或压迫颈交感神经,引起患侧眼睑下垂、瞳孔缩小、眼球内陷、患侧额部和胸部皮肤潮红无汗或少汗、感觉异常等表现,称之为 Horner 综合征。

14. 纵隔扑动是开放性气胸病人在吸气时,健侧负压增大,与患侧的压力差增加,纵隔向健侧移位;而呼气时,两侧胸膜腔内压力差减少,纵隔又移向患侧,导致纵隔位置随呼吸而左右摆动。

15. 呼吸衰竭是由于各种原因引起的肺通气和 / 或换气功能障碍,在静息条件下亦不能维持有效的气体交换,导致缺氧伴(或不伴)二氧化碳潴留,从而引起一系列生理功能障碍和代谢紊乱的临床综合征。

(四)简答题

1. 咯血病人的急救措施有:①预防窒息,是大咯血护理的首要措施,大咯血时首先应保证气道通畅、窒息的配合抢救。②加强病情观察。③迅速建立静脉通路,遵医嘱应用止血药物。

2. 急性气管 - 支气管炎病人的健康指导内容:①疾病预防指导。积极参加体育锻炼和耐寒锻炼,增强机体抵抗能力;避免受凉和过度疲劳;避免接触流感病人;过敏者避免接触或吸入变应原;勤洗手是预防上呼吸道感染的有效方法;咳嗽或打喷嚏时,避免面对他人;餐具、痰盂等用具每日消毒;在感冒流行季节,尽量少去公共场所。②疾病知识指导。患病期间注意休息,避免劳累;饮食清淡,多饮水;遵医嘱用药,及时就医。

3. 哮喘的激发因素有:①吸入性变应原,如尘螨、花粉、真菌、动物毛屑、二氧化硫、氨气等各种特异和非特异性吸入物。②感染,如细菌、病毒、原虫、寄生虫感染等。③食物,如鱼、虾、蟹、蛋类、牛奶等。④药物,如普萘洛尔、阿司匹林等。⑤其他,如气候改变、运动、妊娠等。

4. 缓解哮喘的定量雾化吸入剂(MDI)使用方法:①打开盖子,摇匀药液。②深呼气至不能再呼时,将 MDI 喷嘴置于口中,双唇包住咬口。③以慢而深的方式经口吸气,同时用手指按压喷药,至吸气末屏气 10 秒,使较小的雾粒沉降在气道远端,然后缓慢呼气。④休息 3 分钟后再重复使用一次。

5. 哮喘的典型临床表现:①发作性呼气性呼吸困难或发作性胸闷或咳嗽,伴哮鸣音。大多有季节性,日轻夜重,常与吸入外源性变应原有关。②发作时胸部呈过度充气征象,双肺可闻及广泛的哮鸣音,呼气音延长。

6. 缩唇呼吸是通过缩唇形成的微弱阻力来延长呼气时间,增加气道压力,延缓气道塌陷。嘱病人闭口经鼻吸气,然后缩唇(吹口哨样)缓慢呼气,同时收缩腹部。吸气与呼气时间之比为 1:2 或 1:3;缩唇的程度与呼气流量以能使距口唇 15~20cm 处、与口唇等高水平的蜡烛火焰随气流倾斜而又不至于熄灭为宜。

7. 腹式呼吸方法锻炼要点:嘱病人取立位、平卧位或半卧位,两手分别放于前胸部和上腹部。用鼻缓慢吸气时,使膈肌最大程度下降,腹肌松弛,腹部凸出,手能感到腹部向上抬起;呼气时经口呼出,腹肌收缩,膈肌随腹腔内压增加而上抬,推动肺部气体排出,用手能感到腹部下凹。在训练腹式呼吸时,可以在腹部放置小枕头、杂志或书,如果吸气时物体上升,证明是腹式呼吸。腹式呼吸需要增加能量消耗,因此只能在疾病恢复期或出院前进行训练。

8. 长期家庭氧疗的指征:① $PaO_2 < 55mmHg$ 或 $SaO_2 < 88\%$,伴或不伴高碳酸血症。② PaO_2 为 55~70mmHg 或 $SaO_2 < 89\%$,并有肺动脉高压、心力衰竭或红细胞增多症。

9. 慢性肺源性心脏病失代偿期的主要临床表现以呼吸衰竭为主,肺血管疾患引起的肺心病以心力衰竭为主,呼吸衰竭较轻。

（1）呼吸衰竭:表现为呼吸困难加重,夜间加重,常有头痛、失眠、食欲下降,严重者出现表情淡漠、神志恍惚、谵妄等肺性脑病表现。可见明显发绀、球结膜充血水肿,皮肤潮湿、多汗。

（2）心力衰竭:以右心衰竭为主,表现为心悸、气短、食欲减退、腹胀、恶心等。发绀更明显,颈静脉怒张,心率增快,出现心律失常,剑突下闻及收缩期杂音,甚至出现舒张期杂音;肝大并有压痛,颈静脉怒张,肝颈静脉回流征阳性,下肢水肿,重者可有腹水。

10. 肺性脑病的护理要点:①给予病人绝对卧床休息,呼吸困难者取半卧位,有意识障碍者约束肢体或加床栏进行保护,必要时专人护理。②持续低流量、低浓度吸氧。③遵医嘱给予呼吸中枢兴奋剂,注意观察药物的疗效和不良反应,若出现心悸、呕吐、震颤等症状,立即通知医生。

11. 支气管扩张病人体位引流的护理要点:①引流前向病人解释引流目的及配合方法。②根据病变部位不同而采取痰液易于流出的体位。③引流时间可从每次 5~10 分钟逐渐增加到每次 15~30 分钟,嘱病人间歇做深呼吸后用力咳痰,同时用手轻拍患部以提高引流效果,引流完毕给予漱口。④记录排出的痰量及性质。⑤注意引流宜在饭前进行。

在为痰量较多的病人引流时,应注意将痰液及时排出,以防发生痰量过多涌出而窒息;引流过程中注意观察,若病人出现咯血、发绀、头晕、出汗、疲劳等情况,应及时终止引流;患有高血压、心力衰竭及高龄病人禁止体位引流。

12. 休克型肺炎病人的护理要点:①将病人置于监护室,设专人护理。取仰卧中凹位,注意保暖。②鼻塞法或鼻导管吸氧,流量为 4~6L/min,迅速建立 2 条脉输液通道,遵医嘱给予扩容、纠正酸中毒、应用血管活性药物和糖皮质激素等抗休克治疗及利用抗生素进行抗感染治疗。③密切观察生命体征,特别是血压、体温的变化,准确记录出入量。

13. 继发性肺结核的临床类型:①浸润性肺结核。②空洞型肺结核。③结核球。④干酪样肺炎。⑤纤维空洞性肺结核。

14. 肺结核病常见护理诊断/问题:①活动无耐力。②营养失调:低于机体需要量。③知识缺乏:缺乏结核病治疗的相关知识。④体温过高。⑤有孤独的危险。

15. 肺结核病的护理目标:①日常活动耐力逐渐恢复正常。②营养状态逐渐恢复和改善。③对结核病知识基本熟悉。④体温恢复正常。⑤无孤独感。

16. 原发性支气管肺癌病人的疼痛护理:保持病室安静,鼓励病人参加适当的文娱活动,分散注意力,争取家属对病人的体贴和支持。遵医嘱按三级阶梯止痛方案进行处理。

17. 各种类型气胸的处理原则:①闭合性气胸,肺萎陷在 30% 以下者,多无明显症状,不需治疗,可于 1~2 周内自行吸收;大量气胸需行胸膜腔穿刺,或行胸膜腔闭式引流术。②开放性气胸,立即变开放性气胸为闭合性气胸,后按大量闭合性气胸处理。③张力性气胸,需要立即排气减压,进一步安置胸腔闭式引流,使用抗生素预防感染。

18. 肺性脑病的先兆表现:慢性呼吸衰竭病人体内既有缺氧又有二氧化碳潴留时,如果病人出现头痛、多汗、烦躁不安、夜间失眠而白天嗜睡（昼睡夜醒）,甚至谵妄、神志恍惚,即为肺性脑病先兆表现。

（五）案例分析题

1.（1）依据病人5天前受凉后咳嗽、咳痰加重，咳大量黄色黏液痰；体温39.5℃；胸部X线检查显示右下肺野局部密度增高影，引起该病人慢性阻塞性肺气肿急性加重的病因是：呼吸道感染。

（2）病人进行氧疗的指征是：① $PaO_2 ≤ 55mmHg$ 或 $SaO_2 ≤ 88\%$，伴或不伴高碳酸血症。② PaO_2 为 55~60mmHg 或 $SaO_2 < 89\%$，并有肺动脉高压、心力衰竭或红细胞增多症。氧疗的有效指标：病人呼吸困难减轻、呼吸频率减慢、发绀减轻、心率减慢、活动耐力增加。

2. 结合病人受凉后出现咽干、咽痛，体温39.6℃，咽部充血，扁桃体Ⅱ度肿大，充血，表面有黄色点状渗出物，颌下淋巴结肿大、有压痛等临床表现及外周血白细胞计数、中性粒细胞检查结果，判断病人最主要的护理诊断/问题是：体温过高　与细菌感染有关。

3.（1）病人存在典型的哮喘表现："支气管哮喘"病史及花粉接触史，出现气喘、不能平卧、全身大汗、烦躁不安、两肺可闻及广泛哮鸣音、呼气延长。哮喘表现持续2天未缓解，故应考虑病人目前出现了哮喘持续状态。

（2）作为护士，应配合医生进行以下处理：①让病人半卧位休息。②持续低流量、低浓度给氧。③根据病人心功能情况遵医嘱静脉给予补液。④遵医嘱给予糖皮质激素、氨茶碱，静脉注射或滴注，$β_2$ 受体兴奋剂雾化吸入。⑤纠正电解质及酸碱平衡紊乱。

4.（1）按轻重缓急顺序该病人的主要护理诊断/问题为：①低效性呼吸型态　与支气管痉挛、气道炎症、气道阻力增加有关。②清理呼吸道无效　与支气管痉挛、痰液黏稠有关。③焦虑与疾病表现明显有关。

（2）该病人最主要的护理诊断/问题：低效性呼吸型态。针对该病人最主要的护理诊断/问题给予的护理措施有：①休息和环境。卧床休息，保持环境安静舒适，空气新鲜，温湿度适宜，避免刺激性气体吸入，避免讲话。②体位。病人采取半卧位或端坐卧位。③保持呼吸道通畅。协助病人排出痰液，湿化气道，指导病人进行有效咳嗽。④氧疗。给予适当浓度吸氧。⑤心理护理。安慰病人，保持病人情绪稳定，遵医嘱给予地西泮。⑥观察病情。观察病人呼吸状况、神志等，注意有无并发症。⑦用药护理。遵医嘱用药，观察药物疗效和不良反应。

5.（1）病人目前的主要护理诊断/问题是：①清理呼吸道无效　与呼吸道分泌物增多而黏稠、气道湿度减低和无效咳嗽有关。②气体交换受损　与气道阻塞、通气不足、呼吸肌疲劳、分泌物过多和肺泡呼吸面积减少有关。③执行治疗方案无效　与病人及家庭不配合有关。

（2）应给予以下护理措施：①保持呼吸道通畅，给予湿化气道、指导有效咳嗽、翻身叩背，协助痰液排出。②遵医嘱给予抗炎、祛痰、平喘药物。③密切观察咳嗽、咳痰情况及痰液排出是否顺畅。

6.（1）病人目前主要的护理诊断/问题：①气体交换受损　与气道阻塞、通气不足有关。②活动无耐力　与肺部感染有关。

（2）健康指导要点：①疾病知识指导。指导病人避免病情加重的因素，戒烟是预防COPD的重要措施，应劝导其戒烟；呼吸道传染病流行期间，避免到人群密集的公共场所；潮湿、大风、严寒气候时，减少室外活动，避免或减少有害粉尘、烟雾或气体的吸入；根据气候变化及时增减衣物，避免受凉感冒。教会病人和家属依据呼吸困难与活动的关系，判断呼吸困难的严重程度，合理安排工作和生活。制订个体化训练计划，有效地进行腹式呼吸或缩唇呼吸训练，以及步行、慢跑、气功等运动锻炼。②心理指导。指导病人适应慢性疾病，以积极的心态对待疾病，培养生活兴趣,如外出散步、听音乐、养花种草等,分散注意力,缓解焦虑、紧张的精神状态。③坚持长期家庭氧疗,学会长期家庭氧疗方法及注意事项。

7.(1)病人慢性咳嗽、咳痰 30 余年,心悸、气促 5 年伴口唇发绀,双下肢水肿,春季或"感冒"易诱发,吸烟史 30 余年。桶状胸,剑突下搏动明显,双下肢凹陷性水肿。上述信息符合慢性支气管炎、慢性阻塞性肺气肿、慢性肺源性心脏病。根据病人有慢性肺疾病病史,剧烈咳嗽后突然出现呼吸困难和右胸刺痛,气管向左移位,右胸语颤减弱,叩诊呈鼓音,呼吸音消失。考虑病人出现了右侧自发性气胸。

(2)进行 X 线胸片检查可进一步明确是否发生了自发性气胸。

(3)该病人是在慢性肺疾病的基础上发生了慢性肺源性心脏病,导致右心功能衰竭,体循环淤血,下腔静脉淤血,回流障碍,故出现双下肢水肿。

8.(1)该病人按照轻重缓急顺序的主要护理诊断/问题是:①气体交换受损 与缺氧及二氧化碳潴留、肺血管阻力增加有关。②清理呼吸道无效 与呼吸道感染、痰液黏稠有关。③体液过多 与心脏负荷增加、心肌收缩力下降、心排血量减少有关。④活动无耐力 与心、肺功能减退有关。⑤体温过高 与呼吸道感染有关。⑥潜在并发症:肺性脑病、电解质紊乱。

(2)该病人最主要的护理诊断/问题是:气体交换受损。应给予的护理措施有:①休息和环境。保持环境安静舒适,空气新鲜,温湿度适宜,避免刺激性气体吸入。合理休息,减少氧的消耗。②体位。病人采取半卧位或端坐卧位,可使用枕头或跨床桌支撑物,以保证病人舒适,病人可伏桌休息,减轻呼吸困难。③保持呼吸道通畅。协助病人排出痰液,做好口腔护理。④观察病情。观察病人呼吸状况、呼吸类型、血气分析变化。⑤心理护理。安慰病人,保持病人情绪稳定。⑥氧疗。给予低流量(1~2L/min)、低浓度(28%~30%)持续吸氧。⑦用药护理。观察药物疗效和不良反应。

9.(1)病人主要的护理诊断/问题 ①清理呼吸道无效 与痰多黏稠、咳嗽无力,痰液排出不畅有关。②营养失调:低于机体需要量 与慢性感染导致机体消耗增加有关。③有窒息的危险 与痰多黏稠、大咯血而不能及时排出有关。最主要的护理诊断/问题是:清理呼吸道无效。

(2)针对病人的情况,采取的主要护理措施是:①给予卧床休息,保持室内空气流通,维持空气适宜的温湿度,注意保暖。②提供高热量、高蛋白质、富含维生素饮食,避免冰冷食物诱发咳嗽,少食多餐。指导病人在咳嗽后及进食前用清水或漱口液漱口,保持口腔清洁,促进食欲,鼓励病人多饮水,每天 1 500ml 以上,充足的水分可稀释痰液,利于排痰。③观察痰液的量、颜色、性质、气味,记录 24 小时痰液排出量;观察咯血的颜色、性质及量;观察病人的缺氧情况,是否有发绀、气促等表现。④按照医嘱使用抗生素、祛痰剂和支气管舒张药,指导病人掌握药物的疗效、剂量、用法和不良反应,必要时通知医生。⑤配合完成体位引流。

10. 根据病人健康史和身体状况评估情况,该病人目前的护理诊断/问题有:①体温过高 与细菌感染有关。②清理呼吸道无效。③气体交换受损 与肺部感染导致呼吸面积减少有关。④潜在并发症:感染性休克。

11.(1)病人的护理措施主要有:①给予卧床休息,保持室内通风和安静;给予高热量、高蛋白、高维生素饮食。②观察病人发热、盗汗、乏力等全身症状;观察咳嗽、咳痰、咯血等呼吸道症状。每周测 1 次体重并记录,判断病人营养状态是否改善。③病人服用药物后注意询问其有无不良反应,定期监测肝肾功能。④观察病人心理和情绪变化,进行结核病防治知识教育,使病人树立战胜疾病的信心。

（2）对该病人及家属的健康指导：①向病人和家属讲解疾病知识，使病人和家属养成良好的卫生习惯，强调遵守化学药物治疗原则的重要性，提高治疗的依从性；向病人及家属介绍药物的剂量、用法、不良反应及注意事项。②进行预防指导，予以呼吸道隔离，保持室内空气流通，禁止随地吐痰；外出时做好必要的呼吸道防护。病人所用痰纸或敷料应焚烧；容器中的痰液用甲酚皂溶液浸泡 2 小时后弃去；接触痰液后，双手用流水清洗；餐具煮沸 5 分钟后再洗涤；被褥、书籍在强烈日光下暴晒至少 2 小时；与他人同桌共餐时使用公筷；室内每日用紫外线灯照射 1 小时或用 1‰过氧乙酸 1~2ml 加入空气清洁剂溶液内，做空气喷雾消毒。如家中有未受过结核菌感染的人群，如新生儿及结核菌素试验阴性的儿童，给予及时接种卡介苗，使机体对结核菌产生获得性免疫力；对与病人密切接触的家庭成员，定期到医院检查，必要时进行预防性治疗。

12.（1）该病人主要的护理诊断 / 问题有：①疼痛 与肿瘤压迫及浸润周围组织有关。②气体交换障碍 与肺组织病变引起通气血流比例失调有关。③清理呼吸道无效 与肿瘤阻塞支气管、压迫及浸润周围组织有关。④潜在并发症：出血、肺部感染、肺不张。

（2）对该病人进行病情观察的内容主要有：①观察病人咳嗽、咯血、胸痛、呼吸困难等症状的变化。②监测体温、呼吸、体重、营养状态、肺部体征的变化。③如果进行化疗或放疗，需要观察病人化疗、放疗后的反应。④监测血白细胞和血小板的变化。

13.（1）该病人的护理诊断 / 问题：①低效性呼吸型态：与胸膜腔内积气，气体限制肺扩张有关。②疼痛：胸痛 与脏层胸膜破裂有关。③潜在并发症：纵隔气肿。

（2）①健康指导：向病人讲解气胸的病因、诱因、基本治疗方法等，指导病人积极治疗原发病，避免诱发因素。②保证充足的睡眠，取舒适体位，轻翻身，适当咳嗽有利于肺复张；指导病人戒烟，在气胸痊愈后一个月内不要进行剧烈运动。

14.（1）根据病人慢性咳嗽、咳痰已 20 多年，杵状指、桶状胸及肺气肿体征和血气分析结果 $PaCO_2$ 80mmHg、PaO_2 50mmHg，判断病人为 Ⅱ 型呼吸衰竭。

（2）该病人发生呼吸衰竭的诱因为呼吸道感染。

（3）病人目前的护理诊断 / 问题有：①清理呼吸道无效 与呼吸道感染、痰液黏稠有关。②气体交换受损 与呼吸道阻塞、换气功能障碍等有关。③体温过高 与呼吸道感染有关。④体液过多 与右心衰竭所致体循环淤血有关。⑤潜在并发症：电解质紊乱、心力衰竭。

第一节　循环系统疾病常见症状或体征的护理

【学习目标】

1. 掌握循环系统疾病常见症状或体征的概念、特点、护理评估和护理措施。
2. 熟悉循环系统疾病常见症状或体征的主要护理诊断 / 问题。
3. 能够应用护理程序对心源性水肿、心源性呼吸困难、心悸、心源性晕厥、心前区疼痛的病人实施整体护理。
4. 具备对心源性呼吸困难、心源性晕厥、心前区疼痛等急危重症的判断及配合医生抢救的能力。

【重点与难点】

重点:
1. 心源性呼吸困难、心源性水肿、心悸、心源性晕厥、心前区疼痛的概念、特点及与疾病的关系,健康评估要点,护理措施。
2. 心源性呼吸困难、心源性晕厥、心前区疼痛的急救措施。
难点:
1. 心源性呼吸困难、心源性水肿、心悸、心源性晕厥、心前区疼痛的特点及与常见疾病的关系。
2. 心源性呼吸困难、心源性晕厥、心前区疼痛的急救措施。

【学习要点】

心源性呼吸困难

（一）概述

心源性呼吸困难是指由于各种心血管疾病引起病人呼吸时感到呼吸费力,并有呼吸频率、深度与节律的异常。最常见的病因是左心衰竭,亦见于右心衰竭、心包积液、心脏压塞征。心源性呼吸困难具有劳力性呼吸困难、夜间阵发性呼吸困难和端坐呼吸的特点,应注意卧床休息,抬高双下肢,给予氧疗及利尿药物,记录 24 小时液体出入量,加强病情观察,监测血氧浓度,进行血气分析。

（二）重要知识点

1. 护理评估 ①呼吸的频率、节律、深度;脉搏、心率、血压。②意识状况、面容与表情、营养状况、体位。③皮肤黏膜有无水肿、发绀、颈静脉充盈程度。④两侧肺底是否闻及湿啰音或哮鸣音。⑤是否有心率、心律、心音的改变及奔马律等。

2. 常见护理诊断 / 问题 ①气体交换受损 与肺淤血、肺水肿或伴肺部感染有关。②活动无耐力 与呼吸困难所致体力消耗增加、组织供氧不足有关。

3. 护理措施 ①一般护理:呼吸困难者应卧床休息,以减轻心脏负担;劳力性呼吸困难者,减少活动量,其活动以不引起症状为度;夜间阵发性呼吸困难者,应加强夜间巡视,协助病人坐起;端坐呼吸者,加强生活护理,协助大小便,衣服宽松,盖被轻软,减轻憋闷感;体位:高枕卧位或端坐位,使横膈下移;双腿下垂可减少回心血量,注意病人体位的舒适与安全,防止坠床;氧疗:遵医嘱给氧,选择合适的氧流量和湿化液。②病情观察:观察生命体征和病情变化;监测血气分析结果,病情变化及时通知医生。③增强活动耐力:按照循序渐进的原则确定活动量;根据身体状况和活动时反应,确定活动的持续时间和频率;监测活动过程中的反应;协助病人生活自理;卧床期间,加强床上主动或被动的肢体活动;协助病人使用病房中的辅助设备;指导病人保存体力、减少耗氧量的技巧。④心理护理。

4. 健康指导 ①疾病知识指导:按照循序渐进的原则,根据病情和活动时反应,确定每日活动量、活动持续时间及频次;指导病人按时复诊,如有不适,及时就诊。②角色转换指导:加强对病人及家属的心理支持,根据自身活动耐力进行必要的角色转换,从事力所能及的工作和家务劳动。

心源性水肿

（一）概述

心源性水肿是指心血管病引起的水肿,由于心功能不全引起体循环静脉淤血,致使机体组织间隙过多的液体积聚。最常见的病因是右心衰竭或全心衰竭,也见于渗液性心包炎或缩窄性心包炎。表现为下垂性、凹陷性水肿,重者水肿延及全身,出现胸腔积液、腹腔积液。卧床休息,抬高双下肢,给予利尿药物,记录 24 小时液体出入量,观察水肿消退及有无电解质紊乱,加强生命体征的监测,做好健康指导。

（二）重要知识点

1. 护理评估 ①水肿出现的部位、时间、程度、发展速度,水肿与饮食、体位及活动的关系。②饮水量、摄盐量、尿量、是否使用利尿药等。③水肿的程度、部位、范围,压之是否凹陷。④观察生命体征、体重、颈静脉充盈程度,有无胸腔积液和腹水。

2. 常见护理诊断 / 问题 ①体液过多 与水钠潴留、低蛋白血症有关。②有皮肤完整性受损的危险 与水肿所致组织细胞营养不良、局部长时间受压有关。

3. 护理措施 ①一般护理:卧床休息,抬高双下肢,保证病人体位舒适,必要时加床栏,给予低盐低钠、高蛋白、清淡易消化饮食,加强皮肤护理,避免皮肤损伤。②病情观察:严格记录 24 小时液体出入量;观察水肿部位、范围和程度,水肿部位皮肤有无发红、破溃、感染等现象。③用药护理:遵医嘱使用利尿药,观察用药后尿量、血压、心率、体重变化及水肿消退情况,以及有无电解质紊乱。④心理护理:讲解疾病的相关知识;鼓励家属在心理及生活上帮助和支持病人,提高病人治疗疾病的自信心。

4. 健康指导　①相关知识指导,避免加重水肿的诱因。②指导家属给予病人积极支持,帮助病人建立与疾病抗争的信心。③指导病人及家属正确用药,每天测量体重,定期随访,发现水肿加重,及时就诊。

心　悸

（一）概述

心悸是指病人自觉心跳或心慌,伴心前区不适感。常见的病因包括:心律失常、各种器质性心血管疾病的心功能代偿期、全身性疾病,如甲亢、贫血、发热、低血糖反应等,心脏搏动增强,出现心悸、心血管神经症。病人由于心悸的反复发作,容易产生紧张、焦虑等心理反应,应密切观察生命体征,出现异常变化,立即报告医生,及时处理。

（二）重要知识点

1. 护理评估　①健康史:询问既往史、用药情况;询问有无饮浓茶、咖啡、烟酒等嗜好;有无精神病史;心悸对病人日常生活、工作有无影响及影响程度。②身体状况:心悸发作的诱因、频率、持续时间、发作特点;发作时有无心前区疼痛、发热、头晕、头痛、晕厥、抽搐、呼吸困难、消瘦、多汗等伴随症状。

2. 常见护理诊断/问题　①活动无耐力　与心悸有关。②焦虑　与心悸反复发作、疗效欠佳有关。

3. 护理措施　①一般护理:高枕卧位、半卧位或其他舒适体位,尽量避免左侧卧位;避免过度劳累;逐渐增加活动量,以不引起心悸为宜。②病情观察:密切观察生命体征;严密监测心率、心律、心电图、脉搏、呼吸、血氧饱和度的变化。③心理护理。

4. 健康指导　①疾病知识指导:向病人及家属介绍心悸的常见病因、诱因及防治知识。②生活指导:生活规律,保证充足的休息与睡眠,保持大便通畅。

心源性晕厥

（一）概述

心源性晕厥是指心脏疾病引起的心排血量骤减或中断,使脑组织一时性缺血、缺氧而导致的突发短暂意识丧失,常伴有肌张力丧失而跌倒的临床征象。心脏供血暂停2~4秒产生黑矇,5~10秒出现昏厥,10秒以上除意识丧失外,出现抽搐,称阿-斯综合征(Adams-Stokes syndrome),是病情严重而危险的征兆。引起心源性晕厥的常见病因包括严重心律失常和器质性心脏病。突出表现为劳累性晕厥,反复发作的晕厥是病情严重和危险的征兆。应卧床休息,避免诱发因素,加强病情观察、生命体征的监测及心电图变化,及时发现恶性心律失常,并做好抢救准备。

（二）重要知识点

1. 护理评估　①健康史:有无器质性心脏病、肺栓塞、心力衰竭、慢性阻塞性肺疾病、甲状腺功能减退等病史;晕厥发作前有无诱因及先兆症状;有无情绪激动、烟酒嗜好。②身体状况:晕厥发作前的情况及有无前驱症状;了解发作时摔倒的方式、皮肤颜色、意识丧失持续时间、伴随症状等;发作结束后有无后遗症状等。

2. 常见护理诊断/问题　①有受伤的危险　与晕厥发作有关。②恐惧　与晕厥反复发作、疗效欠佳有关。

3. 护理措施 ①一般护理:卧床休息,协助病人做好生活护理;嘱病人减少外出;避免剧烈活动;一旦有头晕、黑矇等先兆表现时,立即平卧,以免跌伤;给予低热量、低脂、高蛋白、高维生素、易消化饮食。②病情观察:密切观察病情变化,监测生命体征及心电图变化,及时发现严重心律失常,并做好抢救准备。③心理护理:讲解疾病相关知识;鼓励病人参与制订护理计划;鼓励家属适当探视,给予病人心理安慰和支持。

4. 健康指导 ①避免从事危险性工作。②遵医嘱用药。③教会病人及家属测脉搏的方法,学会自我监测病情,做好急救知识宣教。④定期到医院随诊,发现异常及时就诊。

心前区疼痛

(一)概述

心前区疼痛是由于各种原因引起的心前区的疼痛不适,常见于各类型的心绞痛、急性心肌梗死、急性主动脉夹层、急性心包炎、心血管神经症等。不同疾病所致的心前区疼痛部位、性质、诱因、持续时间、缓解方式等不同。要避免诱发因素,加强护理评估和病情观察,给予及时、有效的治疗和护理措施,做好健康指导。

(二)重要知识点

1. 护理评估 ①健康史:评估既往史及危险因素。②身体状况:评估心前区疼痛的部位、性质、范围、有无放射性、持续时间、程度及其对病人的影响;评估有无伴随症状;疼痛发生的诱因及加重与缓解方式;评估生命体征、心率、心律、心音的变化,有无心脏杂音及肺部湿啰音;对剧烈疼痛者,评估其意识状况、面容及表情,以及有无心律失常、休克、心力衰竭等表现。

2. 常见护理诊断/问题 疼痛:胸痛 与心肌缺血、缺氧或心肌坏死有关。

3. 护理措施 ①一般护理:避免诱因;卧床休息;安慰病人,解除紧张不安情绪;保持大便通畅。②病情观察:密切观察疼痛发作的时间、性质及伴随症状等;严密监测心率、心律、血压变化,发现异常及时通知医生。③疼痛护理:休息;避免诱发因素;应用硝酸酯类或吗啡等药物缓解疼痛。④心理护理。

4. 健康指导 ①指导病人避免各种诱发因素。②合理膳食,戒烟限酒,忌刺激性饮食。③鼓励病人适当参加运动,提高活动耐力。

(史铁英)

第二节 心力衰竭病人的护理

【学习目标】

1. 掌握慢性心力衰竭的诱因、身体状况、心功能分级、洋地黄毒性反应及护理。

2. 熟悉急性心力衰竭病人的抢救措施和护理。

3. 学会应用护理程序对心力衰竭病人实施整体护理。

4. 能熟练地为心力衰竭病人进行健康指导。

【重点与难点】

1. 重点　心力衰竭病人的身体状况、治疗原则、主要措施及护理措施。
2. 难点　心力衰竭的病因及发病机制。

【学习要点】

（一）概述

心力衰竭简称心衰,是由各种心脏疾病导致心功能不全的一种综合征,指心脏舒缩功能障碍或负荷过重使心排血量不能满足机体代谢的需要,器官、组织血液灌注不足,同时伴有肺循环和/或体循环淤血的表现。心力衰竭根据其发生过程,分为急性心力衰竭和慢性心力衰竭,以慢性心力衰竭居多;根据发生部位,又分为左心衰竭、右心衰竭和全心衰竭;按生理功能分为收缩性心力衰竭和舒张性心力衰竭。

慢性心力衰竭往往是多数心血管疾病的最终归宿,也是最主要的死亡原因。慢性心力衰竭的病因以原发性心肌损害较多见,如冠状动脉粥样硬化性心脏病,常见的诱因有感染、心律失常、心理或生理压力过大等。临床以心源性呼吸困难、乏力为特征性症状,心源性水肿为特征性体征。根据诱发心力衰竭症状的活动程度将心功能的受损状况分为4级:Ⅰ级为有心脏疾病,但体力活动不受限;Ⅱ级为体力活动轻度受限,休息后可缓解;Ⅲ级体力活动明显受限,较长时间休息方可缓解;Ⅳ级为不能从事任何体力活动。慢性心力衰竭的治疗以防治基本病因及诱因为主,同时减轻心脏负荷、增强心肌收缩力。利尿剂可减轻心脏的前负荷,使用时注意血钾的变化;洋地黄类制剂是临床常用的增强心肌收缩力的药物,使用时应注意观察是否有中毒现象的发生;血管紧张素转化酶抑制剂(ACEI)和血管紧张素受体拮抗剂(ARB)类药物主要减轻心脏后负荷;β受体阻滞剂可抑制心室重构的发生。

急性心力衰竭是指心脏在短期内发生心肌收缩力明显减低或心室负荷明显加重,导致心排血量急骤下降、组织器官灌注不足和急性淤血的综合征。临床上急性左心衰竭最常见,病因多为急性心肌梗死,主要表现为急性肺水肿或心源性休克,病人可出现呼吸困难、咳粉红色泡沫样痰,双肺布满湿啰音及哮鸣音。急性左心衰竭发生时立即采取双腿下垂端坐位;给予20%~30%乙醇湿化经鼻导管吸氧,氧流量6~8L/min;建立静脉通路,遵医嘱给予吗啡、利尿剂、血管扩张剂、洋地黄类制剂等药物。

（二）重要知识点

1. 护理评估　①基本病因及诱发因素,了解临床类型。②发病后的主要临床表现、心功能分级及有无其他并发症。③病人发病后心理反应。④辅助检查结果。

2. 常见护理诊断/问题　①气体交换受损　与左心功能不全致肺淤血有关。②体液过多　与右心衰竭致体循环淤血、水钠潴留有关。③活动无耐力　与心排血量下降有关。④潜在并发症:洋地黄中毒。

3. 护理措施　①取半卧位或坐位,根据病人的心功能分级采取适当的活动。急性左心衰竭病人取端坐位,双腿下垂。慢性心力衰竭病人给予低盐低脂饮食,少量多餐。水肿严重者限制水、钠的摄入量。急性心力衰竭时暂禁食。②慢性心力衰竭病人给予2~4L/min吸氧。急性左心衰竭病人给予6~8L/min鼻导管吸氧,湿化瓶内加入20%~30%乙醇。③在用药过程中要注意观察疗效和不良反应。使用洋地黄制剂前应测量脉搏,当心率低于 60 次 /min 或节律不规则时通知医生,暂停使用。如出现消化道症状、心律失常或者神经系统症状时应警惕洋地黄中毒的发生,应立即停止洋地黄、排钾利尿剂的应用,口服或静脉补钾,纠正心律失常。使用扩血管药物时应注意血压的变化。应用利尿剂期间注意血钾的变化。④密切观察病人呼吸的频率、深度、类型,呼吸困难程度,监测电解质。⑤给予病人心理护理,保持情绪稳定。

　　4. 健康指导　①指导病人积极治疗原发病,避免诱发因素。②饮食宜低盐、清淡、易消化、富含营养,多食蔬菜、水果,防止便秘,戒烟酒。③合理安排活动与休息。④告知病人及家属药物的名称、剂量、用法及不良反应,教会病人自测脉搏。

（杨　林）

第三节　心律失常病人的护理

【学习目标】

　　1. 掌握各种心律失常的概念、病人身体状况及常见心电图特点。
　　2. 熟悉心律失常的病因、分类、治疗要点及常用药物。
　　3. 学会应用护理程序对心律失常病人实施整体护理。
　　4. 能够熟练地为心律失常病人进行健康指导。

【重点与难点】

　　1. 重点　各种常见心律失常病人的身体状况、心电图特点、治疗要点及护理措施。
　　2. 难点　心律失常的病因及发病机制,以及各种常见心律失常的心电图特点。

【学习要点】

　　（一）概述
　　房室传导阻滞又称房室阻滞（AVB）,是指冲动从心房传入心室过程中受到不同程度的阻滞,阻滞部位可以发生在心房、房室结、房室束、双侧束支等。若心室率过慢,< 20 次 /min,病人可出现意识丧失、抽搐,称之为阿 - 斯综合征。引起心律失常的原因有生理性、病理性、药物性。临床表现:部分病人可无自觉症状,而在身体评估时被发现;症状较轻者有心悸、乏力、胸闷;较重者可发生头晕、眼花、胸痛、呼吸困难、晕厥;严重者尤其是发生心室颤动的病人,可迅速发生意识丧失、抽搐、心脏停搏、呼吸停止,甚至猝死。根据临床表现和心电图检查可协助诊断。治疗要点:无症状者通常无须治疗,如有明显症状可用药物治疗,症状不能缓解者可考虑用心脏起搏治疗、导管消融术、外科手术、直流电复律等。

　　（二）重要知识点
　　1. 护理评估　①了解病人既往病史、用药史以及是否有吸烟、饮酒等情况发生。②评估病人心律失常的类型及临床表现,发作时的伴随症状。③病人发病后心理反应。④辅助检查结果。

2. 常见护理诊断 / 问题 ①活动无耐力 与心律失常导致心悸或心排血量减少有关。②有受伤的危险 与心律失常引起的头晕、晕厥有关。③潜在并发症：猝死。④恐惧 与心律失常反复发作、疗效欠佳有关。

3. 护理措施 ①发作时卧床休息，取半卧位或平卧位，嘱病人避免左侧卧位。病人恢复后可适当活动，避免劳累。给予低热量、低脂、高蛋白、高维生素、易消化饮食，少量多餐，避免过饱；戒烟酒，禁食刺激性食物、浓茶、咖啡。心动过缓者保持大便通畅，避免屏气，以免刺激迷走神经而加重心动过缓。②有呼吸困难或缺氧者，给予氧气吸入，2~4L/min。③在用药过程中要注意观察疗效和不良反应。④密切观察生命体征，同时测量脉率和心率，时间不少于 1 分钟。⑤给予病人心理护理，保持情绪稳定，注意劳逸结合。

4. 健康指导 ①讲解心律失常的常见病因、诱因及防治知识。指导病人保持乐观、稳定的情绪，分散注意力。②指导病人生活规律，保证充足的休息与睡眠。保持大便通畅。避免精神紧张和情绪激动。改变不良饮食习惯，避免摄入刺激性食物。戒烟酒。③对于安装起搏器的病人，要远离电磁辐射物体，如磁铁、微波炉、电视机、手机等，距离至少为 10 米；注意电池使用情况并及时更换，定期评估仪器效能；随身携带急救卡片，标明病人姓名、家庭联系电话、安装起搏器或转复除颤器（ICD）型号、主管医师电话等。④教会病人及家属测脉搏的方法，学会自我监测病情。

（杨　林）

第四节　原发性高血压病人的护理

【学习目标】

1. 掌握原发性高血压的分类和定义；原发性高血压病人的身体状况、心理 - 社会状况、治疗原则及主要措施。
2. 熟悉原发性高血压的实验室及辅助检查。
3. 了解原发性高血压的病因及发病机制。
4. 学会应用护理程序对原发性高血压病人实施整体护理。
5. 能够熟练地为原发性高血压病人进行健康指导。

【重点与难点】

1. 重点　原发性高血压的分类和定义；原发性高血压病人的身体状况、心理 - 社会状况评估；原发性高血压的治疗原则及主要措施；原发性高血压病人的护理措施。
2. 难点　原发性高血压的病因及发病机制；原发性高血压病人的心血管风险水平分层。

【学习要点】

（一）概述

原发性高血压是一种常见的以体循环动脉压升高为主要表现的临床综合征，通常简称为高血压。高血压定义为未使用降压药情况下,非同日 3 次测量,收缩压 ≥ 140mmHg 和 / 或舒张压 ≥ 90mmHg。根据血压升高水平,又进一步将高血压分为 1、2、3 级。原发性高血压的病因为多因素,遗传因素约占 40%,环境因素约占 60%。大多数高血压病人起病缓慢,早期常无症状,少数病人则在发生心、脑、肾等并发症后才被发现。高血压的并发症包括脑血管病、心力衰竭、冠状动脉粥样硬化性心脏病、慢性肾衰竭、主动脉夹层等。高血压治疗的主要目的是最大限度地降低心脑血管并发症的发生与死亡总体危险。

（二）重要知识点

1. 护理评估　①询问家族中有无类似疾病,了解病人的生活史。②了解有无相关疾病病史。③高血压的一般表现、高血压急症和亚急症、高血压并发症、心血管风险分层。④病人发病后的心理反应,家庭和社会对病人的支持状况。⑤实验室及辅助检查结果。⑥治疗原则及主要措施。

2. 常见护理诊断 / 问题　①疼痛:头痛　与血压升高有关。②知识缺乏:缺乏非药物治疗、药物治疗及自我监控血压的相关知识。③焦虑　与血压控制不满意或发生并发症有关。④潜在并发症:高血压急症。

3. 护理措施　①一般护理:合理安排休息、工作与活动,运动要适量、适度,持之以恒,循序渐进。保持病室安静,光线柔和,尽量减少探视,保证充足的睡眠;治疗和护理操作应相对集中,动作轻巧,防止干扰病人;避免劳累、情绪激动、精神紧张、吸烟、酗酒、环境嘈杂、不规律服药等。饮食原则为低盐、低脂、低胆固醇饮食,补充适量蛋白质,多吃新鲜蔬菜、水果。②病情观察:监测血压变化、并发症征象、低血压反应。③高血压急症护理。④用药护理:遵医嘱用药,不可自行增减药量或突然停药,观察药物疗效及不良反应;直立性低血压护理。⑤心理护理。

4. 健康指导　①疾病知识指导。②生活方式指导。③用药指导。④定期复查。

（杨富国）

第五节　冠状动脉粥样硬化性心脏病病人的护理

【学习目标】

1. 掌握心绞痛、心肌梗死病人的胸痛特点及治疗原则。
2. 熟悉冠状动脉粥样硬化性心脏病的病因及心肌梗死的心电图特点。
3. 了解冠状动脉粥样硬化性心脏病的病理变化、临床分型。
4. 学会应用护理程序对心绞痛、心肌梗死病人实施整体护理。
5. 能熟练地为冠状动脉粥样硬化性心脏病病人进行健康指导;具有良好的沟通能力;能配合医生及时处理心肌梗死等并发症。

【重点与难点】

1. 重点　心绞痛、心肌梗死病人的胸痛特点、护理诊断 / 问题及健康指导。
2. 难点　心绞痛、心肌梗死病人的心电图特点、临床分型。

【学习要点】

心 绞 痛

（一）概述

心绞痛是由于冠状动脉供血不足，导致心肌急剧、暂时的缺血、缺氧，引起胸骨后或心前区阵发性、压榨性疼痛为特点的临床综合征。稳定性心绞痛是在冠状动脉狭窄的基础上，由于心肌耗氧量增加的诱因而引起的心肌缺血，临床表现为发作性的胸痛。根据典型的胸痛诱因、部位、性质、持续时间和缓解方式多可做出临床诊断。辅助检查主要为心电图检查，发作时 ST 段水平型或下斜型下移 0.1mv 以上，可有 T 波倒置。冠状动脉造影是诊断冠状动脉粥样硬化性心脏病的"金标准"。治疗要点为发作期休息、吸氧、舌下含化硝酸甘油或硝酸异山梨酯。不稳定型心绞痛是指冠状动脉粥样硬化性心脏病中除劳力型心绞痛以外的缺血性胸痛，有进展为心肌梗死的可能性，主要由于冠状动脉内不稳定的粥样斑块发生继发性病理改变而引起心肌缺血。胸痛的部位、性质与稳定型相似，但诱因不明显或在 1 个月内呈进行性加重、恶化。辅助检查必须检测心肌坏死标记物。应收住院给予监护，一般处理、对症处理参照心肌梗死。

（二）重要知识点

1. 护理评估 ①评估有无冠状动脉粥样硬化性心脏病的危险因素；本次发病的诱因；询问本次胸痛发作的特点；既往发作情况。②发作时主要注意心率、心律、心音等心脏体征。③是否有恐惧、焦虑等。④监测心电图变化，对不稳定型心绞痛注意检测心肌酶；了解血清电解质、血糖、血脂等。

2. 常见护理诊断 / 问题 ①急性疼痛：胸痛 与心肌缺血、缺氧有关。②活动无耐力 与心肌氧的供需失调有关。③潜在并发症：猝死、心力衰竭、心律失常等。④知识缺乏：缺乏预防心绞痛发作的知识。

3. 护理措施 ①一般护理：发作时应立即休息。不稳定型心绞痛病人应卧床休息。保持大便通畅。②饮食护理：饮食原则为低盐、低脂、高维生素、易消化饮食，控制摄入总热量。③病情观察：观察胸痛的特点、诱因、部位、性质、程度、持续时间、缓解因素。监测生命体征及心电图变化。观察并发症：心律失常、急性心肌梗死。④用药护理：疗效及副作用观察；心绞痛发作时，舌下含服硝酸甘油片，青光眼病人或低血压时忌用。⑤心理护理：专人守护，给予心理安慰，必要时可遵医嘱给予镇静剂。

4. 健康指导 ①减少危险因素：戒烟限酒、合理饮食、适当运动。②干预基础疾病：治疗高血压、血脂异常、糖尿病、肥胖等。③避免诱发因素。④防止发作：随身携带硝酸甘油片，注意有效期。⑤正确用药：观察药物疗效和副作用。

心 肌 梗 死

（一）概述

心肌梗死的基本病因是冠状动脉粥样硬化。由于粥样斑块的继发性改变使冠脉血流急剧减少或中断，而引起心肌的缺血性坏死。临床表现为持续而剧烈的胸痛，常伴恶心、呕吐等；可发生心律失常、心功能不全、低血压或心源性休克和全身症状；可有乳头肌功能失调或断裂等并发症。心电图特征性改变为病理性 Q 波、ST 段弓背向上型抬高、T 波倒置。实验室检查：心肌坏死标记物肌红蛋白、肌钙蛋白、肌酸激酶同工酶（CK-MB）增高。治疗要点为：①休息、监护、吸氧、建立静脉通道、口服阿司匹林等一般处理。②解除疼痛：可用哌替啶或硝酸甘油等。③再灌注心肌：根据情况选用介入或溶栓治疗。④消除心律失常、控制休克、治疗心功能不全。⑤其他治疗。

（二）重要知识点

1. 护理评估　①评估有无冠状动脉粥样硬化性心脏病的危险因素；了解本次发病的诱因；询问此次胸痛发作的特点；是否伴有心律失常、休克、心功能不全等。②注意观察生命体征、心律失常、休克、心力衰竭的表现。③有无恐惧、焦虑等。④辅助检查：连续监测心电图；了解心肌酶的动态变化；了解血清电解质、血糖、血脂等变化。

2. 护理诊断/问题及合作性问题　①疼痛：胸痛　与心肌缺血坏死有关。②活动无耐力与心肌氧的供需失调有关。③恐惧　与发作时的濒死感、监护室陌生环境及担心预后等有关。④潜在并发症：猝死、心律失常、心力衰竭、心律失常等。

3. 护理措施

（1）一般护理　①休息与活动：急性期卧床休息12小时（有并发症者可适当延长），保持环境安静，协助生活护理；24小时床上活动；第3日房内走动，第4~5日逐渐增加活动量，以不感到疲劳为限。②饮食指导：第1日可进流质饮食，以后半流质，再后改为软食，余同心绞痛护理。③保持大便通畅。

（2）病情观察　①进入监护病房。②严密监测心电图、血压、呼吸、神志、出入量和皮肤黏膜变化。③注意并发症：心律失常、休克、心力衰竭等。④预备急救：备好除颤器、起搏器和各种急救药品。

（3）氧疗护理。

（4）用药护理　①迅速建立静脉通路。②吗啡止痛时：注意呼吸抑制及血压、脉搏变化。③硝酸甘油静滴时：严格控制速度，观察血压、心率变化。

（5）溶栓的护理　①溶栓前：注意禁忌证。②溶栓时：观察溶栓药物的不良反应。③溶栓后：观察症状、实验室检查结果、过敏、出血等表现。

（6）心理护理。

4. 健康指导　①发作时自救。立刻就地休息，心情放松。②积极送往医院，切忌扶病人勉强步行。③立刻吸氧。④舌下含服硝酸甘油、硝酸异山梨酯或速效救心丸。⑤其余内容同心绞痛健康指导。

（余红梅）

第六节　心脏瓣膜病病人的护理

【学习目标】

1. 掌握风湿性心脏病病人的身体状况及治疗原则。
2. 熟悉风湿性心脏病的病因、病理生理改变及辅助检查结果。
3. 学会应用护理程序对风湿性心脏病病人实施整体护理。
4. 能熟练地为风湿性心脏病病人进行健康指导。

【重点与难点】

1. 重点　风湿性心脏病病人的身体状况及治疗原则；风湿性心脏病的护理措施及健康指导。
2. 难点　风湿性心脏病的病理生理变化。

【学习要点】

（一）概述

心脏瓣膜病是由炎症、缺血性坏死、退行性改变、创伤、黏液样变性、先天性畸形等原因引起的单个或多个瓣膜的功能或结构异常，导致瓣口狭窄和 / 或关闭不全。最常见的病因为风湿热所致慢性风湿性心脏瓣膜病。主要累及 40 岁以下人群，2/3 为女性。

临床类型常见有以下四种：①二尖瓣狭窄，主要症状为呼吸困难、咳嗽、咯血。典型体征为心尖区舒张期隆隆样杂音，可触及震颤。重度二尖瓣狭窄病人常有特征性的"二尖瓣面容"。主要并发症为心房颤动、急性肺水肿、血栓栓塞。②二尖瓣关闭不全，症状为疲乏无力、劳力性呼吸困难、端坐呼吸等。典型体征为心尖区全收缩期吹风样杂音。主要并发症与二尖瓣狭窄相似，但症状出现较晚。③主动脉瓣狭窄，主要症状为呼吸困难、心绞痛和晕厥三联征。典型体征为主动脉瓣区喷射性收缩期杂音。主要并发症为心律失常、猝死、左心衰竭。④主动脉瓣关闭不全，主要症状为心悸、左心衰表现、心绞痛、体位性头晕。典型体征为主动脉瓣区舒张期杂音、周围血管征。主要并发症为心功能不全、感染性心内膜炎、室性心律失常。超声心动图可确诊心脏瓣膜病。主要治疗手段为手术治疗。内科治疗以预防风湿和防治并发症为主。

（二）重要知识点

1. 护理评估　①询问有无咳嗽、呼吸困难等肺淤血症状；有无心悸、乏力等心排血量不足表现；既往有无发热、咽痛等风湿热病史。②心脏杂音特点；有无心脏增大，左、右心衰体征，周围血管征。③是否有悲观、失望及焦虑情绪。④辅助检查主要为超声心动图、心电图、心脏 X 线检查等。

2. 常见护理诊断 / 问题　①活动无耐力　与心排血量减少有关。②体温过高　与风湿活动、并发感染有关。③潜在并发症：心力衰竭、心律失常、血栓栓塞、感染性心内膜炎等。④知识缺乏：缺乏风湿性心脏病的预防保健知识。

3. 护理措施　①一般护理：心功能代偿期，一般活动不限，但要多休息；失代偿期，卧床休息；左房有巨大附壁血栓者绝对卧床。防止下肢深静脉血栓形成。②饮食护理：心功能不全应限钠、少量多餐、保持大便通畅。③病情观察：监测生命体征、意识状态；观察并发症。④对症护理。⑤用药护理：注意阿司匹林副作用。⑥心理护理：消除焦虑、紧张情绪。

4. 健康指导　向病人及家属介绍本病的基本知识，遵医嘱用药，定期门诊复查；有手术适应证者，尽早择期手术。改善居住环境，适当进行锻炼，加强营养，提高机体抵抗力；防寒保暖，拔牙、内镜等手术操作前，预防性使用抗生素；避免重体力劳动、剧烈运动或情绪激动。遵医嘱长期坚持使用青霉素预防风湿活动。

（余红梅）

第七节 感染性心内膜炎病人的护理

【学习目标】

1. 掌握感染性心内膜炎病人的身体状况及护理措施。
2. 熟悉感染性心内膜炎的病因及治疗原则。
3. 学会应用护理程序对感染性心内膜炎病人实施整体护理。
4. 能够熟练地为感染性心内膜炎病人进行健康指导。

【重点与难点】

1. 重点　感染性心内膜炎病人的身体状况及护理措施。
2. 难点　感染性心内膜炎的身体状况及血培养标本的采集。

【学习要点】

（一）概述

感染性心内膜炎是微生物感染所致的心内膜和邻近的大动脉内膜炎症,其特征是心瓣膜上赘生物形成,赘生物为大小不等、形状不一的血小板和纤维素团块,内含大量微生物和少量炎性细胞。根据临床病程,分为急性、亚急性两类。亚急性感染性心内膜炎主要发生于器质性心脏病,最常见草绿色链球菌感染。发热是最常见症状,常伴有头痛、肌肉关节痛、全身不适、乏力、食欲减退和体重减轻;亚急性者可出现脾大、贫血、杵状指（趾）。动脉栓塞可发生于机体任何部位,常见于脑、心、脾、肺、肾、肠系膜和四肢。绝大多数病人有病理性杂音。心脏并发症以心力衰竭最常见,尚有心肌脓肿、急性心肌梗死、化脓性心包炎及心肌炎。主要通过血培养、超声心动图等检查确诊。抗微生物药物治疗是本病最重要的措施,宜早期、大剂量、长疗程联合用药,静脉用药为主,最好根据血培养及药敏试验结果选择抗微生物药物。必要时行外科手术治疗。

（二）重要知识点

1. 护理评估　①病人有无心脏病史;有无上呼吸道及其他部位的感染史;有无静脉药瘾;近期是否拔牙或做手术。②有无发热及热型为何种类型,有无贫血、杵状指（趾）,有无动脉栓塞、心脏杂音及并发症。③血培养、超声心动图等检查结果。④抗微生物药物治疗情况。

2. 常见护理诊断/问题　①体温过高　与感染有关。②营养失调:低于机体需要量　与感染致机体代谢率增高、食欲下降有关。③焦虑　与病情反复、病程长及发热等有关。④潜在并发症:动脉栓塞、心力衰竭等。

3. 护理措施　①急性病人应卧床休息,心瓣膜有巨大赘生物者,应绝对卧床休息,防止赘生物脱落。给予高热量、高蛋白、高维生素、清淡易消化饮食,少食多餐,避免过饱。②严密观察生命体征,观察有无栓塞。③遵医嘱准确使用抗生素,保护静脉。④正确采集血培养标本。⑤加强与病人的沟通,耐心向病人解释,安慰和鼓励病人,使其积极配合治疗。

4. 健康指导　①向病人及家属介绍本病的相关知识。②教会病人自我监测体温变化,观察栓塞表现,定期门诊随访。③嘱病人注意防寒保暖,加强营养,增强机体抵抗力;保持口腔和皮肤清洁。④指导家属照顾病人,给病人提供心理支持,鼓励病人积极治疗。

（余红梅）

第八节　心肌病病人的护理

【学习目标】

1. 熟悉心肌病的定义。
2. 熟悉心肌病病人的身体状况、心理 - 社会状况、治疗原则及主要措施。
3. 了解心肌病的分类、病因、辅助检查。
4. 学会应用护理程序对心肌病病人实施整体护理。
5. 能够熟练地为心肌病病人进行健康指导。

【重点与难点】

1. 重点　心肌病的定义;心肌病病人的身体状况、心理 - 社会状况、治疗原则及主要措施;心肌病病人的护理措施。
2. 难点　心肌病的分类;心肌病的病因、辅助检查。

【学习要点】

（一）概述

心肌病是一组异质性心肌疾病,由不同病因(遗传性疾病较多见)引起的心肌病变导致心肌机械和 / 或心电功能障碍,常表现为心室肥厚或扩张。该病变可局限于心脏本身,亦可为系统性疾病的部分表现,最终可导致心脏性死亡或进行性心力衰竭。由其他心血管疾病继发的心肌病理性改变不属于心肌病范畴,如心脏瓣膜病、高血压心脏病、先天性心脏病、冠状动脉粥样硬化性心脏病等所致的心肌病变。目前心肌病的分类包括遗传性心肌病(如肥厚型心肌病)、混合型心肌病(如扩张型心肌病)、获得性心肌病(如感染性心肌病)。

扩张型心肌病是一类以左心室或双心室扩大伴收缩功能障碍为特征的心肌病。临床表现为心脏扩大、心力衰竭、心律失常、血管栓塞及猝死。心肌病的治疗旨在阻止基础病因介导的心肌损害,阻断造成心力衰竭加重的神经体液机制,控制心律失常,预防栓塞和猝死,提高生活质量和延长生存时间。

肥厚型心肌病是一种遗传性心肌病,以心室非对称性肥厚为特征。根据有无左心室流出道梗阻分为梗阻性和非梗阻性肥厚型心肌病。肥厚型心肌病最常见症状是劳力性呼吸困难和乏力,在病人的胸骨左缘 3、4 肋间可闻及喷射性收缩期杂音。肥厚型心肌病的基本治疗原则为改善舒张功能,防止心律失常的发生。

（二）重要知识点

1. 护理评估

（1）扩张型心肌病：①询问家族中有无类似疾病。②了解有无相关疾病病史。③扩张型心肌病病人有无心力衰竭、心律失常、猝死、栓塞等表现。④病人发病后的心理反应。⑤辅助检查结果。⑥治疗原则及主要措施。

（2）肥厚型心肌病：①询问家族中有无类似疾病。②了解病人本身的疾病情况，是否有猝死的危险及有无并发症出现。③肥厚型心肌病最常见的症状是劳力性呼吸困难和乏力，梗阻性肥厚型心肌病病人在胸骨左缘 3、4 肋间可闻及喷射性收缩期杂音。④病人发病后的心理反应。⑤辅助检查结果。⑥治疗原则及主要措施。

2. 常见护理诊断 / 问题　①疼痛：胸痛　与劳力负荷下肥厚的心肌耗氧增加和供血、供氧下降有关。②有受伤的危险　与梗阻性肥厚型心肌病所致头晕及晕厥有关。③活动无耐力与劳力负荷下肥厚的心肌对氧的供需失调有关。④恐惧　与疾病本身预后较差，且有猝死的危险有关。⑤潜在并发症：心力衰竭、栓塞、心律失常、猝死。

3. 护理措施　①一般护理：依据病人心功能情况安排休息与活动；吸氧；给予低盐、低脂、高维生素、清淡易消化饮食，少量多餐。②病情观察。③用药护理：使用强心剂（肥厚型心肌病病人应避免使用），注意观察病人有无恶心、呕吐、黄疸、心律失常等中毒表现；使用利尿剂时，注意有无低血钾的表现；使用血管扩张剂时，注意输液速度不宜过快，观察病人有无头痛、头晕、面红及血压变化等；使用血管紧张素转换酶抑制剂时，观察病人有无低血压、咳嗽等不良反应，监测血钾水平和肾功能；使用抗凝制剂时，观察病人有无出血表现。④心理护理。

4. 健康指导　①疾病知识指导。②用药指导。③定期复诊。

（杨富国）

第九节　心包疾病病人的护理

【学习目标】

1. 熟悉心包疾病病人的身体状况、心理 - 社会状况、治疗原则及主要措施。
2. 了解心包疾病的病因、发病机制及辅助检查。
3. 学会应用护理程序对心包疾病病人实施整体护理。
4. 能够熟练地为心包疾病病人进行健康指导。

【重点与难点】

1. 重点　心包疾病病人的身体状况、心理 - 社会状况；心包疾病病人的治疗原则及主要措施；心包疾病病人的护理措施。
2. 难点　心包疾病的发病机制。

【学习要点】

（一）概述

心包疾病是由感染、病毒、代谢性疾病、尿毒症、自身免疫病、外伤等引起的心包病理性改变。急性心包炎是心包脏层和壁层的急性炎症性疾病。急性心包炎分为纤维蛋白性心包炎和渗出性心包炎。纤维蛋白性心包炎的主要症状为心前区疼痛，典型体征为心包摩擦音；渗出性心包炎的临床表现取决于积液对心脏的压塞程度，轻者血流动力学改变不明显，重者则出现循环障碍或衰竭。对不同病因引起的急性心包炎所采取的治疗方法也不同，心包穿刺引流可解除心脏压塞，减轻大量渗液引起的压迫症状，化脓性心包炎病人经内科治疗效果不佳时，应及早施行心包切开引流术。缩窄性心包炎是指心脏被致密厚实的纤维化或钙化心包所包围，使心室舒张期充盈受限而产生一系列循环障碍的疾病，多为慢性。缩窄性心包炎的常见症状为劳力性呼吸困难，出现颈静脉怒张、肝大、腹水、下肢水肿、库斯莫尔（Kussmaul）征等体征。早期施行心包切除术是治疗慢性缩窄性心包炎的唯一治疗措施。

（二）重要知识点

1. 护理评估

（1）急性心包炎：①了解有无相关疾病病史。②纤维蛋白性心包炎的主要症状为心前区疼痛，典型体征为心包摩擦音；渗出性心包炎轻者血流动力学改变不明显，重者则出现循环障碍或衰竭。③病人发病后的心理反应。④辅助检查结果。⑤治疗原则及主要措施。

（2）缩窄性心包炎：①询问病人既往有无心包炎病史。②缩窄性心包炎常见症状为劳力性呼吸困难，有颈静脉怒张、肝大、腹水、下肢水肿、库斯莫尔征等体征。③病人发病后的心理反应。④辅助检查结果。⑤治疗原则及主要措施。

2. 常见护理诊断/问题　①气体交换受损　与心包积液致心脏受压、肺淤血有关。②疼痛：胸痛　与心包炎性渗出有关。③体液过多　与渗出性心包炎有关。④体温过高　与心包炎症有关。⑤活动无耐力　与心排血量减少有关。

3. 护理措施　①一般护理：协助病人取舒适卧位，出现心脏压塞时，采取前倾位；胸痛时指导病人卧床休息，勿用力咳嗽、深呼吸或突然改变体位；给予高热量、高蛋白、高维生素饮食，水肿时低盐饮食；输液时控制输液速度，病人衣着应宽松，根据缺氧程度给予氧气吸入，发热病人应做好口腔护理。②病情观察。③用药护理。④心包穿刺术护理。⑤心理护理。

4. 健康指导　①疾病知识指导。②用药指导。

（杨富国）

【测试练习】

（一）选择题

A1 型题

1. 左心衰竭最早出现的症状是
   - A. 倦怠乏力
   - B. 劳力性呼吸困难
   - C. 夜间阵发性呼吸困难
   - D. 咳粉红色泡沫痰
   - E. 端坐呼吸

2. 可引起颈静脉怒张的疾病是

A. 高血压   B. 肺心病   C. 冠心病

D. 支气管炎   E. 风心病

3. 最易引起心源性晕厥的心律失常是

A. 窦性过速   B. 室性期前收缩   C. 室上性心动过速

D. 三度房室传导阻滞   E. 预激综合征

4. 典型心绞痛的疼痛性质是

A. 针刺样疼痛,反复发作   B. 闪电样抽搐,起止突然

C. 压榨性闷痛,伴窒息感   D. 刀割样绞痛,辗转呻吟

E. 尖锐性灼痛,咳嗽加重

5. 心脏病病人出现心源性呼吸困难时,护理措施**不正确**的是

A. 密切观察生命体征、呼吸困难、心功能变化情况

B. 嘱病人平卧位,以减轻心脏负担

C. 加强生活护理,减少体力活动

D. 持续低流量吸氧,提高血氧浓度

E. 保持情绪稳定,降低交感神经兴奋性

6. 符合心源性水肿特点的是

A. 水肿先从眼睑、面部开始   B. 晨起时水肿重,午后渐减轻

C. 水肿多局限,常出现在身体下垂部   D. 常为非凹陷性水肿

E. 腹水常先于皮下水肿

7. 心源性呼吸困难病人最主要的护理诊断/问题是

A. 低效性呼吸型态   B. 体液过多   C. 清理呼吸道无效

D. 活动无耐力   E. 气体交换受损

8. 心源性晕厥最具特征性的表现是

A. 头晕、头痛   B. 眩晕、恶心   C. 休克、尿少

D. 黑矇、耳鸣   E. 短暂意识丧失

9. 心源性水肿最常见的部位

A. 眼睑   B. 面部   C. 胸部

D. 腹部   E. 下肢

10. 引起左心房前负荷增加的疾病是

A. 高血压   B. 主动脉瓣狭窄   C. 二尖瓣关闭不全

D. 三尖瓣关闭不全   E. 二尖瓣狭窄

11. 心力衰竭病人使用利尿剂时应特别注意

A. 心率变化   B. 血压变化   C. 电解质变化

D. 肾功能变化   E. 肝功能变化

12. 左心衰竭的特征性脉搏是

A. 奇脉   B. 速脉   C. 水冲脉

D. 脉搏短绌   E. 交替脉

13. 心力衰竭最常见的诱因是

A. 脱水   B. 过度疲劳   C. 呼吸道感染

D. 摄入盐过多   E. 洋地黄中毒

14. 在心电图上,一度房室传导阻滞与二度房室传导阻滞最根本的区别是
    A. ST 段和 T 波变化　　　B. 心率正常　　　　　　　C. 每个 P 波后均有 QSR 波
    D. 心室率不整齐　　　　　E. PR 间期延长

15. 心脏听诊闻及"大炮音",最常见的心律失常是
    A. 窦性心动过缓　　　　　　　　　　　B. 一度房室传导阻滞
    C. 二度 I 型房室传导阻滞　　　　　　　D. 二度 II 型房室传导阻滞
    E. 三度房室传导阻滞

16. 听诊时心律绝对规则心律失常的类型是
    A. 心房扑动　　　　　　　　　　　　　B. 期前收缩
    C. 心房颤动　　　　　　　　　　　　　D. 阵发性室上性心动过速
    E. 二度 I 型房室传导阻滞

17. 2010 年中国高血压防治指南制订的正常血压标准为
    A. < 120/80mmHg　　　B. < 130/85mmHg　　　C. < 139/89mmHg
    D. < 140/90mmHg　　　E. < 160/90mmHg

18. 在高血压急症病人的治疗初始阶段,血压控制目标为平均动脉压的降低幅度
    A. 不超过治疗前水平的 25%　　　　　B. 不超过治疗前水平的 35%
    C. 不超过治疗前水平的 45%　　　　　D. 不超过治疗前水平的 55%
    E. 不超过治疗前水平的 65%

19. 适用于各级高血压病人的治疗基础措施是
    A. 利尿剂　　　　　　　B. β 受体阻滞剂　　　　　C. 血管扩张剂
    D. 改善生活行为　　　　E. 镇静剂

20. 血压为 170/105mmHg,属于
    A. 1 级高血压　　　　　B. 2 级高血压　　　　　　C. 3 级高血压
    D. 临界高血压　　　　　E. 正常血压高值

21. 按舒张压水平分级,高血压急症是指舒张压超过
    A. 100mmHg　　　　　　B. 105mmHg　　　　　　C. 110mmHg
    D. 115mmHg　　　　　　E. 120mmHg

22. 治疗高血压的药物硝苯地平属于
    A. 利尿药　　　　　　　　B. β 受体阻滞剂　　　　　C. 钙通道阻滞剂
    D. 血管紧张素转换酶抑制剂　　　　　　E. 血管紧张素 II 受体拮抗剂

23. 高血压急症病人首选的抗高血压药是
    A. 硝普钠　　　　　　　B. 氢氯噻嗪　　　　　　　C. 硝酸甘油
    D. 阿替洛尔　　　　　　E. 氯沙坦

24. 用于高血压病人心血管风险分层的心血管危险因素是
    A. 脑血管疾病　　　　　B. 肾脏疾病　　　　　　　C. 周围动脉疾病
    D. 左心室肥大　　　　　E. 高脂血症

25. 肥胖高血压病人应将体重指数(BMI)控制在
    A. < 24　　　　　　　　B. < 25　　　　　　　　　C. < 26
    D. < 27　　　　　　　　E. < 28

26. 心绞痛的常见部位是

  A. 心前区   B. 胸骨中上段   C. 左胸上部

  D. 剑突下   E. 左肩

27. 判断心绞痛最常用的检查方法是

  A. 心脏 B 超检查   B. 心电图检查   C. 心脏 X 线检查

  D. 心脏放射性核素检查   E. 冠状动脉造影检查

28. 关于心绞痛疼痛特点的描述,**错误的**是

  A. 阵发性胸骨后疼痛   B. 劳累后、情绪激动时发作

  C. 可放射至心前区与左上肢   D. 持续时间 10~30 分钟

  E. 休息后可迅速缓解

29. 缓解心绞痛发作最有效、作用最快的药物是

  A. 阿托品   B. 普萘洛尔   C. 硝酸甘油

  D. 阿司匹林   E. 硝苯地平

30. 二尖瓣面容的特点是

  A. 口唇轻度发绀   B. 面部毛细血管扩张   C. 两颊部蝶形红斑

  D. 两颊部紫红   E. 面色潮红

31. 临床上最常见的联合瓣膜病是

  A. 二尖瓣狭窄合并主动脉瓣关闭不全   B. 二尖瓣狭窄合并主动脉瓣狭窄

  C. 二尖瓣狭窄合并肺动脉瓣狭窄   D. 二尖瓣狭窄合并三尖瓣狭窄

  E. 三尖瓣关闭不全合并主动脉瓣关闭不全

32. 主动脉瓣狭窄典型的三联征是

  A. 劳力性呼吸困难、心绞痛、心脏杂音   B. 劳力性呼吸困难、昏厥、心脏杂音

  C. 心绞痛、发热、心脏杂音   D. 劳力性呼吸困难、心绞痛、昏厥

  E. 劳力性呼吸困难、心绞痛、发热

33. 最有助于诊断感染性心内膜炎的检查项目是

  A. 血细菌培养   B. 红细胞沉降率   C. 测定血常规

  D. 免疫学检查   E. 超声心动图检查

34. 最能控制感染性心内膜炎病情的措施是

  A. 物理降温   B. 抗生素应用   C. 营养丰富的饮食

  D. 激素应用   E. 心理安慰

35. 最符合感染性心内膜炎心脏杂音的特征性是

  A. 响亮而粗糙   B. 低弱而遥远   C. 收缩期为主

  D. 舒张期为主   E. 性质和强度易变化

36. 感染性心内膜炎最常见并发症是

  A. 心肌脓肿   B. 心力衰竭   C. 急性心肌梗死

  D. 化脓性心包炎   E. 心肌炎

37. 感染性心内膜炎最常见症状是

  A. 发热   B. 背痛   C. 乏力

  D. 食欲缺乏   E. 面色苍白

38. 临床上最常见的心肌病是

  A. 扩张型心肌病   B. 肥厚型心肌病

  C. 限制型心肌病　　　　　　　　　　　D. 右心室发育不良心肌病

  E. 离子通道病

39. 扩张型心肌病最常见的心律失常是

  A. 窦性心动过速　　　　B. 房性期前收缩　　　　C. 预激综合征

  D. 室性心动过速　　　　E. 室内传导阻滞

40. 肥厚型心肌病最常用的治疗药物是

  A. β 受体阻滞剂　　　　B. 利尿剂　　　　　　　C. 硝苯地平

  D. 硝酸甘油　　　　　　E. 地高辛

41. 青壮年梗阻性肥厚型心肌病病人死亡的最常见原因是

  A. 心肌梗死　　　　　　B. 高血压　　　　　　　C. 心源性猝死

  D. 感染性心内膜炎　　　E. 急性心力衰竭

42. 属于遗传性心肌病的是

  A. 扩张型心肌病　　　　B. 肥厚型心肌病　　　　C. 限制型心肌病

  D. 心动过速型心肌病　　E. 围产期心肌病

43. 诊断和评估扩张型心肌病最常用的检查手段是

  A. X 线检查　　　　　　B. 心电图　　　　　　　C. 超声心动图

  D. 心脏磁共振　　　　　E. 心内膜心肌活检

44. 梗阻性肥厚型心肌病心脏的杂音特点是

  A. 胸骨左缘第 3、4 肋间可闻及喷射性收缩期杂音

  B. 胸骨右缘第 3、4 肋间可闻及喷射性收缩期杂音

  C. 胸骨右缘第 2 肋间可闻及喷射性收缩期杂音

  D. 心尖部可闻及隆隆样舒张期杂音

  E. 心尖部可闻及叹气样舒张期杂音

45. 可使梗阻性肥厚型心肌病病人杂音减弱的措施是

  A. 使用正性肌力药物　　B. 含服硝酸甘油　　　　C. 取站立位

  D. Valsalva 动作　　　　E. 使用 β 受体阻滞剂

46. 梗阻性肥厚型心肌病病人超声心动图检查的特点是

  A. 舒张期室间隔厚度与左心室后壁厚度之比 ≥ 1.1

  B. 舒张期室间隔厚度与左心室后壁厚度之比 ≥ 1.3

  C. 舒张期室间隔厚度与左心室后壁厚度之比 ≥ 1.5

  D. 舒张期室间隔厚度与左心室后壁厚度之比 ≥ 1.7

  E. 舒张期室间隔厚度与左心室后壁厚度之比 ≥ 2.0

47. 青少年猝死的主要病因是

  A. 扩张型心肌病　　　　B. 肥厚型心肌病　　　　C. 感染性心内膜炎

  D. 急性心包炎　　　　　E. 病毒性心肌炎

48. 纤维蛋白性心包炎的典型体征是

  A. 心浊音界随体位改变　B. 心包摩擦音　　　　　C. 心音低钝

  D. 颈静脉怒张　　　　　E. 奇脉

49. 急性心包炎的心电图特征性表现是

  A. 室性早搏　　　　　　　　　　　　　B. ST 段弓背向上型抬高

C. ST 段压低   D. 窦性心动过速

E. 胸痛时除 aVR 外,其他常规导联 ST 段弓背向下型抬高

50. Kussmaul 征常见于

    A. 心力衰竭   B. 心肌梗死   C. 高血压

    D. 缩窄性心包炎   E. 感染性心内膜炎

51. 慢性缩窄性心包炎的最佳治疗措施是

    A. 心包穿刺引流   B. 心包切开引流   C. 应用糖皮质激素

    D. 应用抗生素   E. 心包切除术

A2 型题

1. 病人,男性,53 岁。高血压病史 8 年,活动时突发心前区疼痛并伴肩背部放射性疼痛,舌下含服硝酸甘油类药物后不缓解,血压下降,考虑病人为

    A. 急性心肌梗死   B. 急性心绞痛   C. 急性左心衰竭

    D. 扩张性心肌病   E. 主动脉夹层动脉瘤

2. 病人,女性,65 岁。心力衰竭病史 2 年,心源性水肿,呼吸困难。长期取半卧位,最易引起皮肤压力性损伤的部位是

    A. 脚踝   B. 肘部   C. 骶部

    D. 背部   E. 枕部

3. 病人,女性,43 岁。“感冒”1 周,心前区疼痛 8 小时,疼痛于咳嗽或深呼吸时加重,无放射性疼痛。既往无高血压病史。考虑病人为

    A. 急性心包炎   B. 急性心绞痛   C. 急性心肌梗死

    D. 急性左心衰竭   E. 主动脉夹层动脉瘤

4. 住院期间病人血压突然下降,出现晕厥伴有抽搐,考虑病人发生了

    A. 脑卒中   B. 心脏骤停   C. 倾倒综合征

    D. 阿 - 斯综合征   E. 病态窦房结综合征

5. 病人,男性,64 岁。“慢性肺源性心脏病”病史 8 年,近半月以来身体下垂部位最先出现水肿,用指端加压水肿部位,局部出现凹陷,活动后心悸、气促,考虑病人水肿的原因是

    A. 局部软组织损伤   B. 营养不良性水肿   C. 静脉曲张

    D. 心源性水肿   E. 慢性肾功能不全

6. 病人,女性,56 岁。既往有“心绞痛”病史 5 年,突发胸骨后绞痛,服用硝酸甘油后缓解,正确的用药护理是

    A. 嚼碎吞服

    B. 温开水送服

    C. 使用药物时平卧位以防止低血压

    D. 使用硝酸甘油后若疼痛不缓解,可连续多次服用

    E. 服药后症状未缓解,且恶心、呕吐,周身湿冷,应增加用量

7. 病人,女性,45 岁。“风湿性心瓣膜病”病史 12 年,因下肢水肿给予噻嗪类利尿剂。在治疗时,应特别注意预防

    A. 低钾血症   B. 高钾血症   C. 低钠血症

    D. 高钠血症   E. 低镁血症

8. 病人,男性,52 岁。冠状动脉粥样硬化性心脏病病史 8 年,于户外运动时突发剧烈胸

痛,最支持心肌梗死的疼痛特点是

    A. 胸骨后疼痛　　　　　　B. 疼痛伴有濒死感　　　　　C. 疼痛呈压榨性剧痛

    D. 疼痛向左臂放射　　　　E. 疼痛持续时间 20 分钟

  9. 病人,男性,62 岁。赴宴饱餐后不久突然感到胸骨后持续性压榨样闷痛 2 小时,向左颈和肩臂部放射,伴大汗、心悸、惊恐不安。测血压 80/50mmHg,面色苍白,烦躁不安。为明确其病情,首选的检查是

    A. 超声心动图　　　　　　B. 胸部 X 线片　　　　　　　C. 心电图

    D. 胸部 CT　　　　　　　　E. 心脏 MRI

  10. 病人,女性,70 岁。10 年前因脑血栓瘫痪卧床,近几日出现呼吸困难,在家不能缓解,遂来我院就诊,诊断为左心衰竭。护士鼓励病人尽早做床上运动是为了

    A. 预防压疮　　　　　　　　　　　　B. 防止肌肉萎缩

    C. 防止下肢动脉栓塞形成　　　　　　D. 防止下肢静脉血栓形成

    E. 减少回心血量

  11. 病人,女性,68 岁。"慢性左心衰竭"病史 6 年,下肢水肿 2 年,评估病人可能会有所减轻的表现是

    A. 发绀　　　　　　　　　　B. 踝部水肿　　　　　　　　　C. 呼吸困难

    D. 颈静脉怒张　　　　　　　E. 肝大

  12. 病人,女性,30 岁。"风湿性心脏病二尖瓣狭窄伴关闭不全"病史 10 年,以"心力衰竭"入院。入院时应用洋地黄治疗后出现视物模糊、黄视,心律由原来的房颤骤然转为绝对规则,心率 50 次 /min。该病人的首要处理措施是

    A. 维持洋地黄用量,加用氯化钾　　　　B. 维持洋地黄用量,加用利尿剂

    C. 增加洋地黄量,继续观察　　　　　　D. 减少洋地黄用量,继续观察

    E. 停用洋地黄,按洋地黄中毒处理

  13. 病人,女性,38 岁。"风湿性心脏病"入院。入院时病人在下床、洗脸、就餐、走动等后即出现气喘、出汗,自诉心慌胸闷,但卧床休息时无不适,根据其心功能状况,最恰当的安排是

    A. 绝对卧床休息,取半卧位　　　　　　B. 以卧床休息为主,限制运动

    C. 每天爬一层楼梯,需增加睡眠　　　　D. 不限制活动,但须劳逸结合

    E. 可打太极拳,忌剧烈运动

  14. 病人,男性,65 岁。1 周前患急性下壁心肌梗死,目前心功能Ⅳ级,可降低病人心脏后负荷的方法是

    A. 半卧位　　　　　　　　　B. 低盐饮食　　　　　　　　　C. 减慢输液速度

    D. 应用扩血管药　　　　　　E. 应用利尿剂

  15. 病人,男性,55 岁,农民。诊断为三度房室传导阻滞,阻滞部位在双侧束支,心室率缓慢,曾有 3 次阿 - 斯综合征发作,病人目前最主要的护理诊断 / 问题是

    A. 潜在并发症:猝死　　B. 有受伤的危险　　　　　C. 活动无耐力

    D. 知识缺乏　　　　　　E. 焦虑

  16. 病人,女性,60 岁。因活动后心前区绞榨性疼痛、伴濒死感 1 小时,以"急性心肌梗死"入院,需高度警惕的致死的心律失常是

    A. 窦性心动过缓　　　　B. 室上性心动过速　　　　C. 房室传导阻滞

    D. 心房震颤　　　　　　E. 心室震颤

17. 病人，男性，42 岁，码头搬运工人。安装永久性起搏器 10 天后出院。正确的出院指导是

    A. 可以恢复原有工作   B. 可以行磁共振检查

    C. 学会每天自测脉搏   D. 术侧上肢只能下垂，不能抬起

    E. 1 年内无心律失常可取出永久起搏器

18. 病人，男性，20 岁，学生，自诉心慌。心电图显示：提前出现形态异常的 QRS 波群，时限 0.16 秒，T 波与 QRS 波群主波方向相反，其前无相关 P 波。该病人的心电图诊断为

    A. 房性期前收缩   B. 室性期前收缩   C. 房性心动过速

    D. 心房扑动   E. 心房颤动

19. 病人，女性，35 岁，干部。工作时突感心慌，急送医院。心电图显示：频发室性早搏，心率 80 次 /min。护士在为病人进行健康指导时应告诉病人**避免**

    A. 平卧位   B. 半卧位   C. 端坐卧位

    D. 右侧卧位   E. 左侧卧位

20. 病人，女性，58 岁。以"心慌、胸闷、头晕待查"收入院。既往"高血压病"病史 12 年。身体评估：体型肥胖，脉搏 78 次 /min，心率 168 次 /min，心律不齐，第一心音强弱不等。护士应警惕出现

    A. 心肌炎   B. 心绞痛   C. 风心病

    D. 肺心病   E. 脑栓塞

21. 病人，女性，56 岁。有"风湿性心脏病"病史，自诉心慌。心电图显示：P 波消失，代之以间距、振幅不等的畸形波，频率 360 次 /min，QRS 波群形态正常，心律绝对不规则。该病人的心电图诊断为

    A. 室上性心动过速   B. 室性心动过速   C. 房性心动过速

    D. 心房扑动   E. 心房颤动

22. 病人，男性，65 岁。"高血压"病史 15 年，长期服用降压药，早晨起床时突然晕倒，片刻后清醒，应首先考虑

    A. 心源性休克   B. 高血压急症   C. 脑血栓形成

    D. 急性左心衰   E. 直立性低血压

23. 病人，男性，69 岁。"高血压"病史 20 年，"感冒"后突感呼吸困难，不能平卧，双肺满布湿性啰音，血压 240/120mmHg，首选的治疗药物是

    A. 硝酸甘油   B. 硝普钠   C. 硝苯地平

    D. 氯沙坦   E. 卡托普利

24. 病人，女性，60 岁。"原发性高血压"病史 6 年，应用降压药物治疗后，血压得到控制，但出现双下肢踝部水肿，最可能引起该不良反应的降压药物是

    A. 美托洛尔   B. 硝苯地平   C. 氯沙坦

    D. 哌唑嗪   E. 卡托普利

25. 病人，男性，72 岁。"慢性阻塞性肺疾病"病史 25 年，"高血压"病史 10 年，应**避免**使用的降压药物是

    A. 氢氯噻嗪   B. 阿替洛尔   C. 硝苯地平

    D. 厄贝沙坦   E. 氨氯地平

26. 病人，男性，50 岁。以"高血压病"入院，住院后经治疗症状缓解，血压 135/90mmHg，

出院时护士对病人进行运动指导,病人进行运动时的最大心率宜为

  A. 90 次 /min   B. 95 次 /min   C. 100 次 /min

  D. 105 次 /min   E. 120 次 /min

27. 病人,男性,50 岁。护士多次为其测血压,血压最高值为 145/95mmHg,其血压水平属于

  A. 正常血压   B. 正常高值   C. 1 级高血压

  D. 2 级高血压   E. 3 级高血压

28. 病人,男性,76 岁。"高血压"病史 4 年,未进行系统治疗,血压控制目标值为

  A. ＜ 120/80mmHg   B. ＜ 130/80mmHg   C. ＜ 140/85mmHg

  D. ＜ 150/90mmHg   E. ＜ 150/100mmHg

29. 病人,男性,39 岁。近半年来常于劳累或紧张后头痛、头晕,休息后好转,未予治疗。最近年度体检时发现血压升高,测血压为 145/90mmHg。对其最重要的处理措施应为

  A. 继续在不同时间内测血压,以帮助确诊

  B. 暂不处理,3 个月后复查血压

  C. 试用利尿药治疗

  D. 试用 β 受体阻滞剂治疗

  E. 试用血管紧张素转换酶抑制剂治疗

30. 病人,男性,50 岁。"高血压"病史半年,近日感头痛、头晕,无晕厥,无胸痛,无胸闷、憋气。身体评估:血压 150/90mmHg,双肺呼吸音清,未闻及干、湿性啰音,心率 75 次 /min,无杂音,腹软,肝脾肋下未触及,双下肢无水肿。该病人的食盐摄入量不超过

  A. 6g/d   B. 7g/d   C. 8g/d

  D. 9g/d   E. 10g/d

31. 病人,男性,69 岁。"高血压"病史 10 年。门诊以"高血压脑病"收住院,入院后出现脑水肿症状,此时最主要的处理措施为

  A. 稳定病人的情绪 B. 严密监测生命体征 C. 使用镇静剂

  D. 静脉滴注硝普钠 E. 快速静脉滴注脱水剂

32. 病人,男性,63 岁。冠状动脉粥样硬化性心脏病病史 15 年,活动后出现心前区压榨样疼痛 10 分钟。首选的治疗措施是

  A. 口服氨苄西林 B. 嚼服铝碳酸镁片(达喜) C. 肌内注射哌替啶

  D. 舌下含服硝酸甘油 E. 口服扑尔敏

33. 病人,女性,66 岁。冠状动脉粥样硬化性心脏病病史 18 年,活动后出现心前区憋闷,有严重窒息感,伴恶心、呕吐及大汗淋漓,休息时含服硝酸甘油不能缓解。应考虑为

  A. 急性胰腺炎   B. 急性胆囊炎   C. 急性心绞痛

  D. 急性心肌梗死   E. 急性心内膜炎

34. 病人,男性,63 岁。因突发急性心肌梗死入院治疗,住院期间病情极不稳定,易在 24 小时内导致死亡的原因是

  A. 疼痛   B. 高热   C. 心源性休克

  D. 心力衰竭   E. 心律失常

35. 病人,男,62 岁,心绞痛病史 2 年。3 小时前出现胸骨中下段剧烈疼痛,舌下含服硝酸甘油不能缓解。身体评估:心率 96 次 /min,心尖部可闻及舒张期奔马律。心电图 ST 段抬高。

该病人的检查结果最可能出现

    A. 血糖减低　　　　　　B. 白细胞减少　　　　　　C. 血清心肌酶升高

    D. C 反应蛋白降低　　　E. 红细胞沉淀率正常

36. 病人,女性,49 岁,诊断为急性心肌梗死,其 24 小时内应**禁**用的药物是

    A. 链激酶　　　　　　　B. 洋地黄　　　　　　　　C. 呋塞米

    D. 利多卡因　　　　　　E. 硝酸甘油

37. 病人,男性,68 岁,退休。既往有心绞痛发作史。4 小时前体育锻炼后出现心前区剧烈疼痛,含服硝酸甘油无效,急诊入院。病人入院后应首先考虑的检查是

    A. 血压　　　　　　　　B. 心电图　　　　　　　　C. 心肌酶学检查

    D. 心脏 X 线检查　　　　E. 超声心动图

38. 病人,男性,59 岁。因"胸骨后压榨性疼痛半日"急诊入院。心电图:急性广泛前壁心肌梗死。为减轻病人疼痛,首选的药物是

    A. 硝酸甘油　　　　　　B. 阿司匹林　　　　　　　C. 吗啡

    D. 地西泮(安定)　　　　E. 硝苯地平

39. 病人,男性,53 岁。急性广泛前壁心肌梗死,现血压正常,呼吸平稳,窦性心律(70 次/min),未发现并发症。对该病人的护理措施**错误的**是

    A. 饮食少量多餐　　　　B. 尽量避免搬动　　　　　C. 第一周内限制探视

    D. 静脉输液速度宜慢　　E. 如有便秘立即灌肠

40. 病人,女性,28 岁。有风湿性心脏病伴二尖瓣狭窄,最符合其心电图表现的是

    A. P 波消失,代之以大小、形态不一的 F 波

    B. P 波消失,代之以锯齿状 F 波

    C. P 波变窄,P 波宽度 < 0.12 秒

    D. M 型 P 波,P 波宽度 > 0.12 秒

    E. P 波提早出现,形态与窦性心律不同

41. 病人,女性,23 岁。有风湿性心脏病二尖瓣狭窄,反复住院治疗,今日无明显原因突然出现意识障碍,最可能的原因是

    A. 脑栓塞　　　　　　　B. 房颤　　　　　　　　　C. 脑出血

    D. 室颤　　　　　　　　E. 脑血栓

42. 病人,女性,21 岁。诊断为风湿热 1 年,医生考虑此病人病变已侵犯心脏,与此病发病有密切关系的细菌是

    A. 表皮葡萄球菌　　　　B. 革兰氏阴性杆菌　　　　C. 乙型溶血性链球菌

    D. 金黄色葡萄球菌　　　E. 大肠杆菌

43. 病人,女性,29 岁。诊断为风湿性心脏病二尖瓣狭窄,风湿性心脏瓣膜病最常见的并发症是

    A. 室性心律失常　　　　B. 下肢静脉血栓　　　　　C. 心力衰竭

    D. 心源性休克　　　　　E. 贫血

44. 病人,女性,32 岁。既往有风湿热 10 年,常有扁桃体发炎发生,近半年有活动后呼吸困难,伴有心悸、胸闷、咳嗽、声音嘶哑。诊断为慢性风湿性心脏瓣膜病(二尖瓣狭窄)。此病最早出现的症状是

    A. 双下肢水肿　　　　　B. 劳力性呼吸困难　　　　C. 反复咯血

D. 频繁咳嗽　　　　　　　E. 端坐呼吸

45. 病人,女性,26 岁。因"风性病、二尖瓣狭窄"入院,医生要求护士观察心律变化,及时发现心律失常。该病最常见的心律失常是

A. 窦性心动过缓　　　　B. 窦性心动过速　　　　　C. 房室传导阻滞

D. 心房颤动　　　　　　E. 期前收缩

46. 病人,女性,20 岁。有风湿性心脏病二尖瓣狭窄、心力衰竭,遵医嘱进行强心、利尿、扩血管治疗。使用前需测量心率的药物是

A. 硝酸甘油　　　　　　B. 地高辛　　　　　　　　C. 普萘洛尔

D. 利多卡因　　　　　　E. 肠溶阿司匹林

47. 病人,女性,36 岁。患感染性心内膜炎。病人住院期间突然出现失语、吞咽困难、瞳孔不等大等,神志模糊。最可能出现的并发症是

A. 脑栓塞　　　　　　　B. 肾栓塞　　　　　　　　C. 肺栓塞

D. 脾栓塞　　　　　　　E. 下肢栓塞

48. 病人,男性,33 岁。患风湿性心脏瓣膜病。不明原因持续发热 1 月余,体温波动在37.7~38.5℃,今晨以"感染性心内膜炎"收治入院。现遵医嘱行血培养检查。抽取血标本时间的选择正确的是

A. 第 1 日间隔 1 小时采血,共 3 次,体温升高时采血

B. 第 1 日间隔 1 小时采血,共 3 次,无须体温升高时采血

C. 第 1 日间隔 1 小时采血,共 3 次,寒战时采血

D. 入院 3 小时内采血,间隔 1 小时,共 3 次

E. 停用抗生素后 2~7 天采血,无须体温升高时采血

49. 病人,女性,29 岁。不明原因持续发热 2 个月余,既往有"风湿性心脏病"病史 3 个月。心脏彩超示二尖瓣有 12mm×9mm 大小的赘生物。据此,护士最应预防和关注的是

A. 心力衰竭　　　　　　B. 肺部感染　　　　　　　C. 动脉栓塞

D. 静脉栓塞　　　　　　E. 脑出血

50. 病人,男性,28 岁。以"梗阻性肥厚型心肌病"入院,听诊可闻及胸骨左缘 3、4 肋间的喷射性收缩期杂音,减轻心脏杂音的措施为

A. 屏气动作　　　　　　B. 含化硝酸甘油　　　　　C. 应用强心药

D. 应用 β 受体阻滞剂　　E. 剧烈运动

51. 病人,男性,22 岁。"扩张型心肌病"病史 1 年。无明显诱因突然出现咯血、胸痛,无发热,应考虑出现

A. 肺炎链球菌肺炎　　　B. 葡萄球菌肺炎　　　　　C. 肺结核

D. 胃溃疡　　　　　　　E. 肺栓塞

52. 病人,男性,24 岁。梗阻性肥厚型心肌病病人,无胸闷、憋气。身体评估:颈静脉无怒张,腹部无膨隆,移动性浊音(-),双下肢无水肿。最符合病人心脏超声心动图检查结果的是

A. 左心室扩大　　　　　B. 右心室扩大　　　　　　C. 右心房大扩大

D. 室壁运动普遍减弱　　E. 二尖瓣前叶在收缩期前向运动

53. 病人,男性,28 岁。以"扩张型心肌病,心功能Ⅳ级(NYHA 分级)"入院,护士帮助病人活动四肢,目的主要是预防

A. 肺部感染　　　　　　　B. 急性肺水肿　　　　　　C. 心肌梗死

D. 深静脉血栓   E. 肾动脉栓塞

54. 病人,男性,34 岁。"梗阻性肥厚型心肌病"病史 10 年。外出散步时突发胸痛,应指导病人立即

     A. 含服硝酸甘油   B. 屏气   C. 采取 Valsava 动作
     D. 含服硝苯地平   E. 下蹲

55. 病人,男性,64 岁。梗阻性肥厚型心肌病病人,2 天前猝死。其猝死的最主要原因可能是

     A. 心肌梗死   B. 主动脉夹层   C. 急性心力衰竭
     D. 心房颤动   E. 心室颤动

56. 病人,男性,65 岁。患"慢性缩窄性心包炎"2 年,其根本治疗措施是

     A. 心包穿刺   B. 化疗   C. 放疗
     D. 心包切除   E. 心肌再灌注

57. 病人,男性,60 岁。因"渗出性心包炎并存心脏压塞"住院治疗,护士应协助病人采取的体位是

     A. 左侧卧位   B. 右侧卧位   C. 俯卧位
     D. 前倾坐位   E. 仰卧位

58. 病人,男性,60 岁。诊断为渗出性心包炎,当出现急性心脏压塞征象时,需紧急采取的治疗措施是

     A. 利尿剂   B. 洋地黄类药物   C. 糖皮质激素
     D. 血液透析   E. 心包穿刺引流

59. 病人,女性,40 岁。诊断为结核性心包炎,其常见的热型为

     A. 弛张热   B. 稽留热   C. 间歇热
     D. 回归热   E. 波状热

60. 病人,男性,70 岁。诊断为慢性缩窄性心包炎,行心脏超声心动图检查时最可能出现的结果为

     A. 心包积液   B. 室间隔矛盾运动   C. 心腔扩大
     D. 心包变薄   E. 心包缺失

61. 病人,男性,45 岁。疑诊"渗出性心包炎",最简单、可靠的诊断方法是

     A. 心电图   B. 胸部 X 线   C. 超声心动图
     D. 冠状动脉造影   E. 心包穿刺

62. 病人,男性,65 岁。诊断为急性心包炎。身体评估时发现病人的左肩胛下角出现浊音和支气管呼吸音,提示病人

     A. 少量心包积液   B. 中等量心包积液   C. 大量心包积液
     D. 肺水肿   E. 心力衰竭

63. 病人,男性,50 岁。胸痛 3 天,呈持续性剧痛,咳嗽时加重,诊断为纤维蛋白性心包炎。该病人目前最主要的护理诊断 / 问题是

     A. 胸痛   B. 体液过多   C. 气体交换受损
     D. 活动无耐力   E. 焦虑

64. 病人,男性,32 岁。持续心前区疼痛 2 天,深呼吸或咳嗽可加重,胸骨左缘第 3、4 肋间可闻及心包摩擦音。该病人最有可能发生了

    A. 心绞痛　　　　　　　B. 急性心包炎　　　　　　C. 急性心肌梗死

    D. 感染性心内膜炎　　　E. 主动脉夹层

65. 病人,男性,50 岁。因急性心包炎入院。最符合急性心脏压塞症状的是

    A. 血压升高　　　　　　B. 呼吸困难　　　　　　　C. 心前区疼痛

    D. 下肢水肿　　　　　　E. 乏力

A3/A4 型题

（1~2 题共用题干）

病人,女性,58 岁。反复咳嗽、气急 14 年,"感冒"后加重。以"高血压病,左心功能不全"入院。入院当天夜间突然惊醒,咳嗽、气急加重,被迫坐起,烦躁不安,咳粉红色泡沫痰。

1. 病人存在的是

    A. 心源性休克　　　　　B. 心律失常　　　　　　　C. 心脏骤停

    D. 脑栓塞　　　　　　　E. 急性肺水肿

2. 应立即给予的体位是

    A. 平卧位　　　　　　　B. 头低卧位,双足高抬　　C. 端坐位,双腿下垂

    D. 左侧卧位　　　　　　E. 半坐卧位

（3~6 题共用题干）

病人,女性,52 岁。因"活动后胸闷、气短 2 小时"入院。病人 5 年前患冠状动脉粥样硬化性心脏病,3 年前逐渐出现呼吸困难,休息后可缓解。今日在家做家务后再次出现呼吸困难,休息后不能缓解,来院就诊。

3. 根据目前情况,病人的心功能评估为

    A. 心功能 I 级　　　　　B. 心功能 II 级　　　　　　C. 心功能 III 级

    D. 心功能 IV 级　　　　　E. 心力衰竭 III 度

4. 入院后行强心、利尿、扩张血管等治疗,病人出现食欲下降、恶心、呕吐等消化道症状,应考虑为

    A. 左心衰竭加重　　　　B. 洋地黄类药物中毒　　　C. 电解质紊乱

    D. 继发感染　　　　　　E. 消化不良

5. 护士在为病人解释时告知该药物的主要作用是

    A. 增强心肌收缩力　　　B. 减慢心室率　　　　　　C. 调节心肌耗氧量

    D. 抑制心脏传导系统　　E. 提高异位起搏点的自律性

6. 经治疗病人病情好转,护士在其出院前进行健康指导,告知应用该药物前应测量

    A. 体温　　　　　　　　B. 脉搏　　　　　　　　　C. 呼吸

    D. 血压　　　　　　　　E. 意识

（7~9 题共用题干）

病人,男性,68 岁,农民。"高血压病"病史 21 年,时有头痛,间断服用抗高血压药,血压波动在 140~150/90~99mmHg 之间。嗜烟,吸烟史 35 年,每天 20 支,未戒烟。

7. 该病人的血压水平属于

    A. 正常高值　　　　　　B. 1 级高血压　　　　　　C. 2 级高血压

    D. 3 级高血压　　　　　E. 单纯收缩期高血压

8. 目前该病人最主要的护理诊断/问题是

    A. 有受伤的危险　　　　B. 活动无耐力　　　　　　C. 疼痛

  D. 知识缺乏   E. 潜在并发症：高血压急症

9. 当前该病人首选的治疗方法是

  A. 利尿剂   B. β受体阻滞剂

  C. 钙通道阻滞剂   D. 血管紧张素转换酶抑制剂

  E. 非药物治疗

（10~12 题共用题干）

病人，男性，32 岁。平素工作忙，压力大，经常熬夜，年度体检时发现血压 140/90mmHg。因其父亲有高血压多年，担心自己患有高血压，入院进一步诊治。

10. 关于该病人的判断，正确的是

  A. 血压 140/90mmHg，可确诊为高血压

  B. 年龄 32 岁，为青年高血压

  C. 有遗传史，可确诊为高血压

  D. 因过度劳累引起，不是真正的高血压

  E. 需在非同日测量三次血压后确定

11. 目前该病人最主要的护理诊断 / 问题是

  A. 焦虑   B. 疼痛   C. 活动无耐力

  D. 有受伤的危险   E. 潜在并发症：高血压急症

12. 护士对其进行健康指导，最重要的内容是

  A. 建立健康的生活方式   B. 放弃工作，在家静养

  C. 反复监测血压，防止继续升高   D. 压力大，可通过吸烟减压

  E. 尽早服药

（13~15 题共用题干）

病人，男性，60 岁。3 年前因清晨起床后头痛、呕吐，被诊断为高血压。因经济困难，间断服用抗高血压药，血压波动在 140/90~150/100mmHg，自认为控制良好。平素嗜好烟酒。此次与家人争吵后出现剧烈头痛，自测血压为 190/120mmHg，急诊入院。

13. 目前该病人最主要的护理诊断 / 问题是

  A. 焦虑   B. 知识缺乏   C. 营养失调

  D. 个体应对无效   E. 潜在并发症：高血压急症

14. 护士应首先采取的措施是

  A. 劝其戒烟   B. 心理护理   C. 迅速建立静脉通道

  D. 指导其保持情绪平稳   E. 对家属进行健康指导

15. 首选的抗高血压药是

  A. 尼卡地平   B. 拉贝洛尔   C. 硝苯地平

  D. 硝普钠   E. 硝酸甘油

（16~17 题共用题干）

病人，女性，36 岁。"风心病"病史 10 余年，无明显诱因持续反复发热 1 个月，晨起活动后右侧肢体无力、失语 1 小时入院。身体评估：体温 38.5℃，脉搏 86 次 /min。意识清楚，精神萎靡，语言障碍，吞咽正常。心脏听诊第一心音强弱不等，心律极不规则，心率 148 次 /min。

16. 病人存在的并发症是

  A. 肾栓塞   B. 脑栓塞   C. 脾栓塞

　　D. 肺栓塞　　　　　　　　E. 下肢栓塞

17. 该病人的饮食护理,正确的是
    A. 低盐、低脂、低胆固醇饮食　　　　B. 优质低蛋白饮食
    C. 低纤维素饮食　　　　　　　　　　D. 大量饮水以增加毒素排泄
    E. 给予浓茶、咖啡提神

（18~19 题共用题干）

病人,男性,35 岁。反复心悸、胸痛伴劳力性呼吸困难 2 年,此次因突发晕厥 2 次入院。身体评估:心尖部闻及喷射性收缩期杂音。心电图示左心室肥大,有 ST-T 改变。超声心动图显示室间隔非对称性肥厚,拟以 "肥厚型心肌病" 收入院。

18. 该病人目前最主要的护理诊断 / 问题是
    A. 疼痛　　　　　　B. 气体交换受损　　　　C. 有受伤的危险
    D. 活动无耐力　　　E. 心力衰竭

19. 护士对病人的健康指导内容正确的是
    A. 胸痛发作时舌下含服硝酸甘油　　　　B. 屏气、剧烈运动
    C. 可独自外出活动　　　　　　　　　　D. 减少膳食纤维的摄入量
    E. 避免情绪激动、劳累

（20~21 题共用题干）

病人,男性,70 岁。胸闷、憋气 2 天。身体评估:心界向两侧扩大,心脏搏动减弱,心率 120 次 / min,心音低钝而遥远。超声心动图显示大量心包积液,拟以 "急性心包炎" 收入院。

20. 该病人目前最主要的护理诊断 / 问题是
    A. 焦虑　　　　　　B. 气体交换受损　　　　C. 有受伤的危险
    D. 活动无耐力　　　E. 心力衰竭

21. 该病人首选的治疗方法是
    A. 透析治疗　　　　B. 给予大剂量抗生素　　　C. 心包穿刺引流
    D. 心包切除术　　　E. 抗肿瘤治疗

B 型题

（1~2 题共用备选答案）
    A. 正常　　　　　　B. 低危　　　　　　　　C. 中危
    D. 高危　　　　　　E. 很高危

1. 病人,男性,70 岁。1 级高血压。该病人的心血管危险性分层为

2. 病人,女性,68 岁。"冠状动脉粥样硬化性心脏病" 病史 5 年,2 级高血压。该病人的心血管危险性分层为

（3~4 题共用备选答案）
    A. 利尿剂　　　　　　　　　　　　　B. β 受体阻滞剂
    C. 钙通道阻滞剂　　　　　　　　　　D. 血管紧张素转换酶抑制剂
    E. 血管紧张素Ⅱ受体拮抗剂

3. 治疗高血压的药物美托洛尔属于

4. 治疗高血压的药物卡托普利属于

（5~6 题共用备选答案）
    A. 肾栓塞　　　　　　B. 脾栓塞　　　　　　　C. 脑栓塞

D. 肺栓塞　　　　　　　　　E. 下肢栓塞

5. 感染性心内膜炎发生动脉栓塞,最常见的是

6. 风湿性心脏瓣膜病二尖瓣狭窄并发血栓栓塞,最容易出现的是

(7~8 题共用备选答案)

A. 病毒感染　　　　　B. 细菌感染　　　　　C. 结核性感染

D. 自身免疫病　　　　E. 外伤

7. 急性心包炎最常见的病因是

8. 我国缩窄性心包炎最常见的病因是

(二)填空题

1. 心悸最常见的原因是_____。

2. 轻度心力衰竭病人食盐一般限制在每日_____克以下,中度心力衰竭每日摄入量为 2.5~3 克,重度心力衰竭控制在_____克以下。

3. 慢性心力衰竭根据发生的部位可分为_____、_____、_____。

4. 慢性左心衰竭的最主要的症状是_____。

5. 慢性右心衰竭最常见的体征是_____。

6. 治疗室性期前收缩首选_____。

7. 窦性心动过速的频率范围多为_____次 /min。

8. 诊断心律失常最常见的方法是_____。

9. 临床最常见的心律失常类型是_____。

10. 血压定义为未使用降压药情况下,非同日 3 次测量,收缩压_____和 /或舒张压_____。

11. 目前常用降压药物可归纳为五大类,即_____、_____、_____、_____和_____。

12. 治疗高血压急症的首选药物是_____。

13. 高血压的治疗原则包括_____、_____、_____和_____。

14. 典型心绞痛发作以_____为主要表现。

15. 心肌梗死典型心电图特征为_____、_____、_____。

16. 心脏瓣膜病最常累及_____,其次为_____。

17. 主动脉瓣狭窄的典型表现为_____、_____、_____。

18. 感染性心内膜炎最常见的症状是_____。

19. 感染性心内膜炎的特征是_____,内含大量_____和少量_____。

20 亚急性感染性心内膜炎最常见的致病菌是_____。

21. 目前心肌病的分类包括_____、_____、_____。

22. 肥厚型心肌病最常用的治疗药物是_____和_____。

23. 根据有无左心室流出道梗阻,将肥厚型心肌病分为_____和_____。

24. 纤维蛋白性心包炎的主要症状为_____,典型体征为_____。

25. _____是诊断心包积液最简单、可靠的方法。

(三)名词解释

1. 心力衰竭

2. 心律失常

3. 高血压

4. 高血压急症

5. 高血压亚急症

6. 心绞痛

7. 心肌梗死

8. 感染性心内膜炎

9. 心肌病

10. 扩张型心肌病

11. 肥厚型心肌病

12. 急性心包炎

13. Ewart 征

14. 缩窄性心包炎

（四）简答题

1. 简述洋地黄中毒的临床表现。

2. 简述心脏病病人的心功能分级。

3. 简述心房纤颤的心电图特点。

4. 简述室性期前收缩的心电图特点。

5. 简述高血压急症的护理要点。

6. 简述高血压病人的生活方式干预措施。

7. 简述高血压病人发生直立性低血压的护理措施。

8. 简述心绞痛发作时的主要表现。

9. 简述简述二尖瓣狭窄的主要并发症。

10. 简述风湿性心脏病病人的出院指导。

11. 简述感染性心内膜炎病人的血培养标本采集。

12. 简述心包穿刺术中的护理配合要点。

（五）案例分析题

1. 病人，男性，65 岁，退休工人，活动后反复发作性心前区疼痛 2 个月余。病人于 2 个月前上楼时出现心前区闷痛，休息 5~10 分钟后缓解，无心悸、呼吸困难。之后间断出现上述症状，每次持续时间约 3~5 分钟，休息后缓解。今晨散步时再次发作，休息 30 分钟尚不能缓解，伴大汗、气短、疼痛向左肩及后背放射，即来医院就诊，门诊以"冠状动脉粥样硬化性心脏病、不稳定性心绞痛"收住院。既往有高血压病史 7 年余，血压最高达 180/110mmHg，间断服用"硝苯地平片"；吸烟史 20 余年，15~20 支 /d；饮酒史 30 年，白酒每天半斤。母亲 5 年前因"高血压脑出血"病逝。身体评估：体温 36.1℃，脉搏 84 次 /min，呼吸 16 次 /min，血压 150/90mmHg。病人神志清楚，颈软，胸廓对称、无畸形，双肺呼吸音清楚；心尖搏动位于左锁骨中线第 5 肋间外 2.5cm，心界向左扩大，心率 84 次 /min，律齐，心音低钝，未闻及病理性杂音；腹软，肝、脾肋下未触及，双下肢无水肿。

请思考：

（1）该病人目前的主要护理诊断 / 问题有哪些？

（2）如何对该病人进行健康指导。

2. 病人，女性，38 岁。"感冒"后心慌、乏力、气短 2 周，加重 2 天。"风湿性心脏病"病史 14 年，日常生活、活动即出现呼吸困难。身体评估：体温 38℃，脉搏 108 次 /min，呼吸 24 次 /min，血压 122/86mmHg。意识清晰，"二尖瓣面容"，端坐呼吸，两下肺闻湿性啰音，心界向左扩大，心尖区闻局限性舒张期隆隆样杂音。

请思考:

(1)该病人的主要护理诊断/问题是什么?

(2)请列出相应的护理措施。

3. 病人,男性,57 岁。因"突然呼吸困难,咳嗽、咳痰 1 小时"入院。病人一周前感冒,在家口服感冒药,自觉症状好转,昨夜睡眠中突然感到呼吸受憋而惊醒,被迫坐起,呼吸急迫,喘息,咳嗽,咳出粉红色泡沫样痰,急诊入院。身体评估:病人面色苍白,口唇青紫,额部大量流汗,体温 36.1℃,脉搏 120 次/min,血压 145/85mmHg,心界向左下扩大,心率 120 次/min,律齐,听诊双肺布满湿啰音及哮鸣音。病人既往有高血压病史 8 年,间断服用降压药物,血压控制在140/80mmHg 左右,据家人讲述,病人近半年来多次出现夜间憋闷情况,休息后可缓解,此次发病在家休息后不能缓解,来院就诊。

请思考:

(1)该病人可能发生了什么情况? 病因及诱因是什么?

(2)作为值班护士应采取哪些护理措施?

4. 病人,男性,45 岁。因"心悸、胸闷、呼吸困难 1 小时"入院。病人中午在打羽毛球的过程中,突然感到心悸、胸闷、呼吸困难,立即停止原来的动作,不适感并未缓解,遂来我院就诊。病人既往无高血压、冠状动脉粥样硬化性心脏病、糖尿病病史,无饮酒史,吸烟五年,每日 4 支。身体评估:体温 36.5℃,脉搏 176 次/min,呼吸 21 次/min,血压 138/85mmHg。心电图检查:心率为 176 次/min,律齐,QRS 波群形态及时限正常。

请思考:根据该病人的症状并结合心电图,对该病人进行临床判断,现场可选择哪些纠正心律失常的急救措施?

5. 病人,男性,50 岁。突发心前区剧烈疼痛 1 小时,伴冷汗、恐惧,有精神紧张和濒死感。既往有高血压病史 10 余年。身体评估:神志不清,烦躁不安,血压 110/70mmHg,心率 66 次/min。心电图显示:Ⅱ、Ⅲ、AVF 导联出现宽而深的 Q 波,ST 段抬高呈弓背向上的单向曲线。

请思考:

(1)目前主要护理诊断/问题是什么?

(2)针对最主要的护理诊断/问题,提出主要的护理措施。

6. 病人,女性,65 岁。风湿性心脏病伴房颤 2 年。清晨起床自行上厕所时摔倒,家人发现其口角歪斜,自述左侧上肢麻木。送医院检查,神志清楚,左侧偏瘫,CT 见低密度影。病人入院后第 2 天输液时,突发极度胸闷、气急、大汗淋漓、咳嗽、咳大量粉红色泡沫痰,端坐呼吸,第 1 心音强弱不等,心律绝对不齐,血压测不清。

请思考:该病人发生了什么情况? 应采取哪些护理措施?

7. 病人,女性,35 岁。患"风湿性心脏病伴二尖瓣狭窄"5 年余。近 1 个月来持续发热,体温波动在 37.5~39.5℃,四肢关节肌肉疼痛,伴乏力、多汗。身体评估:体温 39.3℃,脉搏 106次/min,呼吸 28 次/min,血压 102/62mmHg,病人面色苍白,球结膜见点状出血,听诊心尖部隆隆样杂音,主动脉瓣区舒张期叹气样杂音,肝脾肿大。初步诊断:感染性心内膜炎。

请思考:

(1)该病人的主要护理诊断/问题?

(2)针对最主要的护理诊断/问题,应采取哪些护理措施?

8. 病人,男性,24 岁。心悸、胸痛、头晕,伴乏力 2 天入院。病人于 2 天前活动后出现心悸、胸痛、头晕，休息后缓解。病人的父亲患"肥厚型心肌病"。身体评估：体温36.8℃，脉搏84次/min，血压140/75mmHg，神志清楚，精神紧张，担心会发生生命危险。双侧颈静脉无怒张，双肺呼吸音粗，未闻及干、湿性啰音，心界向左扩大，心率84次/min，律齐，胸骨左缘3~4肋间可闻及Ⅲ级收缩期杂音。腹软无压痛，肝脾肋下未触及，双下肢无水肿。心电图：窦性心律，频发室性早搏；超声心动图：室间隔厚度为2cm，室间隔厚度与左心室后壁之比为2：1。入院诊断为"梗阻性肥厚型心肌病"。

请思考：

（1）该病人目前主要的护理诊断/问题有哪些？

（2）应采取哪些护理措施？

9. 病人，男性，67岁。心慌、胸闷，伴气促、乏力2天入院。病人于10个月前行肺癌姑息手术。身体评估：体温39.9℃，脉搏30次/min，血压85/50mmHg。意识清楚，前倾坐位。双侧颈静脉怒张，左肩胛下角可闻及支气管呼吸音，双肺底可闻及少许湿性啰音，心界向两侧扩大，心率110次/min，律齐，心音遥远。腹部移动性浊音（+）。双下肢凹陷性水肿。心电图检查示Ⅰ、Ⅱ、Ⅲ、aVL、aVF导联ST段呈弓背向下抬高0.1~0.4mV。心脏B超显示心包大量积液。入院诊断为"1.急性心包炎；2.肺癌"。

请思考：

（1）该病人目前主要的护理诊断/问题有哪些？

（2）应采取哪些护理措施？

【参考答案】

（一）选择题

A1型题

1. B　2. B　3. D　4. C　5. B　6. C　7. E　8. E　9. E　10. C　11. C　12. E
13. C　14. C　15. E　16. D　17. A　18. A　19. D　20. B　21. E　22. C　23. A　24. E
25. B　26. C　27. B　28. C　29. C　30. D　31. A　32. C　33. A　34. E　35. E　36. 护
37. A　38. A　39. E　40. A　41. C　42. B　43. C　44. A　45. E　46. E　47. B　48. B
49. E　50. D　51. E

A2型题

1. A　2. C　3. A　4. D　5. E　6. C　7. D　8. C　9. C　10. C　11. C　12. E
13. B　14. D　15. E　16. E　17. C　18. B　19. E　20. B　21. E　22. C　23. E　24. B
25. C　26. E　27. C　28. E　29. D　30. A　31. E　32. C　33. D　34. E　35. E　36. C
37. B　38. E　39. E　40. D　41. C　42. C　43. C　44. A　45. E　46. E　47. C　48. B
49. C　50. E　51. E　52. C　53. C　54. E　55. C　56. C　57. C　58. E　59. C　60. B
61. C　62. C　63. A　64. B　65. B

A3/A4型题

1. E　2. C　3. C　4. E　5. A　6. B　7. B　8. D　9. E　10. E　11. A　12. A
13. E　14. C　15. D　16. B　17. A　18. B　19. E　20. B　21. C

B型题

1. C　2. D　3. B　4. D　5. C　6. C　7. A　8. C

（二）填空题

1. 心律失常

2. 5 1

3. 左心衰竭 右心衰竭 全心力衰竭

4. 呼吸困难

5. 水肿

6. 利多卡因

7. 100~150

8. 心电图

9. 室性期前收缩

10. ≥ 140mmHg ≥ 90mmHg

11. 利尿剂 β受体阻滞剂 钙通道阻滞剂（CCB） 血管紧张素转换酶抑制剂（ACEI） 血管紧张素Ⅱ受体拮抗剂（ARB）

12. 硝普钠

13. 终身治疗 保护靶器官 平稳降压 个体化治疗 联合用药

14. 发作性心痛

15. 病理性 Q 波 ST 段抬高 T 波倒置

16. 二尖瓣 主动脉瓣

17. 劳力性呼吸困难 心绞痛 晕厥

18. 发热

19. 心瓣膜上赘生物形成 微生物 炎性细胞

20. 草绿色链球菌

21. 遗传性心肌病 混合型心肌病 获得性心肌病

22. β受体阻滞剂 非二氢吡啶类钙拮抗剂

23. 梗阻性肥厚型心肌病 非梗阻性肥厚型心肌病

24. 心前区疼痛 心包摩擦音

25. 超声心动图

（三）名词解释

1. 心力衰竭,简称心衰,是由各种心脏疾病导致心功能不全的一种综合征,指心脏舒缩功能障碍或负荷过重使心排血量不能满足机体代谢的需要,器官、组织血液灌注不足,同时伴有肺循环和 / 或体循环淤血的表现。

2. 心律失常是指心脏冲动的频率、节律、起源部位、传导速度与激动次序的异常。

3. 高血压是指在未使用降压药情况下,非同日 3 次测量,收缩压 ≥ 140mmHg 和 / 或舒张压 ≥ 90mmHg。

4. 高血压急症是指高血压病人在诱因的作用下,血压突然和显著升高(一般可超过180/120mmHg),同时伴有进行性心、脑、肾等重要靶器官功能不全的表现。

5. 高血压亚急症是指血压显著升高但不伴有靶器官损害,病人可有血压明显升高造成的症状,如头痛、胸闷、鼻出血和烦躁不安等。

6. 心绞痛是在冠状动脉固定性严重狭窄基础上,由于某些诱因使心脏负荷突然增加,导致心肌急剧的、暂时的缺血缺氧,引起以发作性胸痛或胸部不适为主要表现的临床综合征。

7. 心肌梗死是在冠状动脉病变的基础上,发生冠状动脉血供急剧减少或中断,使相应的心肌严重、持久地缺血而导致的心肌坏死。

8. 感染性心内膜炎是微生物感染所致的心内膜和邻近的大动脉内膜炎症,其特征是心瓣膜上赘生物形成,赘生物为大小不等、形状不一的血小板和纤维素团块,内含大量微生物和少量炎性细胞。

9. 心肌病是一组异质性心肌疾病,由不同病因(遗传性疾病较多见)引起的心肌病变导致心肌机械和/或心电功能障碍,常表现为心室肥厚或扩张。由其他心血管疾病继发的心肌病理性改变不属于心肌病范畴,如心脏瓣膜病、高血压心脏病、先天性心脏病、冠状动脉粥样硬化性心脏病等所致的心肌病变。

10. 扩张型心肌病是一类以左心室或双心室扩大伴收缩功能障碍为特征的心肌病。临床表现为心脏扩大、心力衰竭、心律失常、血管栓塞及猝死。

11. 肥厚型心肌病是一种遗传性心肌病,以心室非对称性肥厚为特征。根据有无左心室流出道梗阻分为梗阻性和非梗阻性肥厚型心肌病。

12. 急性心包炎是心包脏层和壁层的急性炎症性疾病。

13. 大量心包积液时,心包压迫左肺底,在左肩胛下角可出现浊音及支气管呼吸音,称Ewart 征(心包积液征)。

14. 缩窄性心包炎是指心脏被致密厚实的纤维化或钙化心包所包围,使心室舒张期充盈受限而产生一系列循环障碍的疾病。

(四)简答题

1. 洋地黄中毒的临床表现有:①心律失常,是最严重的不良反应,最常见的是室性早搏,多呈二联律。②胃肠道反应,是最早的中毒表现,常表现为厌食、恶心、呕吐及腹泻。③中枢神经反应,主要表现有眩晕、头痛、失眠、幻觉及视觉障碍,如视物模糊、黄视、绿视。

2. 美国纽约心脏病学会提出的根据病人自觉活动能力将心功能划分为四级,分别是:①Ⅰ级,病人有心脏病,但体力活动不受限制。平时一般的体力活动不引起疲劳、心悸、呼吸困难或心绞痛等症状。②Ⅱ级,体力活动稍受限制。休息时无自觉症状,但平时一般的体力活动会引起疲劳、心悸、呼吸困难或心绞痛,休息后很快缓解。③Ⅲ级,体力活动明显受限。休息时尚无症状,但一般的轻体力活动会引起疲劳、心悸、呼吸困难或心绞痛,休息较长时间方可缓解。④Ⅳ级,病人有心脏病,体力活动能力完全丧失,休息时仍可存在心力衰竭症状或心绞痛,进行任何体力活动都会使症状加重。

3. 心房纤颤的心电图特点:①P 波消失,代之以小而不规则的 f 波,频率为 350~600 次/min。②心室率在 100~160 次/min,RR 期间极不规则。③QRS 波群形态正常,当心率过快伴有室内差异传导时,QRS 波群增宽变形。

4. 室性期前收缩的心电图特点:①提前出现的 QRS 波群,宽大畸形,时限通常 > 0.12 秒。②ST 段和 T 波的方向与 QRS 主波方向相反。③室性期前收缩与其前面的窦性波动之间期恒定。④其后可见一完全性代偿间歇。

5. 高血压急症的护理要点:①控制不良情绪,避免过度劳累和寒冷刺激。②严密监测生命体征、神志、瞳孔、尿量;静滴降压药过程中,每 5~10 分钟测血压 1 次,发现异常及时与医生联系。卧床休息,抬高床头,协助病人做好生活护理;稳定病人情绪,必要时使用镇静剂;保持呼吸道通畅,给予氧气吸入。③迅速建立静脉通道,遵医嘱给药,密切观察药物疗效和不良反应。硝普钠静脉滴注过程中应避光;严密监测血压,避免出现血压骤降。根据血压及时调整给药速度,病人如出现出汗、不安、头痛、心悸、胸骨后疼痛等血管过度扩张的表现时,立即报告医生,并停止滴注。若出现脑水肿症状,快速静脉滴注脱水剂,并观察病人意识、尿量,监测电解质变化,防止电解质紊乱。

6. 高血压病人的生活方式干预措施:①控制体重。②低盐饮食。③限酒戒烟。④适当运动。⑤其他:采用我国传统的医疗保健方法。

7. 高血压病人发生直立性低血压的护理措施:向病人讲解直立性低血压的表现,服药后或体位变化时如有晕厥、恶心、乏力,应立即平卧,取头低足高位。服药时间可选择在平静休息时,服药后继续休息一段时间再下床活动;如临睡前服药,夜间起床排尿时应尤为注意安全。指导病人改变体位时动作要缓慢,服药后不要站立太久,防止体位突然改变引起体位性低血压,或长时间站立导致晕厥。避免用过热的水洗澡或蒸汽浴,更不宜大量饮酒。外出活动时应有人陪伴,防止晕倒导致外伤。

8. 心绞痛发作时的主要表现有:以发作性胸痛为主要表现。①部位:主要位于胸骨体中、上段,常放射至左肩、左臂内侧达无名指和小指。②性质:常为压迫感、憋闷感、紧缩感或烧灼感,偶有濒死感。③诱因:常由体力活动、情绪激动等诱发,饱餐、寒冷、吸烟、心动过速或休克等亦可诱发。④持续时间:疼痛出现后常逐渐加重,持续3~5分钟,一般不超过15分钟。⑤缓解方式:休息或含服硝酸甘油可迅速缓解。心绞痛发作时,病人心率加快、血压升高、面色苍白、出冷汗,心尖区听诊时出现奔马律,可闻及短暂收缩期杂音。

9. 二尖瓣狭窄的主要并发症有:右心衰竭、心律失常、急性肺水肿、血栓栓塞、肺部感染,感染性心内膜炎较少见。

10. 风湿性心脏病病人出院指导:向病人及家属介绍本病的基本知识,遵医嘱用药,定期门诊复查;有手术适应证者,尽早择期手术。改善居住环境,适当进行锻炼,加强营养,提高机体抵抗力;防寒保暖,拔牙、内镜等手术操作前,预防性使用抗生素;避免重体力劳动、剧烈运动或情绪激动。遵医嘱长期坚持使用青霉素预防风湿活动。

11. 感染性心内膜炎病人进行血培养标本采集应注意:告知病人采血需反复多次,以取得理解与合作。①未经治疗的亚急性病人,第一日间隔1小时采血1次,共3次。如次日未见细菌生长,重复采血3次后,开始抗生素治疗。②已用过抗生素者,停药2~7天后采血。③急性病人应在入院后3小时内,每隔1小时采血1次,共取3个血标本后开始治疗。④本病无须在体温升高时采血。每次取静脉血10~20ml进行需氧和厌氧菌培养,至少应培养3周。⑤采血时严格执行无菌技术操作原则,必要时加做药物敏感试验。

12. 心包穿刺术中的护理配合要点包括:①嘱病人勿剧烈咳嗽或深呼吸。②严格无菌操作,抽液过程中随时夹闭胶管,防止空气进入心包腔。③抽液要缓慢,每次抽液量不超过1 000ml,以防急性右心室扩张,一般第1次抽液量不宜超过200~300ml,若抽出新鲜血液,应立即停止抽吸,密切观察有无心脏压塞症状。④术中密切观察病人的反应,如病人感到心率加快、出冷汗、头晕等,应立即停止操作,及时协助医生处理。

(五)案例分析题

1.(1)根据目前的资料判断该病人目前主要的护理诊断/问题有:①疼痛 与心肌缺血、缺氧或心肌坏死有关。②气体交换受损 与胸闷憋气,心肌缺血、缺氧有关。③潜在并发症:高血压危象。

(2)对该病人进行健康指导的内容:避免各种诱发因素,避免精神紧张、劳累;合理膳食,少量多餐,戒烟限酒,忌浓茶、咖啡、辛辣等刺激性饮食;鼓励病人适当参加运动,提高活动耐力;监测血压,规律服用降压药物,定期到医院随访。

2.（1）根据目前的资料可以发现病人心慌、乏力、气短逐渐加重,日常生活活动即引起呼吸困难,因此主要护理诊断/问题为:气体交换受损 与肺淤血影响气体交换有关。

（2）主要护理措施:①嘱病人卧床休息,取半坐卧位,协助生活护理。②氧气吸入。③遵医嘱使用治疗心力衰竭及抗感染药物,观察药物疗效及不良反应。④给予高蛋白、高维生素、适当热量、易消化饮食。⑤密切观察病情变化,注意用药、用氧疗效。⑥指导病人避免诱发心力衰竭的诱因。

3.（1）根据病人的症状,判断病人出现了急性左心衰竭,病因为高血压,诱因为呼吸道感染。

（2）采取的措施为:①立即为病人安置端坐位,双腿下垂;暂禁食、水。②给予病人经鼻导管吸氧,湿化瓶内放入 20%~30% 酒精,氧流量 6~8L/min。③立即开放两条静脉通道。④遵医嘱用药:吗啡、利尿剂、血管扩张剂、洋地黄制剂、氨茶碱等。⑤注意保暖。

4. 根据该病人的症状并结合心电图,判断为阵发性室上性心动过速。现场可选择兴奋迷走神经的方法纠正心律失常。具体有:①刺激咽喉壁诱导恶心。②按摩颈动脉窦（病人取仰卧位,先按摩右侧,每次 5~10 秒,切勿双侧同时按摩）。③将面部浸于冰水内等。

5.（1）主要护理诊断/问题:①疼痛:胸痛 与心肌缺血坏死有关。②活动无耐力 与心肌氧的供需失调有关。③恐惧 与发作时的濒死感、监护室陌生环境及担心预后等有关。④潜在并发症:猝死、心律失常、心力衰竭、心律失常等。

（2）针对最主要的护理诊断/问题（急性疼痛:胸痛）,宜采取以下护理措施。①一般护理:绝对卧床休息,保持环境安静,谢绝探视。吸氧,氧流量 2~4L/min。予流质饮食,宜低钠、低脂、低胆固醇、富含维生素 C、清淡易消化、少量多餐,避免过饱。多进食新鲜蔬菜、水果,适量摄入粗纤维食物,保持大便通畅,严禁用力排便,以防猝死。②病情观察:立即送病人入冠心病监护室（CCU）,连续监测心电图,严密观察疼痛情况（部位、性质、持续时间、缓解方式）,监测生命体征,观察有无并发症;备好急救物品,保证静脉通路通畅。③用药护理:遵医嘱使用吗啡或哌替啶止痛,注意观察有无呼吸抑制;静滴硝酸酯类药物时定时监测血压;配合医生进行溶栓治疗,观察溶栓药物的不良反应（过敏反应、出血）,判断溶栓效果。进行经皮冠状动脉介入治疗（PCI）治疗者,按要求做好术前准备、术中配合和术后护理。④心理护理:向病人介绍CCU 的环境,简要解释疾病过程与治疗配合,减轻病人的心理负担,缓解病人恐惧心理。医护人员应有序工作,避免忙乱。烦躁不安者,遵医嘱使用镇静剂如地西泮。

6. 根据临床表现,判断该病人发生了急性肺水肿。应采取以下护理措施:①体位,立即协助病人端坐位,双腿下垂。②氧疗:保持呼吸道通畅,高流量吸氧,同时用 20%~30% 酒精湿化,必要时机械通气辅助呼吸。③病情观察:严密观察病情变化,监测生命体征、血氧饱和度、咳嗽咳痰等。④迅速建立静脉通道,遵医嘱正确用药:镇静,首选吗啡 5~10mg 皮下注射或静脉注射,注意观察有无呼吸抑制;快速利尿:20~40mg 呋塞米静脉注射,注意观察尿量;使用强心剂:毛花苷 C 稀释后缓慢静脉注射,注意观察心律、心率、心电图;血管扩张剂:可使用硝酸甘油或硝普钠静脉点滴,注意观察血压变化;解痉平喘:氨茶碱 0.25g 稀释后静脉点滴。⑤严格控制输液速度和总量,加强心理护理。

7.（1）该病人的主要护理诊断/问题有:①体温过高 与微生物感染有关。②营养失调:低于机体需要量 与发热导致机体消耗过多等有关。③潜在并发症:栓塞、心力衰竭等。

（2）该病人最主要的护理诊断/问题是:体温过高。应采取的护理措施主要有:①卧床休息,病室保持空气新鲜,温湿度适宜,保持安静,减少探视。②予高热量、高蛋白、高维生素、清淡、易消化饮食,做好口腔护理,注意补充水和电解质;少食多餐,避免过饱。③加强病情观察,重点观察体温及皮肤黏膜情况。每4小时测体温一次,予物理降温或温水擦浴,准确记录体温变化;观察病人有无皮肤瘀点、指(趾)甲下线状出血等。观察病人有无栓塞征象,如出现失语、吞咽困难、肢体活动受限等,应警惕脑动脉栓塞;肢体突发剧烈疼痛,局部皮肤温度下降,动脉搏动减弱或消失,应考虑外周动脉栓塞;突发胸痛、气急、发绀和咯血等,应警惕肺栓塞;出现腰痛、血尿等,应考虑肾栓塞。④做好用药护理。遵医嘱使用抗生素,注意观察药物疗效及不良反应;告知病人需大剂量、长疗程抗生素治疗才能杀灭病原菌;注意保护静脉,避免多次穿刺增加病人痛苦。⑤正确采集血培养标本:告知病人采血需反复多次,以取得病人的理解与合作;未经治疗的亚急性病人,在第一日间隔1小时采血1次,共3次;已用过抗生素者,停药2~7天后采血。每次取静脉血10~20ml,严格执行无菌技术操作。⑥做好心理护理:告知病人本病的基本知识,耐心向病人解释,安慰和鼓励病人,使其积极配合治疗。

8.(1)该病人目前主要的护理诊断/问题有:①疼痛:胸痛 与劳力负荷下肥厚的心肌耗氧增加和供血、供氧下降有关。②有受伤的危险 与梗阻性肥厚型心肌病所致头晕有关。③恐惧 与疾病本身预后较差有关。④潜在并发症:心力衰竭、栓塞、心律失常、猝死。

(2)对该病人应采取的护理措施包括:①休息、吸氧等一般护理。②加强病情观察。③遵医嘱用药,观察药物的治疗效果和不良反应。④进行心理护理。⑤进行疾病知识、用药、定期复诊等保健指导。

9.(1)该病人目前主要的护理诊断/问题有:①气体交换受损 与心包积液致心脏受压、肺淤血有关。②体液过多 与渗出性心包炎有关。③活动无耐力 与心排血量减少有关。④体温过高 与心包炎症有关。⑤并发症:休克 与心排血量减少有关。

(2)对该病人采取的护理措施包括:①休息、吸氧、注意输液的量和速度等一般护理。②加强病情观察。③遵医嘱用药,观察药物的治疗效果和不良反应。④配合医生完成心包穿刺及护理。⑤给予心理护理等。

第一节　消化系统疾病常见症状或体征的护理

【学习目标】

1. 掌握消化系统疾病常见症状或体征的护理评估要点、常见护理诊断／问题及护理措施。
2. 熟悉消化系统疾病常见症状或体征的概念。
3. 学会应用护理程序对恶心与呕吐、腹痛、便秘与腹泻、黄疸病人实施整体护理。
4. 具备对恶心与呕吐、腹痛等危急重症的判断及配合医生进行抢救的能力。

【重点与难点】

1. 重点　恶心、呕吐、腹痛、便秘、腹泻、黄疸的健康评估和临床观察要点。
2. 难点　恶心、呕吐、腹痛、便秘、腹泻、黄疸与常见疾病的关系。

【学习要点】

恶心与呕吐

（一）概述

恶心为上腹部不适、紧迫欲吐的感觉，伴有迷走神经兴奋的症状，如皮肤苍白、出汗、流涎、血压降低、心动过缓等。呕吐是通过胃的强烈收缩，迫使胃或部分小肠内容物经食管、口腔而排出体外的现象。

（二）重要知识点

1. 护理评估　①恶心与呕吐的病因。②恶心与呕吐的特点，呕吐的时间、频率、呕吐物的量和性状与各种疾病的关系；频繁恶心、呕吐后引发的并发症。③恶心与呕吐发生的时间、频率、诱因、与进食的关系；病人的生命体征、神志和营养状况；有无并发症或伴随症状出现。④发病后的心理反应，病人对治疗和护理的需求及病人家属对病人的关心程度。⑤辅助检查结果。

2. 常见护理诊断／问题　①有体液不足的危险　与大量呕吐导致失水有关。②潜在并发症：窒息。

3. 护理措施 ①为病人营造舒适的病室环境。②协助病人取坐位或侧卧位,头偏向一侧。③鼓励病人进食营养丰富、易消化的流质或半流质饮食,多饮水。④密切观察病情变化,监测并记录生命体征,防止窒息。⑤建立良好护患关系。

4. 健康指导 ①指导病人深呼吸,用鼻吸气,然后张口慢慢呼气,反复进行。②通过与病友交谈、听音乐、阅读喜爱的书籍和文章等方法转移注意力。

腹 痛

（一）概述

腹痛是腹部的感觉神经纤维受到炎症、缺血、损伤及理化因子等因素刺激后,产生冲动传至痛觉中枢所产生的疼痛感。多由腹部脏器疾病引起,但腹腔外疾病及全身性疾病也可引起。一般按起病急缓和病程长短,将腹痛分为急性腹痛和慢性腹痛两种。

（二）重要知识点

1. 护理评估 ①腹痛的病因、诱因。②腹痛部位、性质和程度与疾病的关系。③腹痛病人的生命体征、神志、神态、体位和营养状况,以及有无并发症或伴随症状出现。④病人疼痛后的心理反应。⑤血、尿、便常规;血液生化检查、腹腔穿刺液检查等结果。

2. 常见护理诊断／问题 ①疼痛:腹痛 与胃肠道炎症、溃疡及肿瘤等病变累及脏器包膜、腹膜壁层或内脏的感觉神经有关。②焦虑 与剧烈腹痛、反复或持续腹痛不易缓解有关。

3. 护理措施 ①卧床休息,协助病人采取减轻腹痛的体位;根据病情指导病人合理饮食。②根据腹痛的病因和程度采取不同的物理或药物止痛方法。③密切观察病人腹痛的部位、性质及程度,发作的时间、频率和持续时间;监测病人的生命体征、意识状态以及有无并发症出现。④遵医嘱用药,并观察药物和非药物止痛的疗效及不良反应。⑤注意安慰病人,指导病人情绪放松。

4. 健康指导 ①向病人和家属解释腹痛的病因和诱因。②指导病人正确的饮食原则;遵医嘱用药,注意药物止痛的疗效和副作用。③教会病人缓解腹痛的方法。

便秘与腹泻

（一）概述

便秘是指排便次数少或排便困难、不畅,粪便干结、粪质硬、量少,是一种常见症状,严重者影响病人的生活质量。腹泻是指排便次数多于平日习惯的频率,且粪质稀薄。

（二）重要知识点

1. 护理评估 ①便秘与腹泻的病因、诱因。②便秘与腹泻的特点以及与疾病的关系。③腹泻发生的时间、病程长短、粪便的性状;了解病人有无并发症或伴随症状出现。④病人长期便秘和频繁腹泻后的心理反应。⑤粪便、细菌学、血生化、X线、消化道内镜检查结果。

2. 常见护理诊断／问题 ①便秘 与肠蠕动减慢或药物不良反应引起排便不畅有关。②腹泻 与肠道疾病或全身性疾病有关。③有体液不足的危险 与大量腹泻引起失水有关。

3. 护理措施 ①卧床休息,鼓励便秘病人适量活动,多饮水,多进食富含粗纤维的食物;腹泻病人以少渣、易消化食物为主。②观察伴随症状、肛周皮肤、身体活动情况、意识状态等;监测排便情况、血生化指标、生命体征变化、尿量、皮肤颜色及弹性等。③遵医嘱用药,并观察药物的疗效及不良反应。④鼓励病人积极参加社会活动和运动锻炼,稳定情绪、放松精神。

4. 健康指导 ①指导病人正确饮食,便秘者多饮水。②养成良好的排便习惯。③合理安排生活和工作,做到劳逸结合。④遵医嘱用药,避免滥用泻药。⑤及时治疗和护理肛裂、肛周皮肤感染等问题。

黄　疸

（一）概述

黄疸是由于血清中胆红素浓度增高,巩膜、皮肤、黏膜以及其他组织和体液发生黄染的现象。正常血清中胆红素浓度为 1.7~17.1μmol/L,其中结合胆红素（CB）小于 3.42μmol/L,非结合胆红素（UCB）为 1.70~13.68μmol/L。胆红素在 17.1~34.2μmol/L 时,临床上不易察觉黄疸,称为隐性黄疸;胆红素值超过 34.2μmol/L 时出现的黄疸称为显性黄疸。黄疸按病因常分为肝细胞性黄疸、胆汁淤积性黄疸和溶血性黄疸。

（二）重要知识点

1. 护理评估　①黄疸的病因、有无家族遗传疾病。②溶血性黄疸、肝细胞性黄疸、梗阻性黄疸的特点。③病人黄疸的程度和范围,生命体征、意识状态以及皮肤有无瘙痒。④病人出现黄疸后的心理反应。⑤血液学检查结果。

2. 常见护理诊断/问题　①有皮肤完整性受损的危险　与胆汁淤积性黄疸致皮肤瘙痒有关。②身体意象紊乱　与黄疸所致外形改变有关。

3. 护理措施　①卧床休息,对于躁动不安的病人,应设床栏。针对不同病因给予病人合理饮食。②密切观察黄疸的分布、深浅,以及尿液颜色、粪便颜色、皮肤瘙痒程度,病人的伴随症状及其程度变化。③针对不同病因遵医嘱用药,并观察药物的疗效及不良反应。④关心、接纳病人,鼓励病人树立战胜疾病的信心。

4. 健康指导　①黄疸常伴皮肤瘙痒,夜间做好保暖。②每天可用温水洗浴或擦浴,选择棉质衣裤,剪短指甲,预防搔抓。③瘙痒严重者,用 2%~3% 碳酸氢钠溶液外涂。④遵医嘱口服抗胆胺类止痒药物,注意药物的疗效和副作用。⑤教会病人缓解腹痛的方法。

（邹春杰）

第二节　胃炎病人的护理

【学习目标】

1. 掌握慢性胃炎的主要病因、辅助检查和护理措施。
2. 熟悉急、慢性胃炎病人的身体状况及急、慢性胃炎的异同点。
3. 了解引起急性胃炎的主要病因和急性胃炎的治疗原则。
4. 应用护理程序对急、慢性胃炎病人实施整体护理。
5. 具备为急、慢性胃炎病人制订健康指导方案和组织实施的能力。

【重点与难点】

1. 重点　急性胃炎的病因、辅助检查;慢性胃炎的主要病因、临床诊断依据、护理措施。
2. 难点　慢性胃炎中自身免疫性胃炎的发病机制。

【学习要点】

（一）概述

胃炎指任何病因引起的胃黏膜炎症,常伴有上皮损伤和细胞再生,是最常见的消化道疾病之一。按临床发病缓急和病程长短,一般将其分为急性胃炎和慢性胃炎;根据病变范围分为胃窦胃炎、胃体胃炎和全胃炎;根据病因不同分为幽门螺杆菌相关性胃炎、自身免疫性胃炎、应激性胃炎、特殊类型胃炎;根据病理改变分为浅表性胃炎、萎缩性胃炎。胃炎可无明显症状;也可表现为上腹痛、饱胀不适、恶心、呕吐、食欲减退等;急性糜烂出血性胃炎者,表现为突发呕血和 / 或黑便,是上消化道出血常见病因之一。胃镜检查是诊断胃炎及分型的主要检查项目。在治疗上急性胃炎应针对病因和原发疾病;慢性胃炎则是消除病因、缓解症状、控制感染、防治癌前病变。

（二）重要知识点

1. 护理评估 ①急、慢性胃炎的病因、诱发因素。②急、慢性胃炎病人发病后的主要症状和体征。③病人发病后心理反应。④辅助检查结果。

2. 常见护理诊断 / 问题 ①疼痛:腹痛 与胃黏膜炎性病变有关。②营养失调:低于机体需要量 与食欲下降和消化吸收不良等有关。

3. 护理措施 ①急性发作者卧床休息,病情缓解后适当运动和锻炼,避免过度劳累;给予营养丰富、易消化的饮食,规律、科学进食。②观察病人症状、体征的变化以及有无并发症出现。③采用物理或药物缓解腹痛。④遵医嘱用药,禁用或慎用刺激胃黏膜的药物,注意观察药物疗效及不良反应。⑤安慰病人,使其树立治疗信心,消除不良情绪,积极配合治疗。

4. 健康指导 ①向病人及家属介绍本病的病因和预后,指导病人避免诱发因素,保持良好的心理状态。②养成良好的生活方式,饮食规律,注意饮食卫生和营养。③劳逸结合,合理安排工作和休息时间。④向病人介绍常用药物的名称、作用、服用剂量、用法、不良反应及注意事项,遵医嘱服药,坚持定期门诊复查。

（邹春杰）

第三节　消化性溃疡病人的护理

【学习目标】

1. 掌握消化性溃疡的病因、身体状况和护理措施。
2. 熟悉消化性溃疡的发病机制和常用药物。
3. 了解消化性溃疡发病机制和健康指导。
4. 能应用护理程序对消化性溃疡病人实施整体护理。
5. 具备熟练地为消化性溃疡病人进行健康指导的能力。

【重点与难点】

1. 重点 消化性溃疡的主要病因、临床特点;胃溃疡和十二指肠溃疡腹痛特点的比较;消化性溃疡的并发症、首选检查方法；常用抑制胃酸的药物、胃肠黏膜保护剂；消化性溃疡的护理措施和生活方式指导。

2. 难点　消化性溃疡发病的基本原理；抑制胃酸分泌药物的名称及其作用机制。

【学习要点】

（一）概述

消化性溃疡主要指发生在胃和十二指肠的慢性溃疡，即胃溃疡和十二肠溃疡，溃疡形成与胃酸/胃蛋白酶的消化作用有关，故称为消化性溃疡。临床特点为慢性过程、周期性发作、节律性上腹部疼痛，其发作有明显的季节性，秋冬和冬春之交发病较常见。临床上十二指肠溃疡比胃溃疡多见。

（二）重要知识点

1. 护理评估　①消化性溃疡的病因、诱发因素。②胃溃疡和十二指肠溃疡上腹疼痛特点的比较。③病人的并发症及其主要表现。④病人发病后心理反应。⑤胃镜和胃黏膜活组织、X线钡餐、幽门螺杆菌、粪便隐血试验检查结果。

2. 常见护理诊断/问题　①疼痛：腹痛　与胃酸刺激溃疡面引起化学性炎症反应有关。②营养失调：低于机体需要量　与疼痛导致摄入量减少及消化吸收障碍有关。③潜在并发症：上消化道出血、穿孔、幽门梗阻、癌变。

3. 护理措施　①溃疡活动期应卧床休息，缓解期鼓励病人适当活动，劳逸结合，避免餐后剧烈活动，避免诱发因素。②指导病人规律进食，选择营养丰富、清淡、易于消化的食物，以面食为主；避免食用刺激性较强的食物。③观察病人症状、体征、病情变化以及有无并发症出现，监测生命体征、意识状态。④遵医嘱用药，注意观察药物疗效及不良反应。⑤使病人保持良好的心态，积极进行健康宣教，帮助病人树立治疗信心，为病人争取家庭和社会的支持。

4. 健康指导　①向病人及家属讲解发病的病因及诱发因素，指导病人养成良好的生活方式，规律生活，劳逸结合，避免过度紧张和劳累，选择合适的锻炼方式，提高机体抵抗力。②指导病人建立良好的饮食习惯，戒烟酒，避免摄入刺激性食物和饮料。③指导病人遵医嘱服药，观察药物疗效和不良反应，不要随意停药或减量，避免复发。慎用阿司匹林、泼尼松、咖啡因及利血平等，定期复诊。

（邹春杰）

第四节　胃癌病人的护理

【学习目标】

1. 掌握胃癌病人的身体状况和护理措施。
2. 熟悉胃癌的病因和辅助检查。
3. 了解胃癌的发病机制。
4. 能应用护理程序对胃癌病人实施整体护理。
5. 具备熟练地为胃癌病人进行健康指导的能力。

【重点与难点】

1. 重点　胃癌病人的身体状况、护理措施。
2. 难点　胃癌的病因、发病机制、辅助检查。

【学习要点】

（一）概述

胃癌是起源于胃上皮的恶性肿瘤,是人类最常见的恶性肿瘤之一,发病率居消化道肿瘤的首位,在所有肿瘤中居第二位。我国属胃癌较高发病区,男性胃癌的发病率与死亡率均高于女性,男女之比约为 2∶1。发病年龄以中老年居多,高发年龄为 55~70 岁。

（二）重要知识点

1. 护理评估　①胃癌的发病因素,有无家族聚集倾向。②胃癌病人发病后的主要症状、体征和并发症。③病人发病后心理反应。④辅助检查结果。

2. 常见护理诊断 / 问题　①疼痛　与癌细胞浸润有关。②营养失调:低于机体需要量与吞咽困难、消化吸收障碍等有关。③预感性悲哀　与病人预感疾病的预后不良有关。

3. 护理措施　①根据病情采取适当的活动或休息方式;鼓励病人进食营养丰富的食物,不能进食者,遵医嘱静脉输入高营养物质。②密切观察病人疼痛的特点以及有无其他伴随症状,监测病人的生命体征变化。③遵医嘱用药,注意观察止痛药物的疗效和化疗药物的不良反应。④关心与体贴病人,稳定病人情绪,树立战胜疾病的信心,用积极的心态面对疾病。

4. 健康指导　①指导病人科学规律饮食。②指导病人定期复诊,监测病情变化,及时调整治疗方案。③指导病人规律生活,保证充足睡眠,根据病情和体力适量活动。④做好口腔、皮肤黏膜的护理,防止继发性感染。

（邹春杰）

第五节　炎症性肠病病人的护理

【学习目标】

1. 掌握炎症性肠病病人的身体状况和护理措施。
2. 熟悉炎症性肠病病人的健康指导和治疗方法。
3. 了解炎症性肠病的病因及发病机制。
4. 能应用护理程序对炎症性肠病病人实施整体护理。
5. 具备熟练地为炎症性肠病病人进行健康指导的能力。

【重点与难点】

1. 重点　炎症性肠病病人的身体状况、治疗、辅助检查、护理措施、健康指导。
2. 难点　溃疡性肠病的病因及发病机制。

【学习要点】

（一）概述

炎症性肠病（inflammatory bowel disease，IBD）指病因未明的发生于结肠和直肠黏膜层的慢性非特异性炎症性病变，包括溃疡性结肠炎（ulcerative colitis，UC）和克罗恩病（Crohn disease，CD）。IBD 的发病率有明显的地域差异及种族差异。近年来 IBD 的发病率在世界范围有持续增高的趋势。我国 UC 较 CD 多，且病情较轻，IBD 发病高峰年龄为 15~25 岁，亦见于儿童或老年人，男、女发病率无明显差异。

（二）重要知识点

1. 护理评估　①炎症性肠病的病因、家族聚集倾向。②炎症性肠病消化道、全身和肠外症状和体征；炎症性肠病的主要并发症。③病人发病后心理反应。④粪便、纤维结肠镜和黏膜活组织、X 线钡剂灌肠等辅助检查结果。

2. 常见护理诊断/问题　①腹痛　与肠道炎症、溃疡有关。②腹泻　与结肠炎症有关。③营养失调：低于机体需要量　与机体营养丢失及吸收障碍有关。

3. 护理措施　①注意休息，减少活动量，重症者应卧床休息，减轻腹泻和腹痛症状；保持病室安静；给予质软、易消化、少纤维素、富含营养、高热量的食物，避免刺激性食物，病情严重者禁食，遵医嘱给予静脉高营养。②观察症状、体征及生命体征的变化；监测血红蛋白及电解质的变化；定期监测病人的营养状况。③采用物理或药物缓解腹痛；使用止泻、解痉药物。④遵医嘱用药，注意观察药物疗效及不良反应。⑤鼓励病人树立战胜疾病的自信心，积极地配合治疗。

4. 健康指导　①指导病人合理休息，合理饮食。②指导病人坚持治疗，不要随意更换药物或停药，服药期间需大量饮水。③一旦出现异常情况，应及时就诊。

（邹春杰）

第六节　肝硬化病人的护理

【学习目标】

1. 掌握肝硬化病人失代偿期的身体状况、饮食和腹水的护理措施。
2. 熟悉肝硬化的概念、病因和治疗原则。
3. 了解肝硬化的发病机制、相关检查的临床意义。
4. 应用护理程序对肝硬化病人实施整体护理。
5. 具备为肝硬化病人进行健康指导的能力。

【重点与难点】

1. 重点　肝硬化病人失代偿期的身体状况；肝硬化病人饮食的护理措施；肝硬化病人腹水的护理措施。
2. 难点　肝硬化的发病机制；肝硬化侧支循环建立和开放的临床意义；肝硬化腹水形成的机制；肝硬化并发症发生的原因。

【学习要点】

（一）概述

肝硬化是一种由不同病因引起的慢性进行性弥漫性肝病，病理特点为广泛的肝细胞变性坏死，再生结节形成，纤维组织增生，正常肝小叶结构破坏和假小叶形成。肝硬化以肝功能损害和门静脉高压为主要表现，晚期常出现上消化道出血、肝性脑病、继发感染等并发症。病毒性肝炎是我国引起肝硬化最常见的病因，主要是乙型肝炎。慢性酒精中毒是西方国家引起肝硬化的主要原因。此外，药物或化学毒物、营养障碍、胆汁淤积、寄生虫感染等也可导致肝硬化。肝硬化目前尚无特效治疗，关键在于早期诊断，针对病因治疗，注重一般治疗和支持疗法，保护肝细胞，延长代偿期，预防肝癌。失代偿期，主要是对症治疗，改善肝功能和防治并发症。肝移植术是治疗晚期肝硬化的最佳方法。

（二）重要知识点

1. 护理评估　①询问本病的病因和诱因，有无肝炎、输血史，是否嗜酒，有无长期接触砷、磷、四氯化碳等化学毒物和使用损害肝脏药物，有无胆道疾病、寄生虫病等病史，有无家族遗传性疾病、免疫紊乱、消化不良等。②判断病人目前处于代偿期还是失代偿期，有无全身症状、消化道症状、出血倾向及贫血、内分泌失调等肝功能减退的表现，有无脾大、脾功能亢进、侧支循环的建立和开放、腹水等门静脉高压的表现，肝脏的大小、质地、表面、边缘及压痛情况，有无发生上消化道出血、肝性脑病、感染、电解质和酸碱平衡紊乱、原发性肝癌、肝肾综合征等并发症。③病人有无焦虑、惊慌、恐惧等心理反应。④了解各项辅助检查结果。

2. 常见护理诊断／问题　①营养失调：低于机体需要量　与肝功能减退、门静脉高压引起食欲减退、营养物质摄入减少、消化和吸收障碍有关。②体液过多　与肝功能减退、门静脉高压引起水钠潴留有关。③焦虑　与担心疾病预后、经济负担过重等有关。④有感染的危险　与机体抵抗力低下、门静脉侧支循环开放等因素有关。⑤潜在并发症：上消化道出血、肝性脑病、肝肾综合征、继发感染。

3. 护理措施　①根据病情适当安排休息和活动，代偿期病人可参加轻工作，活动量以不加重疲劳或其他症状为宜，失代偿期应以卧床休息为主，肝硬化并发感染时，应绝对卧床休息。②根据病情给予高热量、高蛋白、高维生素、易消化、适量脂肪、产气少的饮食，减少动物脂肪的摄入，少喝浓茶、咖啡，禁酒。血氨增高时，限制或禁食蛋白质。有静脉曲张者应进食菜泥、肉末、软食等，避免进食粗糙、坚硬的食物，避免带骨或带刺、油炸或辛辣食物，进食时应细嚼慢咽。③观察病情，注意有无并发症发生。④少量腹水时取平卧位，大量腹水者取半卧位，限制水、钠摄入，避免腹内压骤增的因素，观察腹水和下肢水肿的消长情况，加强皮肤的护理。⑤做好用药的护理，注意观察药物的疗效和不良反应。⑥给予病人安慰和支持，稳定病人情绪。

4. 健康指导　①应向病人及家属讲解肝硬化的有关知识和自我护理的方法，指导病人树立治病信心。②指导病人合理安排工作与生活。③指导病人遵循饮食治疗原则和计划，以高热量、高蛋白、维生素丰富、易消化的食物为宜，做到定时、定量、有节制。④指导病人及家属预防压疮的发生及皮肤瘙痒的防治措施。⑤预防感染，严格遵医嘱用药，注意观察药物疗效及不良反应，定期门诊随访。⑥指导照顾者理解和关心病人，熟悉上消化道出血、肝性脑病等并发症的表现，发现病情变化，及时就诊。

（张俊玲）

第七节　原发性肝癌病人的护理

【学习目标】

1. 掌握原发性肝癌的病因和病人身体状况。
2. 熟悉原发性肝癌的相关检查和治疗原则。
3. 了解原发性肝癌的病理分型和转移途径。
4. 应用护理程序对原发性肝癌病人实施整体护理。
5. 具备为原发性肝癌病人进行健康指导的能力。

【重点与难点】

1. 重点　原发性肝癌的病因；原发性肝癌病人的身体状况；原发性肝癌行肝动脉化疗栓塞病人的护理。
2. 难点　原发性肝癌的治疗原则。

【学习要点】

（一）概述

原发性肝癌简称为肝癌，指发生自肝细胞或肝内胆管上皮细胞等肝组织细胞的恶性肿瘤，是我国最常见的恶性肿瘤之一。本病多见于中年男性，以 40~49 岁多见。在我国乙型病毒性肝炎（HBV）是肝癌的重要致病因子，肝癌常与肝硬化并存。此外，粮食受黄曲霉毒素 B_1 污染、饮用水污染、长期饮酒等均与肝癌发生有密切的关系，而遗传因素、有机氯类农药、寄生虫感染等可能是发生肝癌的危险因素。原发性肝癌起病隐匿，早期缺乏典型表现，经 AFP 普查出的早期病例无任何症状、体征，称为亚临床肝癌。原发性肝癌主要表现有肝区疼痛、食欲减退、乏力、进行性消瘦、肝脏进行性肿大、黄疸等。原发性肝癌大体分型以结节型最常见，肝内血行转移是最早、最常见的转移方式，最常见的转移部位是肺脏。原发性肝癌常见的并发症有肝性脑病、上消化道出血、肝癌结节破裂出血、继发感染等。手术切除是目前根治原发性肝癌的首选方法，早期肝癌尽量采取手术切除，不能切除者采取综合治疗措施。肝动脉化疗栓塞治疗是原发性肝癌非手术治疗的首选方案。

（二）重要知识点

1. 护理评估 ①询问病人发病的可能病因，有无肝炎、肝硬化及寄生虫感染病史，有无长期食用含黄曲霉菌、亚硝胺类物质的食品，有无长期饮用污染水，有无长期酗酒，有无长期接触有机氯类农药，有无家族史等。②肝区疼痛特点，有无伴随消化道及全身症状，肝脏有无肿大，肝脏质地、表面、边缘有无异常改变，有无压痛，有无黄疸、肝硬化征象，有无转移灶症状及伴癌综合征，有无发生并发症。③病人心理反应阶段，有无恐惧、易怒、悲观、绝望等心理反应，社会支持系统情况。④了解甲胎蛋白等肿瘤标志物、B 超、增强 CT、肝活组织检查等的结果。

2. 常见护理诊断 / 问题 ①慢性疼痛 与肿瘤迅速增大引起肝包膜张力增高或手术、肝动脉栓塞术后产生栓塞综合征等有关。②营养失调：低于机体需要量 与恶性肿瘤对机体造成的慢性消耗、食欲下降、化疗所致的胃肠道反应等有关。③对死亡的焦虑 与担忧疾病预后不良有关。④潜在并发症：肝性脑病、上消化道出血、肝癌结节破裂出血、感染等。

3. 护理措施 ①合理安排生活，注意休息，保证充足的睡眠，避免劳累。给予高蛋白、高维生素、适当热量、清淡易消化食物，避免高脂、高热量、刺激性食物，戒烟、酒。腹水严重者应限制水的摄入量，给予低钠饮食。伴有肝衰竭或肝性脑病的病人应限制蛋白质的摄入量，甚至禁食。②指导并协助病人减轻疼痛。③观察肝区疼痛的特点，有无伴随消化道及全身症状，肝脏有无肿大及其特点，有无黄疸、肿瘤转移、并发症发生。④做好肝动脉化疗栓塞化疗前、化疗中、化疗后的护理。⑤与病人建立良好的护患关系，对病人进行心理疏导，稳定病人情绪，使其树立战胜疾病的信心。

4. 健康指导 ①建立健康积极的生活方式，积极配合治疗和护理，提高抗癌能力。②定期复查 AFP、肝功能、B 超、CT 等，以利于监测病情变化和调整治疗方案，发现异常，及时就医。③遵医嘱服药，忌服用对肝脏有损伤的药物，坚持治疗，定期随访。④宣传及普及肝癌的预防知识。

（张俊玲）

第八节 肝性脑病病人的护理

【学习目标】

1. 掌握肝性脑病的概念、病因、诱因和临床分期及特点。
2. 熟悉肝性脑病的病因、检查和治疗原则。
3. 了解肝性脑病的发病机制及相关检查。
4. 应用护理程序对肝性脑病病人实施整体护理。

【重点与难点】

1. 重点 肝性脑病的概念；肝性脑病的诱因；肝性脑病的临床分期及表现；肝性脑病病人饮食和用药的护理措施。
2. 难点 肝性脑病的发病机制；肝性脑病的治疗原则。

【学习要点】

（一）概述

肝性脑病又称肝昏迷,是由严重肝病或门-体分流引起的、以代谢紊乱为基础的中枢神经系统功能失调综合征,临床表现轻者仅有轻微的智力损害,严重者有意识障碍、行为失常和昏迷。肝硬化是引起肝性脑病的最常见原因之一,尤其病毒性肝炎后肝硬化最常见。此外,门体分流术、感染、肝炎、暴发性肝衰竭、原发性肝癌、妊娠期急性脂肪肝、严重胆道感染等也可引起肝性脑病,上消化道出血、高蛋白饮食、大量排钾利尿剂、镇静催眠药和麻醉药、含氮药物、抗结核等药物、放腹水、便秘、尿毒症、外科手术、低血糖等可诱发肝性脑病。肝性脑病目前尚无特效疗法,常采用综合治疗措施。治疗主要包括:去除诱因、减少肠内氮源性毒物的生成和吸收、使用降低血氨和调节神经递质药物、基础疾病治疗和对症治疗。

（二）重要知识点

1. 护理评估 ①病人患病的相关病因和诱因。②根据意识障碍程度、神经系统表现和脑电图改变判断临床分期:0期(潜伏期)、1期(前驱期)、2期(昏迷前期)、3期(昏睡期)、4期(昏迷期)。③病人发病后家属对病人当前所处健康状况的看法、应对能力,是否有照顾者角色困难,有无焦虑、恐惧等心理问题等。④查看血氨、脑电图、心理智能测验、影像学检查等结果。

2. 常见护理诊断/问题 ①急性意识障碍 与血氨增高对神经系统有毒性作用和影响神经传导有关。②营养失调:低于机体需要量 与肝衰竭、消化吸收障碍及限制蛋白摄入等有关。③有感染的危险 与长期卧床、营养不良、机体抵抗力下降有关。④知识缺乏:缺乏预防、护理肝性脑病的有关知识。

3. 护理措施 ①以卧床休息为主,昏迷病人取仰卧位,头偏向一侧,专人护理;意识恢复清醒者,加强巡视,保证病人安全,刺激、训练病人的定向力。②给予高热量(以糖类为主要食物)、足够维生素的饮食,减少脂肪类食物,控制蛋白质的摄入。显著腹水病人应限钠、限水。③观察生命体征、瞳孔、尿量、意识及精神状态,注意有无肝性脑病的早期表现,监测血氨、肝肾功能、电解质的变化。④遵医嘱使用药物,并密切观察药物的不良反应。⑤做好昏迷病人的护理,预防和控制感染。⑥积极与病人和家属沟通,耐心解释、劝导,增强病人和家属战胜疾病的信心,并让家属了解本病的特点,给予病人充分的关照和支持。

4. 健康指导 ①向病人和家属介绍肝性脑病的相关知识,指导病人和家属避免其诱发因素。②以卧床休息为主,根据病情和体力适当活动,家属多陪伴和安慰病人,不责怪其异常行为。③饮食要保证充足的热量,选择摄入植物蛋白,少吃高脂肪的食物,不宜多吃富含维生素B_6的食物。④严格按医嘱服药,观察药物的不良反应,定期随访。⑤指导家属给予病人精神支持和良好的生活照顾,能识别肝性脑病的早期征象,让病人及时到医院就诊。

（张俊玲）

第九节 急性胰腺炎病人的护理

【学习目标】

1. 掌握急性胰腺炎的病因、身体状况和治疗原则。
2. 熟悉急性胰腺炎的概念和辅助检查。
3. 了解急性胰腺炎的发病机制。
4. 学会应用护理程序对急性胰腺炎病人实施整体护理。

【重点与难点】

1. 重点 急性胰腺炎的病因、身体状况、治疗原则及护理措施。
2. 难点 急性胰腺炎病人的发病机制、病理改变及辅助检查。

【学习要点】

（一）概述

急性胰腺炎是多种病因导致胰腺分泌的胰酶被激活后引起胰腺及其周围组织自身消化的化学性炎症。病因主要包括胆道疾病、大量饮酒和暴饮暴食,还包括急性流行性腮腺炎、传染性单核细胞增多症、腹部外伤及腹腔手术、经内镜逆行胰胆管造影检查等。

临床表现为腹痛、恶心、呕吐及腹胀、发热,水、电解质及酸碱平衡紊乱,低血压和休克。治疗原则为解痉止痛、抑制胰液分泌、补充血容量,纠正水、电解质和酸碱平衡紊乱,防止和治疗并发症。药物以喹诺酮类或亚胺培南为佳,联合应用抗厌氧菌药。抑制胰酶活性常用药物有抑肽酶、加贝酯等。生长抑素及其类似物奥曲肽具有抑制胰液分泌和胰酶合成的作用。

（二）重要知识点

1. 护理评估 ①了解既往史及诱发因素。②发病后的主要身体状况、病情严重程度、局部及全身并发症。③病人发病后心理-社会状况。④辅助检查结果。

2. 常见护理诊断/问题 ①急性疼痛 与急性胰腺炎所致的胰腺及周围组织水肿有关。②体温过高 与胰腺炎症、坏死和继发感染有关。③有体液不足的危险 与禁食、呕吐、胃肠减压或胰腺出血有关。④潜在并发症:休克、急性腹膜炎、急性呼吸窘迫综合征、急性肾衰竭等。

3. 护理措施 ①禁食禁饮 1~3 日,必要时给予胃肠减压。②绝对卧床休息,协助病人取弯腰屈膝侧卧位,以缓解疼痛。③密切观察病人生命体征及神志变化,监测血氧情况;观察呕吐物及胃肠减压引流物的量及性质,准确记录 24 小时出入量。④观察药物疗效及用药后的不良反应。⑤向病人及家属解释疼痛的原因,指导缓解疼痛的方法。⑥减轻病人的紧张、焦虑情绪,使病人树立战胜疾病的信心。

4. 健康指导 ①向病人及家属详细介绍急性胰腺炎的主要病因、诱因、发生发展过程、治疗方法及预后。②指导病人积极预防和治疗各种胆道疾病,如胆石症、胆道感染及胆道蛔虫等。③指导病人养成良好的生活方式和规律进食的习惯,注意饮食卫生。④避免进食高脂食物及暴饮暴食,注意劳逸结合,戒烟戒酒,以防本病复发。

（南桂英）

第十节　上消化道大量出血病人的护理

【学习目标】

1. 掌握上消化道大量出血的概念、身体状况和治疗原则。
2. 熟悉上消化道大量出血的病因和辅助检查。
3. 学会应用护理程序对上消化道大量出血病人实施整体护理。
4. 具有关心、爱护、尊重病人的职业素养及人文关怀精神。

【重点与难点】

1. 重点　上消化道大量出血病人的身体状况评估、治疗原则、护理诊断/问题及护理措施。
2. 难点　上消化道大量出血病人有无活动性出血或再次出血的判断以及抢救配合。

【学习要点】

（一）概述

上消化道大量出血是指屈氏韧带以上的消化道,包括食管、胃、十二指肠、胰腺、胆道及胃空肠吻合术后的空肠病变引起的出血,在数小时内其失血量超过 1 000ml 或循环血容量的20%,是临床上的常见急症。上消化道出血主要病因是消化系统疾病及全身性疾病,如消化性溃疡、食管 - 胃底静脉曲张破裂、急性胃黏膜损害和胃癌等。临床表现为呕血与黑便、失血性周围循环衰竭、氮质血症、发热、血象变化。治疗原则为迅速补充血容量、纠正水电解质失衡、抗休克、止血治疗等,同时积极进行病因诊断,必要时手术。药物止血可给予 H_2 受体拮抗剂或质子泵抑制剂,减少胃酸分泌;食管 - 胃底静脉曲张破裂出血者,使用垂体后叶素。也可应在内镜直视下止血或气囊压迫止血等。

（二）重要知识点

1. 护理评估　①了解既往史及诱发因素。②出血后的主要身体状况、病情严重程度。③病人发病后心理 - 社会状况。④辅助检查结果。

2. 常见护理诊断/问题　①体液不足　与上消化道大出血有关。②活动无耐力　与上消化道大出血引起失血性周围循环衰竭有关。③有窒息的危险　与血液反流入气管有关。④恐惧　与突然发生上消化道大出血及害怕其对生命有威胁有关。⑤潜在并发症:休克。

3. 护理措施　①大量出血者暂禁食;少量出血、无呕吐者,给予温凉流质饮食,待出血停止 24~48 小时后,进食营养丰富、易消化的半流质饮食或软食,注意少量多餐,逐步过渡到正常饮食。②大出血时绝对卧床休息,取去枕平卧位,下肢略抬高,休克时取仰卧中凹位;呕血时头偏向一侧。③密切观察生命体征、神志、尿量、皮肤色泽及肢端温度的变化,准确记录24小时出入量。④详细询问并观察呕血及黑便的颜色、性状、量及次数,正确估计出血量和速度。⑤观察止血药的效果,判断有无活动性出血或再次出血。⑥做好双气囊三腔管压迫止血的护理。⑦向病人及家属解释发病的原因、各种检查和治疗护理的目的,减轻其紧张、焦虑情绪,使病人树立战胜疾病的信心。

4. 健康指导　①向病人及家属详细介绍引起消化道出血的主要病因、诱因、治疗及预后,减少再次出血的危险。②鼓励病人积极治疗原发病,如消化性溃疡病人应遵医嘱抗溃疡治疗,避免服用对胃黏膜有刺激的药物(如阿司匹林、激素类药物等);食管-胃底静脉曲张破裂出血病人应遵医嘱进行降门脉压力治疗。③饮食应规律、卫生,多进食营养丰富、易消化的食物,避免过饱及进食粗纤维、坚硬、刺激性食物及饮料。

(南桂英)

【测试练习】

(一)选择题

A1 型题

1. 便秘是指排便次数
   A. < 3 次 / 周　　　　　　B. < 2 次 / 周　　　　　　C. < 1 次 / 周
   D. < 1 次 /2 周　　　　　　E. < 1 次 /3 周

2. 应给予腹泻病人的饮食是
   A. 高膳食纤维饮食　　　　B. 高脂肪饮食　　　　　　C. 低胆固醇饮食
   D. 低盐饮食　　　　　　　E. 少渣饮食

3. 为预防便秘,成人每天的饮水量至少应在
   A. 500ml　　　　　　　　B. 1 000ml　　　　　　　C. 1 500ml
   D. 2 000ml　　　　　　　E. 2 500ml

4. 急性胃炎的确诊依赖于
   A. 胃镜检查　　　　　　　B. B 超检查　　　　　　　C. X 线检查
   D. 血常规检查　　　　　　E. 胃黏膜活检

5. 慢性胃炎病人应**避免**口服
   A. 链霉素　　　　　　　　B. 庆大霉素　　　　　　　C. 泼尼松
   D. 多潘立酮　　　　　　　E. 甲氧氯普胺

6. 最易引起胃黏膜急性糜烂和出血的疾病是
   A. 上呼吸道感染　　　　　　　　　　　　B. 原发性高血压
   C. 冠状动脉粥样硬化性心脏病　　　　　　D. 甲状腺功能亢进症
   E. 大面积烧伤

7. 引起慢性胃炎最主要的病因是
   A. 嗜烟酒　　　　　　　　B. 饮浓茶　　　　　　　　C. 食物过硬
   D. 幽门螺杆菌感染　　　　E. 大肠杆菌感染

8. 符合慢性胃窦胃炎临床表现的是
   A. 长期腹胀不适,餐后加重　　　　　　　B. 贫血、消瘦

    C. 返酸、呕吐、腹泻　　　　　　　　　　D. 长期上腹痛,餐后缓解

    E. 上腹部疼痛,向肩背部放射

9. 关于慢性胃炎的叙述,正确的是

    A. 多好发于青壮年　　　　　　　　　　B. 自身免疫性胃炎可伴有贫血

    C. 常有规律性腹部疼痛特点　　　　　　D. 均应进行抗幽门螺杆菌治疗

    E. 萎缩性胃炎随年龄增加症状可逐渐减轻

10. 急、慢性胃炎病人有少量出血时,为中和胃酸可给予

    A. 米汤　　　　　　　　B. 肉汤　　　　　　　　C. 绿色蔬菜

    D. 温开水　　　　　　　E. 凉开水

11. 易加重慢性胃炎病人病情的药物是

    A. 消胆胺　　　　　　　B. 山莨菪碱　　　　　　C. 雷尼替丁

    D. 强的松　　　　　　　E. 黄连素

12. 近年来认为消化性溃疡的最主要致病因素是

    A. 遗传因素　　　　　　　　　　　　　B. 吸烟、嗜酒

    C. 胃酸增多　　　　　　　　　　　　　D. 长期服用非甾体抗炎药

    E. 幽门螺杆菌感染

13. 消化性溃疡病人最主要的症状是

    A. 食欲下降　　　　　　B. 返酸、嗳气　　　　　C. 恶心、呕吐

    D. 呕血、黑便　　　　　E. 节律性上腹痛

14. 年长的消化性溃疡病人上腹疼痛节律性消失时,应警惕

    A. 慢性胃炎　　　　　　B. 溃疡出血　　　　　　C. 幽门梗阻

    D. 胃穿孔　　　　　　　E. 癌变

15. 胃溃疡病人上腹部疼痛的典型节律是

    A. 疼痛 - 进食 - 缓解　　B. 进食 - 缓解 - 疼痛　　C. 缓解 - 疼痛 - 进食

    D. 进食 - 疼痛 - 缓解　　E. 疼痛 - 进食 - 疼痛

16. 诊断消化性溃疡最有价值的辅助检查是

    A. 胃镜及黏膜活组织检查　　　　　　　B. X 线钡餐检查

    C. 幽门螺杆菌检测　　　　　　　　　　D. 血清胃泌素测定

    E. 胃液分析

17. 与消化性溃疡发生关系密切的细菌是

    A. 大肠杆菌　　　　　　B. 轮状病毒　　　　　　C. 幽门螺杆菌

    D. 溶血性链球菌　　　　E. 金黄色葡萄球菌

18. 消化性溃疡最主要的发病因素是

    A. 十二指肠肠壁薄弱　　B. 习惯性便秘　　　　　C. 先天畸形

    D. 黏膜萎缩　　　　　　E. 幽门螺杆菌感染

19. 在消化性溃疡发病中起决定性作用的因素是

    A. 药物　　　　　　　　B. 吸烟　　　　　　　　C. 精神因素

    D. 饮食失调　　　　　　E. 胃酸、胃蛋白酶

20. 胃溃疡活动期,最典型的腹痛特点是

    A. 夜间腹痛明显　　　　　　　　　　　B. 空腹时腹痛明显

    C. 餐后 0.5~1 小时腹痛明显   D. 餐后即刻腹痛明显

    E. 进餐时腹痛明显

21. 十二指肠溃疡病人腹痛的特点为

    A. 空腹时腹痛明显   B. 餐后即刻腹痛明显

    C. 餐后 0.5~1 小时腹痛明显   D. 进餐时腹痛明显

    E. 餐后 2 小时腹痛明显

22. 消化性溃疡特征性的临床表现是

    A. 黄疸   B. 食欲下降   C. 恶心、呕吐

    D. 返酸、嗳气   E. 节律性和周期性上腹痛

23. 胃癌的好发部位依次是

    A. 胃小弯、胃窦、胃大弯   B. 胃窦、胃小弯、贲门   C. 贲门、胃窦、胃大弯

    D. 胃小弯、贲门、胃窦   E. 胃窦、贲门、胃小弯

24. 胃部癌前病变主要是指

    A. 肠上皮化生   B. 假幽门腺化生   C. 胃腺体萎缩

    D. 胃腺体增生   E. 胃黏膜不典型增生

25. 胃癌血行转移最常见的部位是

    A. 骨骼   B. 肺脏   C. 卵巢

    D. 皮肤   E. 肝脏

26. 轻症溃疡性结肠炎病人的首选治疗药物是

    A. 抗生素   B. 制酸剂   C. 柳氮磺吡啶

    D. 质子泵抑制剂   E. 肾上腺糖皮质激素

27. 溃疡性结肠炎病人的饮食应

    A. 高热量、高脂肪、高盐   B. 高热量、高蛋白、少纤维素

    C. 高热量、高维生素、高盐   D. 低热量、低蛋白、高纤维素

    E. 低热量、低蛋白、少纤维素

28. 在我国肝硬化最常见的原因是

    A. 酒精中毒   B. 胆汁淤滞   C. 循环障碍

    D. 病毒性肝炎   E. 肝血吸虫病

29. 肝硬化病人门脉高压的突出临床表现是

    A. 水肿   B. 脾大   C. 肝掌

    D. 贫血   E. 蜘蛛痣

30. 肝硬化失代偿期病人贫血的最主要的原因是

    A. 出血   B. 溶血   C. 营养不良

    D. 脾功能亢进   E. 消化吸收障碍

31. 肝硬化病人最常见的并发症是

    A. 肝性脑病   B. 上消化道出血   C. 原发性肝癌

    D. 电解质紊乱   E. 感染

32. 肝硬化形成的病理标志是

    A. 假小叶形成   B. 弥漫性纤维化   C. 再生结节形成

    D. 肝细胞变性坏死   E. 肝内血管床扭曲

33. 原发性肝癌最早、最常见的症状是
   A. 肝区疼痛　　　　　　B. 食欲减退　　　　　C. 黄疸
   D. 发热　　　　　　　　E. 消瘦

34. 最符合原发性肝癌特征性的表现是
   A. 体重减轻　　　　　　B. 持续发热　　　　　C. 进行性黄疸
   D. 肝进行性肿大　　　　E. 反复腹泻

35. 大多数原发性肝癌肝区疼痛的特点是
   A. 间歇性隐痛　　　　　B. 持续性胀痛　　　　C. 阵发性绞痛
   D. 刀割样疼痛　　　　　E. 烧灼样疼痛

36. 目前根治原发性肝癌最好的方法是
   A. 手术切除　　　　　　B. 放射治疗　　　　　C. 化学治疗
   D. 生物和免疫治疗　　　E. 肝动脉化疗栓塞治疗

37. 慢性肝炎病人的甲胎蛋白测定持续阳性可提示
   A. 肝硬化　　　　　　　B. 肝脓肿　　　　　　C. 肝转移癌
   D. 原发性肝癌　　　　　E. 慢性活动性肝炎

38. 原发性肝癌最早、最常见的转移方式是
   A. 血行转移　　　　　　B. 淋巴转移　　　　　C. 种植转移
   D. 直接蔓延　　　　　　E. 肝内血行转移

39. 肝性脑病最常见的诱发因素是
   A. 高热量饮食　　　　　B. 高蛋白饮食　　　　C. 高维生素饮食
   D. 高脂肪饮食　　　　　E. 高糖饮食

40. 肝性脑病最重要的体征是
   A. 肌张力增高　　　　　B. 角膜反射消失　　　C. 瞳孔散大
   D. 扑翼样震颤　　　　　E. 颈项强直

41. 减少肝性脑病肠道毒物形成和吸收有效的方法是
   A. 灌肠和导泻　　　　　B. 应用降氨药物　　　C. B_1 受体拮抗剂
   D. 输新鲜血　　　　　　E. 肝移植

42. 需要绝对禁食的是
   A. 急性水肿型胰腺炎　　　　　　　　　B. 十二指肠溃疡出现黑便
   C. 慢性胃炎恶心、呕吐明显　　　　　　D. 胃溃疡大便隐血试验持续阳性
   E. 肝性脑病前期

43. 急性胰腺炎属于
   A. 感染性疾病　　　　　B. 遗传性疾病　　　　C. 自身免疫性疾病
   D. 自身消化性疾病　　　E. 结缔组织疾病

44. 急性胰腺炎病人禁用的药物是
   A. 阿托品　　　　　　　B. 山莨菪碱　　　　　C. 哌替啶
   D. 吗啡　　　　　　　　E. 思他宁

45. 为减轻急性胰腺炎病人的腹部疼痛,可协助其采取的卧位是
   A. 俯卧位　　　　　　　B. 去枕平卧位　　　　C. 屈膝侧卧位
   D. 头低足高位　　　　　E. 半坐卧位

46. 急性胰腺炎,首先升高的指标是
    A. 血淀粉酶　　　　　B. 尿淀粉酶　　　　　C. 血脂肪酶
    D. 血糖　　　　　　　E. 血钙

47. 当病人出现呕血时,提示胃内潴留血量至少达到
    A. 5~10ml　　　　　　B. 50~100ml　　　　　C. 150~200ml
    D. 250~300ml　　　　 E. 350~400ml

48. 上消化道出血病人,提示有活动性出血的是
    A. 黑便量增加伴肠鸣音亢进　　　　　　B. 肿大的脾脏缩小后恢复
    C. 网织红细胞持续下降　　　　　　　　D. 血细胞比容继续升高
    E. 血尿素氮持续下降

49. 上消化道大量出血易引起氮质血症,最主要的原因是
    A. 血液中蛋白质消化后在肠道吸收　　　B. 血液中氮质排出障碍
    C. 肝脏解毒功能下降　　　　　　　　　D. 肾血流量下降
    E. 肾衰竭

50. 对判断上消化道活动性出血最有意义的是
    A. 黑便次数　　　　　B. 血压下降　　　　　C. 腹痛加重
    D. 心率增快　　　　　E. 血尿素氮增高

51. 提示消化道出血停止的征象是
    A. 大便黑色,稀烂　　　B. 上腹部疼痛减轻　　　C. 网织红细胞计数升高
    D. 血尿素氮趋正常　　　E. 呕出的血液呈暗红色

A2 型题

1. 病人,男性,23 岁。聚餐后出现恶心,呕吐咖啡色胃内容物约 200ml,伴头晕乏力、尿少。首诊护士最重要的观察项目是
    A. 皮肤弹性　　　　　B. 意识　　　　　　　C. 呼吸
    D. 体温　　　　　　　E. 血压

2. 病人,女性,22 岁。妊娠 3 周,恶心、呕吐 2 周入院。病人的饮食原则是
    A. 高热量、高蛋白、富含维生素　　　　　B. 高热量、高脂肪、富含维生素
    C. 高热量、高钠、富含维生素　　　　　　D. 高热量、高脂肪、富含纤维素
    E. 高热量、高钠、富含纤维素

3. 病人,男性,28 岁。餐后出现上腹部持续性剧烈疼痛,疼痛向腰背部呈带状放射,伴恶心、呕吐 2 小时。应考虑的疾病是
    A. 急性胃炎　　　　　B. 急性肠炎　　　　　C. 急性胰腺炎
    D. 胃溃疡穿孔　　　　E. 十二指肠溃疡

4. 病人,男性,36 岁。餐后出现上腹部疼痛,2 小时后疼痛波及全腹,伴恶心、呕吐。有"溃疡"病史 5 年。身体评估:神志清楚,痛苦表情,全腹肌紧张、压痛、反跳痛,腹部移动性浊音阳性。应给予病人的卧床体位是
    A. 仰卧位,头向后倾　　　　　　　　　　B. 侧卧位,头偏向一侧
    C. 头低足高位,抬高足部 15°　　　　　　 D. 头高足低位,抬高头部 15°
    E. 半卧位,双膝屈曲

5. 病人,男性,56 岁。"胆道结石"病史 22 年,尿黄、恶心、呕吐、厌油、皮肤瘙痒,白陶土

样大便。护士给予病人正确的皮肤护理是

    A. 热水洗浴   B. 日光照晒   C. 肥皂清洁皮肤

    D. 5% 碳酸氢钠溶液外涂   E. 着柔软棉质衣裤

6. 病人,男性,68 岁。"糖尿病"病史 32 年,左上腹部反复疼痛 5 年,加重 2 天伴恶心。身体评估:体温 38.2℃,呼吸 22 次 /min,脉搏 124 次 /min,血压 180/102mmHg。体型消瘦,前屈体位,神志清楚,痛苦表情。上腹部轻压痛,无腹肌紧张及反跳痛。接诊护士应建议首先检查的项目是

    A. 血常规   B. 尿常规   C. 腹部 B 超

    D. 心电图   E. X 线胸片

7. 病人,男性,68 岁。慢性胃炎 15 年,伴乏力半年。胃镜检查:慢性萎缩性胃炎。提示癌变的主要表现是

    A. 上腹痛加重   B. 上腹饱胀   C. 返酸、嗳气

    D. 进行性消瘦   E. 食欲下降

8. 病人,女性,23 岁。因关节疼痛,以"类风湿性关节炎"服用药物,治疗 1 个月后出现上腹部疼痛,伴嗳气。胃镜检查:胃黏膜糜烂。引起病人胃部病变最可能的药物是

    A. 维生素 B_1 B. 维生素 B_{12} C. 叶酸

    D. 布洛芬   E. 肝精片

9. 病人,男性,28 岁。因发热、咽喉疼痛服用"感冒"药物治疗 3 天,出现上腹痛伴黑便 3 次。胃镜检查:胃黏膜糜烂。引起病人胃部病变最可能的药物是

    A. 柴胡冲剂   B. 板蓝根冲剂   C. 阿司匹林

    D. 银翘解毒片   E. 病毒灵口服液

10. 病人,男性,62 岁。慢性胃炎 15 年,乏力半年。胃镜检查:慢性多灶萎缩性胃炎。最重要的出院健康指导是

    A. 多食多餐   B. 注意休息   C. 定期复查

    D. 加强运动   E. 规律服药

11. 病人,男性,42 岁。因急性胃炎入院治疗,出院时指导病人饮食宜少量多餐,其意义是

    A. 减轻腹痛   B. 中和胃酸   C. 减少对胃刺激

    D. 减少胃酸分泌   E. 促进消化

12. 病人,男性,56 岁。慢性胃炎病人在出院时咨询有关饮食问题,在食用汤类中对他最适宜的是

    A. 咖啡牛肉汤   B. 菜末蛋花汤   C. 榨菜肉丝汤

    D. 老母鸡汤   E. 竹笋肉汤

13. 病人,男性,60 岁。由于严重恶心、呕吐导致急性消化液大量丢失,医生开出以下医嘱,应首先为该病人输入的是

    A. 5%$NaHCO_3$ 溶液   B. 平衡盐溶液   C. 3% 氯化钠溶液

    D. 5% 葡萄糖溶液   E. 10% 葡萄糖溶液

14. 病人,男性,38 岁。上腹部胀痛,伴返酸、嗳气 2 天,以"急性胃炎"入院。适宜于该病人进食的食物是

    A. 浓茶   B. 咖啡   C. 纯牛奶

    D. 面条   E. 油条

15. 病人,男性,27 岁。反复上腹部不适,伴返酸、嗳气,食欲减退 1 年,以"慢性胃炎"入院。护士在对其进行宣教时,应告知其与慢性胃炎发病相关的细菌是

    A. 大肠杆菌　　　　　　B. 沙门氏菌　　　　　　C. 幽门螺杆菌

    D. 空肠弯曲菌　　　　　E. 嗜盐杆菌

16. 病人,男性,63 岁。慢性胃炎,幽门螺杆菌(+),需要采用抗菌药物治疗,其用药原则正确的是

    A. 剂量宜大　　　　　　B. 宜静脉给药　　　　　C. 联合用药

    D. 长期使用　　　　　　E. 药物种类不受限制

17. 病人,女性,35 岁。胃溃疡病史 5 年。近 2 日出现餐后 1 小时上腹部疼痛,呕吐后可缓解。建议病人首先选择的检查是

    A. 胃液分析　　　　　　B. 胃镜检查　　　　　　C. 腹部超声

    D. 腹部 CT 检查　　　　E. 腹部 X 线检查

18. 病人,男性,32 岁。自述有胃病史。近 1 周来常感上腹部不适,4 小时前突发上腹部剧烈疼痛。身体评估:腹部压痛,腹肌紧张,肝浊音界缩小。X 线检查可见膈下游离气体。病人最可能存在的是

    A. 急性阑尾炎穿孔　　　B. 胆囊炎穿孔　　　　　C. 急性胰腺炎

    D. 胃溃疡穿孔　　　　　E. 急性肠梗阻

19. 病人,男性,27 岁,有十二指肠溃疡史,饮酒后出现剧烈上腹部疼痛,面色苍白。身体评估:腹肌紧张,全腹明显压痛及反跳痛,血压 110/75mmHg。此时护理的首要措施是

    A. 吸氧　　　　　　　　B. 安慰病人　　　　　　C. 禁食和胃肠减压

    D. 给予镇静剂　　　　　E. 继续观察

20. 病人,男性,32 岁。"胃溃疡出血"病史 3 年,经治疗出血停止,病情缓解,大便潜血试验阴性。出院前进行大便潜血试验复查,需要嘱病人在检查前 3 天**禁食**的食物是

    A. 大白菜　　　　　　　B. 菠菜　　　　　　　　C. 豆腐

    D. 土豆　　　　　　　　E. 菜花

21. 病人,男性,65 岁,"胃溃疡"病史 20 年,常于餐后出现中上腹部疼痛,服用氢氧化铝可缓解。近 1 年来,腹部疼痛失去原有规律,服用氢氧化铝无缓解,伴消瘦、乏力。门诊检查:大便潜血阳性。应高度警惕的是

    A. 十二指肠溃疡出血　　B. 胃溃疡出血　　　　　C. 胃癌出血

    D. 慢性胃炎出血　　　　E. 食管静脉曲张破裂出血

22. 病人,男性,45 岁。反复上腹部疼痛 8 年,餐后呕吐、吐宿食伴消瘦 1 周以"十二指肠球部溃疡并发幽门梗阻"入院。入院后护士在执行医嘱时应提出质疑的药物是

    A. 氢氧化铝凝胶　　　　B. 口服补液盐　　　　　C. 枸橼酸铋钾

    D. 奥美拉唑　　　　　　E. 克拉霉素

23. 病人,男性,22 岁。消化性溃疡病人,给予胶体次枸橼酸铋 + 克拉霉素 + 呋喃西林三联治疗期间出现黑便,大便隐血试验阴性。病人担心病情加重,此时应向病人解释其黑便的原因是

    A. 溃疡出血　　　　　　B. 溃疡癌变　　　　　　C. 呋喃西林副作用

    D. 克拉霉素副作用　　　E. 胶体次枸橼酸铋副作用

24. 病人,男性,41 岁。消化性溃疡病史 4 年。上腹部痛明显加重 1 天,无恶心、呕吐。今

晨觉头昏、乏力、黑矇,排尿排便一次。对于该病人,除腹痛外,护士还应重点询问

  A. 排便习惯   B. 粪便颜色   C. 尿液颜色

  D. 尿量   E. 有无眩晕

25. 病人,女性,50 岁。反复上腹痛 3 年,曾以"胃炎"治疗。近 1 个月来,食欲下降,消瘦,门诊胃泌酸功能检查减低,胃镜复查显示胃黏膜萎缩,病理呈灶性,胃黏膜细胞中度肠型化生和异型增生。应考虑为

  A. 急性胃炎   B. 癌前病变   C. 胃癌

  D. 慢性浅表性胃炎 E. 慢性萎缩性胃炎

26. 病人,女性,因溃疡性结肠炎入院,病人诉每天排便 5~6 次,为脓血便。针对该病人的饮食护理正确的是

  A. 低蛋白饮食   B. 易消化、富含纤维素饮食 C. 少渣流质或半流质饮食

  D. 多食新鲜水果   E. 多食蔬菜

27. 病人,女性,32 岁。患溃疡性结肠炎 3 年,急性加重 2 周入院。入院后护士评估病人的粪便形态最可能发现的是

  A. 米泔水样便   B. 柏油便   C. 黏液脓血便

  D. 白陶土样便   E. 黄色软便

28. 病人,男性,18 岁。腹泻近 1 个月,每天 3~4 次,有黏液,常有里急后重,伴腹部疼痛,便后疼痛减轻。身体评估:左下腹轻压痛,余无特殊。对进一步确诊有重要价值的检查是

  A. 血液检查   B. 大便隐血试验   C. X 线钡剂灌肠

  D. 结肠镜检查   E. 胃镜检查

29. 病人,男性,35 岁。左侧腹痛、腹泻半年,伴脓血便,以"溃疡性结肠炎"入院。为明确诊断,建议病人首选的检查项目是

  A. 血液常规   B. 腹部 X 线   C. 腹部 B 超

  D. 结肠造影   E. 纤维结肠镜

30. 病人,男性,30 岁。黏液脓血便伴里急后重 2 年,诊断为溃疡性结肠炎。近 1 周腹痛加重伴发热入院治疗。护士遵医嘱为病人保留灌肠治疗,病人应采取的体位是

  A. 右侧卧位   B. 左侧卧位   C. 仰卧位

  D. 俯卧位   E. 半卧位

31. 病人,女性,26 岁。半年前开始出现反复发作的腹泻、腹痛,排黏液脓血便,疑诊溃疡性结肠炎,拟行肠镜检查。门诊护士告知病人进行肠镜检查准备,正确的是

  A. 检查前 4 小时可进食   B. 检查前 1 天晚餐后禁食

  C. 检查前 2 天停服铁剂   D. 检查前 2 天清洁灌肠

  E. 检查前 3 天停服阿司匹林类药物

32. 病人,男性,57 岁。有乙型肝炎病史。身体评估:肝未触及,脾肋下 4cm。面颈部见蜘蛛痣。病人出现蜘蛛痣可能的原因是

  A. 雄激素增多   B. 雌激素增多   C. 糖皮质激素增多

  D. 抗利尿激素增多   E. 继发性醛固酮增多

33. 病人,男性,49 岁。肝硬化病史 5 年。近期腹胀加重,尿量减少。身体评估:全腹膨隆,无压痛、反跳痛、肌紧张,肝脏未触及,脾肋下 2cm,移动性浊音阳性,双下肢水肿。该病人每日摄水量应限制在

　　　　A. 500ml 以内　　　　　B. 1 000ml 以内　　　　C. 1 500ml 以内
　　　　D. 2 000ml 以内　　　　E. 2 500ml 以内

34. 病人,女性,50 岁。肝硬化病史 20 年,进餐时突然呕吐咖啡色胃内容物约 500ml。出血部位最可能在

　　　　A. 食管中上段及胃底　　B. 食管下段及胃底　　C. 食管下段及胃体
　　　　D. 胃体及幽门　　　　　E. 幽门及十二指肠

35. 病人,男性,54 岁。既往有肝硬化病史 10 余年,近 2 个月来尿量减少,腹胀明显,伴心慌、气短、呼吸困难,身体评估:腰部膨隆,状如蛙腹。B 超示大量腹水。腹水发生的主要原因是

　　　　A. 饮水过多　　　　　　　　　　　　B. 高钠饮食
　　　　C. 心力衰竭　　　　　　　　　　　　D. 门脉高压和血浆蛋白降低
　　　　E. 肾脏衰竭

36. 病人,男性,46 岁。乏力、食欲缺乏 2 年。身体评估:病人神志清楚,有轻度黄疸,肝轻度肿大,腹部叩诊移动性浊音。胃镜提示食管 - 胃底静脉曲张。护士在给病人做健康教育时,告诉病人要避免进食粗糙坚硬食物的目的是为防止

　　　　A. 上消化道出血　　　B. 肝肾综合征　　　C. 肝性脑病
　　　　D. 心力衰竭　　　　　E. 窒息

37. 病人,女性,47 岁。月经增多半年,鼻腔反复出血、黑便 3 天。既往有“肝硬化”病史 5 年。身体评估:皮肤、巩膜轻度黄染,可见皮肤紫癜,鼻腔见血痂,牙龈有出血。肝肋下 1cm,质偏硬,表面不光滑,脾脏未触及。导致该病人出血的原因主要是

　　　　A. 脾功能亢进　　　　B. 门静脉高压　　　C. 内分泌失调
　　　　D. 消化吸收功能下降　E. 出血、凝血机制障碍

38. 病人,男性,43 岁。腹胀、尿少 1 周,因肝硬化腹水住院治疗。护士在对病人进行身体评估时,体现内分泌紊乱表现的是

　　　　A. 食欲缺乏　　　　　　B. 腹泻　　　　　　C. 消瘦
　　　　D. 肝掌　　　　　　　　E. 黄疸

39. 病人,男性,49 岁。进餐时突然呕鲜血 2 小时,呕血量约 1 000ml。“肝硬化”病史 6 年。身体评估:体温 37.8℃,脉搏 120 次 /min,血压 90/60mmHg,神志清楚,烦躁,巩膜黄染,腹壁静脉显露,肝肋下未触及。脾肋下 1cm,质软。血红蛋白 60g/L,红细胞 2.6×10^{12}/L,血小板 60×10^9/L,最有效的紧急止血措施是

　　　　A. 口服止血药　　　　　B. 冷盐水洗胃　　　C. 补充凝血因子
　　　　D. 静脉注射生长抑素　　E. 三腔两囊管压迫

40. 病人,男性,46 岁。呕血 3 次,急诊入院。“肝硬化”病史 6 年。身体评估:表情淡漠、反应较迟钝,扑翼样震颤(+)。应注意可能发生的并发症是

　　　　A. 感染　　　　　　　　B. 肝性脑病　　　　C. 肝肾综合征
　　　　D. 原发性肝癌　　　　　E. 电解质和酸碱平衡紊乱

41. 病人,男性,曾因肝硬化住院治疗,今日病人来院复诊,护士对其进行健康教育时,指导病人其饮食的主要能量来源应是

　　　　A. 糖类　　　　　　　　B. 脂肪　　　　　　C. 蛋白质
　　　　D. 维生素　　　　　　　E. 纤维素

42. 病人,男性,66 岁。患肝硬化 10 年。近半月来出现持续肝区疼痛不能忍受而入院。身体评估:明显消瘦,腹部膨隆,移动性浊音(+),肝大质硬、表面凹凸不平、压痛。考虑出现的并发症是

    A. 上消化道出血　　　　B. 电解质紊乱和酸中毒　　C. 原发性肝癌

    D. 肝肾综合征　　　　　E. 腹部感染

43. 病人,男性,55 岁。右上腹部持续性疼痛 1 个月,伴消瘦。既往有"肝硬化"病史 7 年。为排除肝癌,建议病人首选的检查方法是

    A. 甲胎蛋白检查　　　　B. 肝活组织检查　　　　　C. 肝血管造影

    D. 肝 MRI 检查　　　　　E. 肝 CT 检查

44. 病人,男性,60 岁。食欲下降、右上腹部疼痛 2 个月伴消瘦,腹痛与进食无明显关系。"乙型肝炎"病史 20 年。身体评估:轻度黄疸,肝肋下 1cm、剑突下 4cm,质地中等硬度、轻压痛,脾肋下未触及,移动性浊音(+)。甲胎蛋白检查阴性。为排除肝癌,建议病人选择的检查是

    A. γ- 谷氨酰转移酶同工酶 II 检查　　　　B. 肝活组织检查

    C. 肝脏 CT 检查　　　　　　　　　　　　D. 肝血管造影检查

    E. 腹水细胞学检查

45. 病人,男性,70 岁。既往有乙肝病史,近日出现腹胀、食欲缺乏,入院后行上腹部 MRI 平扫 + 增强检查:肝右后叶见一巨大占位性病变,边界清楚,腹膜后未见肿大淋巴结。对该病人饮食护理正确的是

    A. 富含纤维素饮食　　　　　　　B. 富含植物蛋白饮食

    C. 高热量、高脂肪饮食　　　　　D. 高蛋白、高维生素、清淡饮食

    E. 高蛋白、高维生素、高脂肪饮食

46. 病人,男性,63 岁。因肝硬化伴食管 - 胃底静脉曲张破裂出血入院。住院期间病人出现性格改变、行为异常。身体评估:扑翼样震颤(+)。应考虑该病人出现的并发症是

    A. 感染　　　　　　B. 胆汁淤积　　　　　C. 肝性脑病

    D. 肝肾综合征　　　E. 上消化道出血

47. 病人,男性,61 岁。因肝硬化并发上消化道出血入院。身体评估:昏睡状态,唤之可醒,各种反射消失,肌张力降低,扑翼样震颤无法引出,脑电图明显异常。病人符合肝性脑病的

    A. 潜伏期　　　　　B. 前驱期　　　　　C. 昏迷前期

    D. 昏睡期　　　　　E. 昏迷期

48. 病人,男性,54 岁。睡眠倒错、健忘、行为失常 3 天。既往"肝硬化"病史 12 年。身体评估:表情淡漠,吐词不清,反应较迟钝,对答准确。扑翼样震颤(+)。脑电图正常。给予病人正确的饮食指导是

    A. 高糖　　　　　　B. 高脂肪　　　　　C. 高蛋白质

    D. 高维生素 B_6　　　E. 高钠

49. 病人,女性,57 岁。肝硬化病史 3 年,腹胀、腹水、双下肢水肿 3 个月。2 天前病人因进食较硬食物,呕吐咖啡色物约 350ml,排出黑色大便 3 次 /d,6 小时前病人出现多言多语、躁动不安、吐词不清、神志恍惚,并在家中随地小便。以"肝硬化、肝性脑病"急诊入院。该病人出现肝性脑病的原因是

    A. 腹水　　　　　　B. 合并感染　　　　　C. 高蛋白质饮食

D. 上消化道出血　　　　　　E. 便秘

50. 病人,男性,55 岁。因进食高蛋白饮食后出现意识障碍,以"肝性脑病 3 期"入院。入院后鼻饲的食物内容应是

A. 含丰富脂肪　　　　　　B. 含丰富蛋白质　　　　　　C. 含丰富碳水化合物

D. 含丰富维生素 B$_6$　　　E. 含丰富氯化钠

51. 病人,女性,53 岁。有肝硬化病史 1 年。近日出现昼睡夜醒,扑翼样震颤(+),肌张力增高,脑电图异常。目前该病人最主要的护理诊断/问题是

A. 营养失调:低于机体需要量　　　　　　B. 活动无耐力

C. 有受伤的危险　　　　　　D. 急性意识障碍

E. 恐惧

52. 病人,男性,62 岁。有肝硬化病史 4 年,3 小时前病人突然发生呕血,量 450ml,立即给予血管加压素止血。为清除肠道积血,减少氨的生成,预防肝性脑病,灌肠液首选

A. 生理盐水　　　　　　B. 肥皂水　　　　　　C. 稀盐酸

D. 链霉素　　　　　　E. 新霉素

53. 病人,男性,46 岁。有肝硬化病史 2 年,腹胀、腹水、双下肢水肿 2 个月,入院后行利尿、放腹水后出现肝性脑病。导致该病人肝性脑病的主要原因是

A. 上消化道出血　　　　　　B. 低钾性碱中毒　　　　　　C. 药物副作用

D. 腹部感染　　　　　　E. 创伤

54. 病人,男性,63 岁。以肝硬化入院。入院经利尿治疗后,腹水减退,但病人经常处在深睡状态,可被唤醒,醒后回答问题正确,去除刺激后又迅速入睡,病人的意识状态符合

A. 谵妄　　　　　　B. 嗜睡　　　　　　C. 意识模糊

D. 昏睡　　　　　　E. 浅昏迷

55. 病人,男性,57 岁。呕吐、腹泻 2 天,意识模糊、烦躁不安半天急诊入院。既往有"肝硬化"病史 18 年。身体评估:血压 110/70mmHg,精神恍惚,巩膜中度黄染,颈部可见数枚蜘蛛痣。心肺未见异常,腹软,肝肋下未触及,脾肋下 3cm,双上肢散在出血点。血红蛋白 90g/L,白细胞计数 3.14×10^9/L,血糖 5.6mmol/L。首先考虑的是

A. 尿毒症　　　　　　B. 低血糖　　　　　　C. 脑血管病

D. 肝性脑病　　　　　　E. 原发性肝癌

56. 病人,男性,36 岁。饱餐并大量饮酒后出现上腹部持续疼痛 2 小时急诊入院。入院后病人腹部疼痛持续,阵发性加剧。为减轻病人的疼痛应给予的体位是

A. 俯卧位　　　　　　B. 半卧位　　　　　　C. 屈膝侧卧位

D. 端坐位　　　　　　E. 截石位

57. 病人,女性,43 岁。饱餐后上腹部绞痛 6 小时,疼痛向腰背部呈带状放射。以"急性胰腺炎"入院,此时最具诊断意义的实验室检查为

A. 白细胞计数　　　　　　B. 血清淀粉酶测定　　　　　　C. 尿液淀粉酶测定

D. 血清脂肪酶测定　　　　　　E. 血清谷丙转氨酶测定

58. 病人,男性,35 岁。餐后突然出现中上腹痛,腹痛约 7 小时,伴频繁呕吐。腹痛阵发性加剧,呕吐后未减轻,以"急性胰腺炎"入院,首要治疗应是

A. 胃肠减压　　　　　　B. 流质饮食　　　　　　C. 静脉输液

D. 氧气吸入　　　　　　E. 应用吗啡止痛

59. 病人,女性,56岁。上腹部剧痛4小时,伴呕吐胆汁样胃内容物。以"急性胰腺炎"入院。饮食护理正确的是

    A. 禁食   B. 半流食   C. 普通饮食

    D. 高蛋白饮食   E. 高脂肪饮食

60. 病人,男性,56岁。酒后突然出现上腹中部剧烈刀割样疼痛3小时,伴呕吐。疼痛向腰背部呈带状放射。既往"胆石症"病史10年。身体评估:急性痛苦面容,左上腹部腹肌紧张、压痛,无反跳痛。该病人最可能的诊断是

    A. 溃疡穿孔   B. 上消化道出血   C. 急性胆囊炎

    D. 急性胰腺炎   E. 原发性肝癌

61. 病人,男性,52岁。因上消化道出血入院,入院后使用三腔二囊管止血。使用三腔二囊管3天后出血停止,考虑拔管。此时放松牵引,放出囊内气体,仍需保留管道继续观察的时间是

    A. 6小时   B. 8小时   C. 12小时

    D. 24小时   E. 48小时

62. 病人,女性,48岁。因肝硬化食管-胃底静脉曲张破裂而导致上消化道大出血伴休克紧急入院抢救,护士采取的措施中**不妥**的是

    A. 头低足高卧位   B. 暂禁食、禁水   C. 监测心率、血压

    D. 建立静脉通路   E. 氧气吸入

63. 病人,男性,46岁。呕血3小时,以"上消化道出血"入院。既往有"肝硬化"病史10年。为明确出血病因,首选的检查方法是

    A. 大便隐血试验   B. X线钡剂造影   C. 纤维胃镜检查

    D. 血常规检查   E. B超检查

64. 病人,男性,56岁。肝硬化病史2年,因上消化道大量出血急诊入院,后并发肝性脑病,出血后3天未排大便。应首选的护理措施是

    A. 清水灌肠   B. 开塞露塞肛   C. 肥皂水灌肠

    D. 口服番泻叶   E. 25%硫酸镁鼻饲

65. 病人,男性,26岁。有胃溃疡病史5年,3天前大量饮酒后,上腹疼痛持续不缓解,服法莫替丁无效。8小时前突然疼痛消失,但自觉头晕、眼花、无力,继而呕吐暗红色血约1 200ml。家人送入院途中又呕血约400ml。身体评估:脉搏120次/min,血压80/58mmHg。面色苍白,四肢湿冷,周身大汗,呼吸急促,烦躁不安。腹部平软,剑突下有轻压痛,肝脾肋下未触及,肠鸣音亢进。鉴于目前病人情况考虑可能发生了

    A. 低血糖   B. 继发感染   C. 出血性休克

    D. 氮质血症   E. 肝性脑病

66. 病人,男性,52岁。反复呕血、柏油样便、头晕、乏力、心悸3天,加重伴无尿半天,既往有"消化性溃疡"病史10余年,曾多次出现呕血、黑便。身体评估:精神恍惚、四肢厥冷,血压80/60mmHg,心率120次/min,脉搏细弱。提示出血量为

    A. 200~300ml   B. 400~500ml   C. 600~800ml

    D. 900~1 000ml   E. >1 000ml

67. 病人,女性,48岁。肝硬化伴食管静脉破裂出血入院,住院后进行三腔二囊管压迫止血。三腔二囊管压迫止血的护理评估项目中,需要护士重点评估的是

A. 体温变化　　　　　　B. 呼吸变化　　　　　　C. 脉搏变化

D. 意识状态　　　　　　E. 引流液的颜色、性状及量

68. 病人，女性，32 岁。以上消化道出血入院，使用三腔二囊管止血两天，护士接班时，发现病人出血已停止，宜采取的进一步处理措施是

A. 立即拔去三腔二囊管　　　　　　　　B. 可进行鼻饲食物

C. 经胃管注液冲洗　　　　　　　　　　D. 放气数分钟后再注气加压

E. 放气留置管道再观察 24 小时

A3/A4 型题

（1~3 题共用题干）

病人，男性，58 岁。晚餐时在家宴上饮白酒约半斤，饭后 1 小时自觉上腹部疼痛，呕吐伴出冷汗急诊入院，既往有"消化性溃疡"病史 20 余年。身体评估：神志清楚、面色苍白、皮肤湿冷，血压 80/60mmHg、心率 128 次 /min。

1. 护士在进行评估时最需要向病人或家属询问的内容是

A. 大便颜色及量　　　　B. 小便颜色及量　　　　C. 呕吐物颜色及量

D. 既往用药史　　　　　E. 饮食的食物品种

2. 与该病人最可能有关的疾病是

A. 胃穿孔　　　　　　　B. 胆囊炎　　　　　　　C. 胰腺炎

D. 心肌梗死　　　　　　E. 肠出血

3. 护士首先应采取的护理措施是

A. 给予头高足低位　　　B. 建立静脉通道　　　　C. 给予温流质饮食

D. 肢体保暖　　　　　　E. 药物止痛

（4~5 题共用题干）

病人，男性，29 岁。上腹部剧痛、呕吐咖啡样胃内容物约 250ml 2 小时，伴头晕、乏力就诊。2 天前曾因"感冒"发热服用阿司匹林，既往无"胃溃疡"病史。

4. 观察病人病情变化，最重要的内容是

A. 腹痛程度　　　　　　B. 食欲及食量　　　　　C. 体温及呼吸

D. 呕吐物及尿量　　　　E. 头晕及情绪

5. 住院治疗后病情好转，护士为病人进行出院前健康指导，最重要的内容是

A. 多食多餐　　　　　　B. 卧床休息　　　　　　C. 禁用阿司匹林

D. 加强运动　　　　　　E. 定期复查

（6~8 题共用题干）

病人，女性，66 岁。反复右中上腹部胀痛 10 年，腹痛加重伴食欲减退、体重减轻 1 年。曾在院外以"慢性胃炎"治疗。身体评估：体型消瘦，贫血外貌，右中上腹压痛。^{14}C 呼气试验阳性。

6. 病人入院后进行"慢性胃炎"治疗，效果不佳。应该考虑

A. 食管炎　　　　　　　B. 慢性胃炎　　　　　　C. 胃炎癌变

D. 胃溃疡　　　　　　　E. 十二指肠球部溃疡

7. 建议病人的首选检查是

A. 钡餐 X 线检查　　　　B. 胃镜病理检查　　　　C. 腹部 B 超检查

D. 腹部 CT 检查　　　　 E. 腹部 MR 检查

8. 入院后经检查,病人符合"慢性胃炎"诊断,建议重点的治疗是
   A. 使用质子泵抑制剂　　　B. 使用胃动力药　　　C. 中医中药治疗
   D. 根治幽门螺杆菌　　　　E. 手术治疗

（9~10 题共用题干）

病人,男性,55 岁。反复上腹部疼痛、返酸、嗳气 15 年,上腹部疼痛加重 1 周。曾以"消化性溃疡"治疗,近 1 年来原腹部疼痛节律消失,变为持续上腹痛,伴体重减轻、乏力,时有呕吐。

9. 应考虑的并发症是
   A. 幽门梗阻　　　　　B. 肠梗阻　　　　　C. 癌变
   D. 胃穿孔　　　　　　E. 消化道出血

10. 为明确诊断,护士向病人建议的检查项目是
    A. 胃镜及胃黏膜活组织检查　　　　　B. 血清胃泌素测定
    C. 幽门螺杆菌检测　　　　　　　　　D. X 线钡餐检查
    E. 胃液分析

（11~12 题共用题干）

病人,男性,45 岁。胃部不适及隐痛、食欲减退 3 个月,上腹部有压痛。胃镜检查发现胃窦部前壁有直径 0.5cm 的浅溃疡,幽门螺杆菌阳性。超声胃镜显示病变侵及浅肌层,病理可见印戒细胞。

11. 病人目前最有可能的诊断是
    A. 急性胃炎　　　　　B. 慢性胃炎　　　　　C. 胃癌
    D. 消化性溃疡　　　　E. 癌前病变

12. 病人最适当的治疗方法是
    A. 根除幽门螺杆菌感染　　　　　B. 应用抑制胃酸分泌的药物
    C. 经胃镜病变黏膜切除术　　　　D. 应用胃肠黏膜保护剂
    E. 手术治疗

（13~14 题共用题干）

病人,男性,62 岁。胃溃疡病史 6 年,近 2 个月腹部疼痛不适、食欲缺乏、消瘦明显,便隐血试验阳性,应用抑酸剂治疗无效果。

13. 为明确诊断首选的检查方法是
    A. CT 扫描　　　　　B. B 超检查　　　　　C. 纤维胃镜检查
    D. 腹部 X 线平片　　E. MRI 检查

14. 该病人最有可能的诊断是
    A. 复合溃疡　　　　　B. 顽固性溃疡　　　　C. 慢性萎缩性胃炎
    D. 胃溃疡癌变　　　　E. 胃泌素瘤

（15~16 题共用题干）

病人,男性,42 岁。慢性腹泻 3 年,大便每天 4~5 次,带少量脓血,大便培养阴性。纤维结肠镜检查可见乙状结肠、直肠黏膜充血,少数散在浅表溃疡。

15. 病人最有可能的诊断是
    A. 慢性胃炎　　　　　B. 胃癌癌前病变　　　C. 消化性溃疡
    D. 溃疡性结肠炎　　　E. Crohn 病

16. 该病人首选的治疗药物是

A. 柳氮磺吡啶　　　　B. 糖皮质激素　　　　C. 甲硝唑（保留灌肠）

D. 乳酸杆菌制剂　　　E. 诺氟沙星

（17~18 题共用题干）

病人，女性，32 岁。腹泻近 1 个月，每天 3~4 次，常有里急后重，伴腹部疼痛，便后疼痛减轻，以"细菌性痢疾"入院。身体评估：左下腹轻压痛，余无特殊。

17. 为进一步确诊最有价值的检查是

A. 大便隐血试验　　　B. 血液检查　　　　　C. X 线钡剂灌肠

D. 结肠镜检查　　　　E. 腹部 B 超检查

18. 给予病人的饮食护理，正确的是

A. 低蛋白饮食　　　　B. 富含纤维素饮食　　C. 少渣流质或半流质饮食

D. 多食新鲜水果　　　E. 多食蔬菜

（19~20 题共用题干）

病人，男性，72 岁。肝硬化病史 3 年。病人主诉乏力、食欲减退。身体评估：神志清楚，轻度黄疸，肝脾肿大，移动性浊音（＋）。胃镜示食管 - 胃底静脉重度曲张。

19. 护士在对该病人进行健康教育时，告诉该病人宜进食的饮食是

A. 低热量　　　　　　B. 低蛋白　　　　　　C. 高维生素

D. 高脂肪　　　　　　E. 富含纤维素

20. 病人应用螺内酯和氢氯噻嗪利尿剂治疗，护士给予病人每天监测体重，且每日体重减少应控制在

A. 0.5kg 内　　　　　B. 1kg 内　　　　　　C. 1.5kg 内

D. 2kg 内　　　　　　E. 2.5kg 内

（21~22 题共用题干）

病人，男性，60 岁，货车司机。慢性间歇性上腹疼痛 1 年。近 1 个月来疼痛呈持续性，性质为隐痛或钝痛，同时伴有消瘦、乏力、食欲减退、腹胀等，来院就诊，以原发性肝癌入院。曾以"肝硬化"在院外治疗。吸烟史 30 年。

21. 导致该病人最可能的病因是

A. 吸烟　　　　　　　B. 遗传因素　　　　　C. 饮用水污染

D. 黄曲霉毒素　　　　E. 病毒性肝炎

22. 为明确诊断，最有价值的实验室检查项目是

A. 癌胚抗原　　　　　　　　　　　　　　B. 甲胎蛋白

C. 碱性磷酸酶　　　　　　　　　　　　　D. 天门冬氨酸氨基转移酶

E. 丙氨酸氨基转移酶

（23~25 题共用题干）

病人，男性，54 岁。既往有乙型肝炎病史多年。半年前无明显诱因出现右上腹持续性钝痛，有时向右肩背部放射。近 1 个月来，右上腹疼痛加重，自觉右上腹饱满，有包块，伴腹胀、食欲缺乏、恶心。身体评估：巩膜轻度黄染，右上腹饱满，右上腹压痛明显，肝脏肋下 5cm，边缘钝，质韧，表面凹凸不平，脾未触及，腹部叩诊呈鼓音，无移动性浊音，肝区有叩击痛。辅助检查：ALT 60U/L，AST 78U/L，AFP ＞ 780μg/L。

23. 该病人最可能的诊断是

A. 慢性肝炎　　　　　B. 肝硬化　　　　　　C. 原发性肝癌

　　D. 肝脓肿　　　　　　　　　　E. 慢性胆囊炎

24. 最有助于诊断的体征是
　　A. 黄疸,乏力　　　　　B. 肝区疼痛　　　　　C. 脾大,腹水
　　D. 腹胀,食欲下降　　　E. 肝大,表面凹凸不平

25. 病人入院后进行肝动脉栓塞化疗,护理措施正确的是
　　A. 术前 1 天给易消化饮食,术前 2 小时禁食禁水
　　B. 穿刺部位压迫止血 5 分钟后加压包扎
　　C. 穿刺后穿刺部位沙袋压迫 6~8 小时
　　D. 穿刺侧肢体保持伸直 12 小时
　　E. 术后当天进食高热量、高蛋白饮食

(26~28 题共用题干)

　　病人,女性,58 岁。患有乙肝,有肝硬化病史多年,因呕吐咖啡色胃内容物 3 次、神志不清半天入院治疗。

26. 病人出现嗜睡,有时胡言乱语,扑翼样震颤阳性,应判断为
　　A. 继发性肝癌　　　　　B. 电解质紊乱　　　　C. 肝肾综合征
　　D. 肝性脑病　　　　　　E. 腹部感染

27. 对诊断最有意义的检查是
　　A. 智力测验　　　　　　B. 血氨测定　　　　　C. 视觉诱发电位
　　D. B 超 /CT　　　　　　E. 脑电图

28. 针对目前病情,该病人每日蛋白质供给量应控制在
　　A. 10g　　　　　　　　B. 20g　　　　　　　　C. 30g
　　D. 40g　　　　　　　　E. 50g

(29~31 题共用题干)

　　病人,男性,46 岁。饱食后突感上腹部剧痛,随即扩展至全腹,伴恶心、呕吐,呕吐后腹痛无减轻,发病 2 小时后来院急诊。既往有"胆石症"病史 4 年。身体评估:痛苦貌,血压 85/50mmHg,脉搏 124 次 /min,全腹肌紧张,压痛、反跳痛,肠鸣音消失,白细胞 16×10^9/L,中性粒细胞比例 0.90。

29. 病人最符合的疾病是
　　A. 急性胰腺炎　　　　　B. 急性胆管炎　　　　C. 急性阑尾炎
　　D. 胃溃疡穿孔　　　　　E. 急性肠梗阻

30. 为明确诊断,建议首选的检查是
　　A. 静脉胆道造影　　　　B. 腹部 CT 检查　　　C. 血、尿淀粉酶测定
　　D. 腹腔穿刺检查　　　　E. 腹部 B 超检查

31. 该病人发病的主要诱因是
　　A. 急性外伤　　　　　　B. 不洁饮食　　　　　C. 胆石症
　　D. 疲劳　　　　　　　　E. 酗酒

B 型题

(1~3 题共用备选答案)
　　A. 溶血性黄疸　　　　　B. 肝细胞性黄疸　　　C. 胆汁淤积性黄疸
　　D. Crigler-Najiar 综合征　　E. Rotor 综合征

1. 血清中结合胆红素增加为主的是
2. 血清中结合胆红素与非结合胆红素均增加的是
3. 血清中总胆红素增加,但以非结合胆红素增加为主的是

（4~7 题共用备选答案）

    A. 节律性、周期性上腹痛

    B. 腹痛节律性消失,便隐血试验持续阳性

    C. 全腹剧烈腹痛、腹肌强直、压痛和反跳痛

    D. 呕血、皮肤黏膜出血

    E. 餐后大量呕吐酸性宿食

4. 符合消化性溃疡临床表现的是
5. 提示胃溃疡可能癌变的表现是
6. 消化性溃疡合并穿孔的临床表现是
7. 消化性溃疡合并幽门梗阻的临床表现是

（8~9 题共用备选答案）

    A. 肠型化生   B. 平滑肌瘤   C. 慢性萎缩性胃炎

    D. 胃酸缺乏症   E. 恶性贫血

8. 属于胃癌的癌前疾病是
9. 属于胃癌的癌前病变是

（10~12 题共用备选答案）

    A. 大便隐血试验   B. 胃液分析   C. 纤维胃镜检查

    D. 结肠镜检查   E. 幽门螺杆菌感染

10. 炎症性肠病主要的确诊方法
11. 消化性溃疡的主要确诊方法
12. 慢性胃炎的主要确诊方法

（13~17 题共用备选答案）

    A. 上消化道出血   B. 肝性脑病   C. 蜘蛛痣

    D. 原发性肝癌   E. 腹水

13. 肝硬化最常见的并发症是
14. 晚期肝硬化最严重的并发症是
15. 肝硬化最常见的死亡原因是
16. 属于肝硬化门静脉高压的临床表现是
17. 肝硬化失代偿期最显著的临床表现是

（18~19 题共用备选答案）

    A. 限制钠盐   B. 限制水   C. 利尿剂

    D. 输注白蛋白   E. 腹水浓缩回输

18. 可以提高血浆胶体渗透压并改善机体一般状况和肝功能的方法是
19. 治疗难治性腹水较为有效的方法是

（20~22 题共用备选答案）

    A. AFP   B. B 超   C. MRI

    D. 选择性肝动脉造影   E. 肝活组织检查

20. 广泛用于原发性肝癌普查的检查方法是

21. 发性肝癌筛查最常用、最有效的首选检查方法是

22. 确诊肝癌最可靠的检查方法是

（23~25 题共用备选答案）

    A. 放射治疗　　　　　　B. 化学治疗　　　　　C. 手术治疗

    D. 肝动脉化疗栓塞治疗　E. 综合治疗

23. 原发性肝癌非手术治疗的首选方案是

24. 目前治疗原发性肝癌的最好手段是

25. 目前中晚期肝癌主要的治疗方法是

（26~30 题共用备选答案）

    A. 谷氨酸钠　　　　　　B. 谷氨酸钾　　　　　C. 肥皂水

    D. 乳果糖　　　　　　　E. 弱酸性溶液

26. 水肿明显的肝性脑病病人**禁用**

27. 肾功能不全、尿少的肝性脑病病人**禁用**

28. 肝性脑病病人灌肠时**禁用**

29. 急性门体分流性肝性脑病病人灌肠时首选

30. 肝性脑病时常选用的灌肠液是

（31~35 题共用备选答案）

    A. L- 鸟氨酸 -L- 门冬氨酸　　　　　　B. 新霉素

    C. 支链氨基酸制剂　　　　　　　　　D. 乳果糖

    E. 氟马西尼

31. 纠正氨基酸代谢紊乱的药物是

32. 目前最常用的有效的降血氨药是

33. 可以减少氨的生成的药物是

34. 可以减少氨的吸收的药物是

35. 调节神经递质的药物是

（36~38 题共用备选答案）

    A. 平卧位　　　　　B. 屈膝半坐卧位　　　　C. 弯腰屈膝左侧卧位

    D. 屈膝俯卧位　　　E. 半坐卧位

36. 急性单纯性胰腺炎病人的适宜体位

37. 重症急性胰腺炎伴血压下降、无尿、四肢冰冷病人的适宜体位

38. 重症急性胰腺炎伴腹肌紧张,全腹部显著压痛、反跳痛,移动性浊音（＋）病人的适宜体位

（39~43 题共用备选答案）

    A. 大便潜血阳性　　　B. 出现便血　　　　　C. 全身症状明显

    D. 引起呕血　　　　　E. 出现失血性休克

39. 每日出血量 5~10ml

40. 每日出血量 50~70ml

41. 胃内积血量达到 250~300ml

42. 一次出血量 ＞ 400ml

43. 短时间内出血量＞1 000ml

（二）填空题

1. 消化性溃疡并发幽门梗阻时,呕吐常在餐后发生,呕吐量大,呕吐物为_____。

2. 黄疸按病因常分为_____、_____和_____。

3. 胃炎的分类,根据病理改变可分为_____、_____;根据病变范围可分为_____、_____和_____。

4. 胃炎诊断的主要依据是_____。

5. 慢性胃炎最主要病因是_____。

6. 自身免疫性胃炎病人血液中存在_____抗体和_____抗体,其中由于_____抗体破坏内因子,影响_____的吸收而导致恶性贫血。

7. 消化性溃疡发生的基本原理是_____的结果。

8. _____感染是消化性溃疡的主要病因。

9. 消化性溃疡的最终形成是由于胃酸和胃蛋白酶的自身消化所致,而_____在其中起主要作用。

10. 消化性溃疡的特点包括_____、_____和_____。

11. 消化性溃疡最常见的并发症是_____。

12. _____是确诊消化性溃疡的首选检查方法。

13. 消化性溃疡的X线直接征象为_____。

14. 隐血试验阳性提示_____,如胃溃疡病人持续阳性,提示有_____可能。

15. 胃癌的癌前状态分为_____和_____。

16. 目前胃癌最可靠的诊断方法是_____。

17. 目前根治胃癌的主要方法是_____。

18. 肝硬化病人临床上常以_____和_____为主要表现。

19. 肝硬化失代偿期肝功能减退的主要表现有_____、_____、_____、_____。

20. 肝硬化门静脉高压症的三大临床表现是_____、_____、_____。

21. 肝硬化最严重的并发症和最常见的死亡原因是_____。

22. 我国原发性肝癌最主要的病因是_____。

23. 目前诊断原发性肝癌特异性最强的标记物是_____。

24. _____是促发肝性脑病的最主要的神经毒素。

25. 急性胰腺炎诊断的实验室检查依据是_____,在起病后_____小时开始升高,_____小时开始下降,持续_____天,其超过正常值_____倍可确诊为本病。

26. 消化道出血量判断:成人每日消化道出血大于_____,粪便隐血试验出现阳性;每日出血量_____可出现黑便;胃内储积血量_____可引起呕血;短时间内出血量超过_____可出现周围循环衰竭表现。

27. 三腔二囊管止血压迫过久会导致黏膜糜烂,故持续压迫时间最长不应超过_____小时。

（三）名词解释

1. 腹泻

2. 黄疸

3. 胃炎

4. 消化性溃疡

5. 胃癌癌前疾病

6. 炎症性肠病

7. 肝硬化

8. 原发性肝癌

9. 肝性脑病

10. 急性胰腺炎

11. 上消化道出血

（四）简答题

1. 简述腹痛病人使用止痛药的原则。

2. 简述腹泻病人的饮食护理。

3. 简述不同类型黄疸的特点。

4. 简述胃炎病人的饮食护理要点。

5. 简述胃炎病人的健康指导。

6. 简述消化性溃疡的临床特点。

7. 简述消化性溃疡的主要病因。

8. 简述消化性溃疡的并发症。

9. 简述消化性溃疡病人的饮食护理。

10. 简述胃癌病人的药物护理措施。

11. 简述胃癌病人的健康指导。

12. 简述溃疡性结肠炎病人的饮食护理。

13. 简述溃疡性结肠炎病人的健康指导。

14. 简述肝硬化病人发生腹水的护理要点。

15. 简述肝硬化病人饮食的护理。

16. 简述肝硬化病人常见的并发症。

17. 简述肝动脉化疗栓塞化疗后护理措施。

18. 简述肝性脑病的饮食护理措施。

19. 简述轻症和重症急性胰腺炎的区分。

20. 上消化道出血病人有活动性出血或再次出血如何判断？

（五）案例分析题

1. 病人，男性，32岁。餐后中上腹疼痛，伴恶心、呕吐4小时，疼痛向腰背部呈带状放射，弯腰屈膝可减轻，进食后疼痛加重。既往有"胆道结石"病史2年。身体评估：体温39.4℃，脉搏108次/min、呼吸24次/min、血压118/76mmHg。神志清楚、痛苦表情、皮肤巩膜无黄染。左上腹腹肌紧张、压痛、反跳痛，肠鸣音减弱，腹部移动性浊音（−）。

请思考：

（1）该病人最有可能是哪种疾病？

（2）护士首先应为病人采取哪些护理措施？

2. 病人，男性，68岁。上腹疼痛、饱胀不适1年，伴食欲减退、腹泻、体重减轻。身体评估：神志清楚，体型消瘦，血压125/90mmHg，心率86次/min。胃液分析：胃酸缺乏。胃镜检查诊断为慢性胃体胃炎。

请思考：

（1）该病人目前主要的护理诊断／问题是什么？

（2）就目前病人存在的护理诊断／问题，护士应该为病人实施哪些护理措施？

3. 病人，男性，35岁。反复间断性上腹痛5年，伴返酸、嗳气，加重2周。上腹胀痛于餐后半小时明显，持续经1~2小时后缓解。身体评估：体温36.7℃，脉搏108次／min，呼吸22次／min，血压110/70mmHg，神志清楚，腹平软，剑突下有轻压痛，无肌紧张和反跳痛。

请思考：

（1）该病人目前最符合哪种疾病？

（2）建议病人首先选择的辅助检查项目是什么？

4. 病人，男性，58岁。上腹部疼痛半年，食量明显减少、体重减轻2个月，时有呕吐隔夜宿食，无呕血、黑便。既往有"慢性胃病"史3年。身体评估：神志清楚，消瘦，腹部平坦，无明显压痛。胃镜检查显示胃窦部增生性病灶，病人知晓胃镜检查结果后情绪低落，对疾病预后忧虑。

请思考：

（1）该病人目前存在的主要护理诊断／问题有哪些？

（2）就目前的护理诊断／问题，护士应该为病人实施哪些护理措施？

5. 病人，男性，64岁。乙型肝炎病史11年。乏力、食欲下降3个月，腹胀，少尿1个月。身体评估：消瘦，神志清楚，肝病面容，巩膜轻度黄染，肝掌（＋），胸部可见数枚蜘蛛痣，腹部明显膨隆，腹壁静脉曲张，移动性浊音（＋＋），双下肢中度水肿。病人精神紧张，一直询问病情是否会恶化。

请思考：

（1）该病人存在哪些护理诊断／问题？

（2）请为该病人制订护理措施。

6. 病人，男性，53岁，右上腹持续性胀痛1个月，伴乏力、消瘦。既往有"乙型病毒性肝炎"病史12年。身体评估：体温38.3C，脉搏84次／min，呼吸21次／min，血压132/82mmHg，体型消瘦，巩膜黄染，肝右肋下2cm，质地坚硬，有压痛。实验室检查HBsAg（＋），甲胎蛋白400μg/L。

请思考：

（1）根据上述情况能否排除肝癌？

（2）如何为病人做疾病宣教？

7. 病人，男性，67岁。"感冒"后嗜睡、言语不清、昼睡夜醒、随地大小便1天，以"肝性脑病"入院。既往"慢性肝硬化"病史2年。身体评估：体温38.1℃，脉搏110次／min，呼吸22次／min，血压106/64mmHg。唤之不应，呼气中有肝臭味，面色黧黑，巩膜黄染，面部及颈部见5枚蜘蛛痣。腹部稍隆起，腹壁静脉显露，移动性浊音阳性，肝未触及，无压痛，脾脏肋下3cm。腱反射亢进，肌张力增高，巴宾斯基征阳性，扑翼样震颤（＋），双下肢水肿。脑电图示脑电波节律变慢。

请思考：

（1）主要护理诊断／问题是什么？

（2）主要护理措施是什么？

8. 病人，女性，47岁。进食后突发进行性中上腹疼痛6小时，伴发热、恶心、频繁呕吐，急诊入院。腹痛向腰背部放射，吐后腹痛无减轻。既往有"胆石症"病史7年。身体评估：体温39.5℃，脉搏102次／min，呼吸24次／min，血压92/60mmHg。身体评估：急性痛苦面容，屈膝侧卧位，上腹部腹肌紧张、轻压痛、无反跳痛。实验室检查：白细胞增高，血清淀粉酶增高。初步诊断：急性胰腺炎。

请思考：

（1）请按轻重缓急对该病人列出主要的护理诊断/问题，目前最主要的护理诊断/问题是什么？

（2）针对该病人情况列出主要的护理措施。

9. 病人，男性，57 岁。乏力、食欲减退、右上腹不适半年，餐后呕吐咖啡样胃内容物 500ml，以"肝硬化、上消化道出血"入院。既往有"肝炎"病史 8 年。身体评估：精神紧张，体温 38℃，脉搏 120 次/min，呼吸 21 次/min，血压 94/66mmHg。

请思考：

（1）请按轻重缓急对该病人列出主要的护理诊断/问题，其最主要的护理诊断/问题是什么？

（2）针对该病人最主要的护理诊断/问题，列出主要的护理措施。

【参考答案】

（一）选择题

A1 型题

1. A 2. E 3. C 4. A 5. C 6. E 7. D 8. A 9. B 10. A 11. D 12. E
13. E 14. E 15. D 16. A 17. C 18. E 19. E 20. C 21. A 22. E 23. B 24. E
25. E 26. C 27. B 28. D 29. B 30. D 31. B 32. A 33. A 34. D 35. B 36. A
37. D 38. E 39. B 40. D 41. A 42. A 43. D 44. D 45. C 46. A 47. D 48. A
49. A 50. C 51. D

A2 型题

1. E 2. A 3. C 4. E 5. E 6. C 7. D 8. D 9. C 10. C 11. D 12. B
13. B 14. D 15. C 16. C 17. D 18. D 19. C 20. B 21. C 22. B 23. E 24. B
25. B 26. C 27. C 28. D 29. E 30. B 31. B 32. B 33. B 34. B 35. B 36. A
37. E 38. D 39. D 40. D 41. D 42. D 43. D 44. A 45. D 46. C 47. E 48. A
49. D 50. C 51. C 52. A 53. B 54. B 55. D 56. C 57. B 58. A 59. A 60. D
61. D 62. D 63. C 64. E 65. C 66. E 67. B 68. E

A3/A4 型题

1. C 2. A 3. B 4. C 5. C 6. C 7. D 8. D 9. C 10. A 11. C 12. E
13. C 14. D 15. D 16. A 17. D 18. E 19. C 20. A 21. E 22. B 23. C 24. E
25. C 26. D 27. E 28. A 29. A 30. C 31. C

B 型题

1. C 2. B 3. A 4. A 5. B 6. C 7. E 8. C 9. A 10. D 11. C 12. C
13. A 14. B 15. B 16. E 17. E 18. D 19. E 20. A 21. B 22. E 23. D 24. C
25. E 26. C 27. C 28. C 29. D 30. E 31. C 32. A 33. B 34. B 35. E 36. C
37. E 38. B 39. A 40. B 41. D 42. C 43. E

（二）填空题

1. 酸性宿食

2. 肝细胞性黄疸　胆汁淤积性黄疸　溶血性黄疸

3. 浅表性胃炎　萎缩性胃炎　胃窦胃炎　胃体胃炎　全胃炎

4. 胃镜检查

5. 幽门螺杆菌感染

6. 壁细胞　内因子　内因子　维生素 B_{12}

7. 由于黏膜自身防御 / 修复因素与黏膜侵袭因素之间失去平衡

8. 幽门螺杆菌

9. 胃酸

10. 慢性过程　周期性发作　节律性上腹部疼痛

11. 出血

12. 胃镜和胃黏膜活组织检查

13. 龛影

14. 溃疡有活动性　癌变

15. 癌前疾病　癌前病变

16. 内镜检查

17. 手术治疗

18. 肝功能损害　门静脉高压

19. 全身症状　消化道症状　出血倾向及贫血　内分泌失调

20. 脾大　侧支循环的建立和开放　腹水

21. 肝性脑病

22. 乙型病毒性肝炎

23. 甲胎蛋白

24. 氨

25. 血清淀粉酶　6~12　48　3~5　3

26. 5~10ml　50~100ml　250~300ml　1 000ml

27. 24

（三）名词解释

1. 腹泻是指排便次数多于平日习惯的频率,且粪质稀薄。

2. 黄疸是由于血清中胆红素浓度增高,巩膜、皮肤、黏膜以及其他组织和体液发生黄染的现象。

3. 胃炎指任何病因引起的胃黏膜炎症,常伴有上皮损伤和细胞再生,是最常见的消化道疾病之一。

4. 消化性溃疡主要指发生在胃和十二指肠的慢性溃疡,即胃溃疡和十二指肠溃疡,因溃疡形成与胃酸 / 胃蛋白酶的消化作用有关,故称为消化性溃疡。

5. 胃癌癌前疾病指与癌症相关的胃良性疾病,有发生胃癌的危险性,如慢性萎缩性胃炎、胃息肉、胃溃疡。

6. 炎症性肠病指病因未明的发生于结肠和直肠黏膜层的慢性非特异性炎症性病变,包括溃疡性结肠炎和克罗恩病。

7. 肝硬化是一种由不同病因引起的慢性进行性弥漫性肝病。病理特点为广泛的肝细胞变性坏死、再生结节形成、纤维组织增生、正常肝小叶结构破坏和假小叶形成。

8. 原发性肝癌是指发生自肝细胞或肝内胆管上皮细胞等肝组织细胞的恶性肿瘤。

9. 肝性脑病是由严重肝病或门 - 体分流引起的、以代谢紊乱为基础的中枢神经系统功能失调综合征,临床表现轻者仅有轻微的智力损害,严重者有意识障碍、行为失常和昏迷。

10. 急性胰腺炎是多种病因导致胰腺分泌的胰酶被激活后引起胰腺及其周围组织自身消化的化学性炎症,是消化系统疾病常见的急症之一。

11. 上消化道出血指屈氏韧带以上的消化道,包括食管、胃、十二指肠、胰腺、胆道及胃空肠吻合术后的空肠病变引起的出血,主要表现为呕血和 / 或黑便,可伴有急性周围循环衰竭。

（四）简答题

1. 腹痛病人使用止痛药的原则:口服给药;按时给药;按三阶梯方案给药;用药个体化;严格观察用药后变化,及时处理各种药物的不良反应;观察疗效,及时调整药物剂量。

2. 腹泻病人的饮食以少渣、易消化食物为主,避免生冷、多纤维、刺激性强的食物;急性腹泻病人根据病情和医嘱,给予禁食、流质、半流质或软食。

3. 不同类型黄疸的特点:①溶血性黄疸。轻度黄疸,皮肤呈浅柠檬色,不伴瘙痒;尿液呈酱油色或茶色。②肝细胞性黄疸。皮肤、黏膜浅黄至深金黄色,有轻度皮肤瘙痒。③梗阻性黄疸。黄疸较严重,皮肤呈暗黄色,完全梗阻者颜色更深,呈黄绿色或黄褐色,并有皮肤瘙痒和心动过缓;尿液呈浓茶色,粪便颜色变浅,为白陶土色。

4. 胃炎病人饮食护理要点:①提供高热量、高蛋白、高维生素、易消化的饮食,定时定量,少量多餐,细嚼慢咽;②避免摄入过咸、过甜、过冷、过热及辛辣刺激性食物。③胃酸低者,酌情食用浓肉汤、鸡汤、山楂及食醋等,以刺激胃酸分泌;高胃酸者,可食用牛奶、面包及菜泥等中和胃酸。

5. 胃炎病人的健康指导:①向病人及家属介绍胃炎的病因和预后,指导病人避免诱发因素,保持良好的心理状态;②养成良好的生活方式,饮食规律,注意饮食卫生和营养;③劳逸结合,合理安排工作和休息时间;④向病人介绍常用药物的名称、作用、服用剂量、用法、不良反应及注意事项,遵医嘱服药。⑤坚持定期门诊复查。

6. 消化性溃疡临床特点:疾病慢性过程、周期性发作、节律性上腹部疼痛。

7. 幽门螺杆菌感染是消化性溃疡的主要病因。

8. 消化性溃疡的并发症:出血、穿孔、幽门梗阻、癌变

9. 消化性溃疡病人的饮食护理:①指导病人规律进食,溃疡活动期应少食多餐、定时定量、细嚼慢咽,避免餐间或睡前进食。②选择营养丰富、清淡、易于消化的食物,以面食为主。③避免食用刺激性较强的生、冷、硬食物及粗纤维食物,忌用刺激胃酸分泌的食品和调味品。

10. 胃癌病人的药物护理措施:指导病人遵医嘱用药,用药过程中观察药物的疗效及不良反应。遵医嘱给予止痛药,遵循三阶梯止痛法,从弱到强;先以非麻醉药为主,不能控制疼痛时加强麻醉镇痛药。

11. 胃癌病人的健康指导:①指导病人多食富含维生素 C 的新鲜水果、蔬菜,多食鱼类、豆制品和乳制品;避免高盐饮食,少食咸菜、烟熏和腌制食品;科学储存食品,不食霉变食物。有癌前病变者,定期检查,以便早期诊断、早期治疗。指导病人定期复诊,监测病情变化,及时调整治疗方案。②指导病人有规律生活,保证充足睡眠,根据病情和体力适量活动,增强机体抵抗力;注意个人卫生,特别是体质衰弱者,做好口腔、皮肤黏膜的护理,防止继发性感染。

12. 溃疡性结肠炎病人的饮食护理:为病人提供质软、易消化、少纤维素、富含营养、高热量的食物;急性发作期病人进流质或半流质饮食;避免食用冷、辣、硬等刺激性食物,禁食牛奶

和乳制品;病情严重者禁食,遵医嘱给予静脉高营养,改善全身症状。

13. 溃疡性结肠炎病人的健康指导:①指导病人合理休息,注意劳逸结合;合理饮食,摄入足够的营养,避免多纤维、刺激性食物,忌食生、冷、硬、辛辣食品。②指导病人坚持治疗,向病人讲解药物的不良反应,强调不要随意更换药物或停药,服药期间需大量饮水;一旦出现异常情况,如疲乏、头痛、发热、手脚发麻、排尿不畅等症状,应及时就诊,以免耽误病情。

14. 肝硬化病人发生腹水的护理要点:①体位。取平卧位,可适当抬高下肢,以减轻水肿。大量腹水者取半卧位,以减轻呼吸困难。②限制水钠摄入。食盐宜控制在 1.2~2.0g/d,每天入水量在 1 000ml 内,当血钠< 125mmol/L 时,每天需限制入水量在 500ml 以内。③避免腹内压骤增的因素,如剧烈咳嗽、打喷嚏、用力排便等。④观察腹水和下肢水肿的消长情况。监测腹围、体重,记录 24 小时出入液量,并注意监测水、电解质和酸碱度的变化。⑤用药护理。使用利尿剂时,利尿速度不宜过快,以每天体重减轻不超过 0.5kg 为宜,有下肢水肿者每天体重减轻不超过 1kg 并注意维持水、电解质和酸碱平衡。遵医嘱小量多次静脉输注血浆或清蛋白,促进腹水消退;协助医生进行腹腔放液或腹水浓缩回输。⑥皮肤护理。保持床铺清洁、平整、干燥,防止水肿部位皮肤受压和破损,定时翻身,按摩骨突部位,以免发生压疮。

15. 肝硬化病人饮食的护理:给予高热量、高蛋白、高维生素、易消化、产气少的饮食,适量脂肪,富含维生素,禁酒。多食新鲜蔬菜、水果,减少动物脂肪的摄入,少喝浓茶、咖啡。血氨正常时,可适当进食豆制品、鸡蛋、乳类、鱼、猪肉等,保证蛋白质摄入量。血氨增高时,限制或禁食蛋白质,待病情好转后再逐渐增加摄入量,并应选择植物蛋白,如豆制品。有静脉曲张者应进食菜泥、肉末、软食等,避免进食粗糙、坚硬的食物,避免带骨或带刺、油炸或辛辣食物,进食时应细嚼慢咽,以免诱发上消化道出血。如进食量不足以维持病人的营养,可遵医嘱静脉补充高渗葡萄糖液、氨基酸、白蛋白等。

16. 肝硬化病人常见的并发症有:①上消化道出血。②肝性脑病。③感染。④电解质和酸碱平衡紊乱。⑤原发性肝癌。⑥肝肾综合征:又称功能性肾衰竭,是肝硬化终末期常见的并发症。⑦肝 - 肺综合征。

17. 肝动脉化疗栓塞治疗后护理措施:①压迫止血:穿刺部位压迫止血 15 分钟再加压包扎,沙袋压迫 6~8 小时,穿刺侧肢体保持伸直 24 小时。注意观察穿刺部位有无血肿及渗血,以及被压迫肢体远端皮肤的颜色、温度、动脉搏动及肢体活动情况等,防止包扎过紧、压迫过重引起缺血、缺氧。②监测病情及对症护理:观察并记录生命体征,注意有无发热、呕吐、腹痛、肝性脑病等表现,发现异常及时报告医生并配合处理。高热者采取降温措施,做好防寒保暖,预防肺部感染。肝动脉栓塞后腹痛剧烈者可遵医嘱给予止痛药物。③饮食及补液:术后禁食 2~3日,从流质饮食开始,摄入清淡、易消化的饮食并少量多餐,逐渐过渡到普食。栓塞术 1 周后,遵医嘱静脉补充葡萄糖液和白蛋白。准确记录出入液量,作为补液依据,注意维持水、电解质平衡。

18. 肝性脑病的饮食护理措施有:①高热量,要保证充足的热量,每日供给热量 5.0~6.7kJ(1 195~1 600kcal),以糖类为主要食物,尽量减少脂肪类食物。昏迷病人可鼻饲或静脉补充葡萄糖。②控制蛋白质,急性起病 1~2 期的病人可限制在 20g/d 之内,急性起病 3~4 期的病人发病数日内禁食蛋白质,以葡萄糖为主要热量来源,神志清醒后可从 20g/d 开始逐步恢复蛋白质摄入。慢性肝性脑病者无禁食蛋白质必要。蛋白质的摄入量为 1.0~1.5g/(kg·d)。以植物蛋白(如大豆蛋白)为主。③其他,补充足够的维生素,但不宜用维生素 B_6。显著腹水病人应限钠、限水,钠摄入应为 250mg/d,每天入液量应约为前一天尿量加 1 000ml。

19. 轻症和重症急性胰腺炎在临床表现上的区分：①轻症急性胰腺炎,腹部体征较轻微,出现不同程度的肠鸣音减弱,上腹部轻压痛,无腹肌紧张及反跳痛。②重症急性胰腺炎,病人表情痛苦,脉搏加快,呼吸急促,血压下降,上腹部压痛明显。若并发急性腹膜炎,出现腹肌紧张、全腹压痛、反跳痛明显,肠鸣音减弱或消失,可伴有血性腹水,出现移动性浊音。少数严重病人由于胰酶或坏死组织液沿腹膜后间隙与肌层渗入腹壁皮下,使两侧腰部皮肤呈暗灰蓝色,称 Grey-Turner 征,或使脐部周围皮肤青紫色,称 Cullen 征。若形成胰腺脓肿或假性囊肿,上腹可触及肿块。继发于胆道疾病或胰头水肿压迫胆总管时,出现黄疸。

20. 提示上消化道出血病人仍有活动性或再次出血的表现有：①反复呕血,呕吐物颜色由咖啡色转为鲜红色。②黑便次数及量增加,色泽转为暗红,甚至鲜红,伴肠鸣音亢进。③经积极补液、输血后,周围循环衰竭表现仍无改善,或好转后又恶化,血压、脉搏不稳定,中心静脉压仍在下降。④红细胞计数、血红蛋白量、血细胞比容继续下降,而网织红细胞计数持续增高。⑤在补充足够液体、尿量正常的前提下,血尿素氮持续或再次升高。⑥原有门静脉高压、脾大病人,出血后脾暂时缩小后不见脾恢复肿大。

（五）案例分析题

1. （1）病人餐后中上腹疼痛,既往有"胆道结石"病史。痛苦表情,高热及左腹腹肌紧张、压痛、反跳痛提示存在局部腹膜炎,恶心、呕吐为其伴随症状;病人年纪轻,且血压正常,暂可排除心血管疾病,故考虑病人最有可能的是急性胰腺炎。

（2）腹痛是目前病人最主要的护理诊断/问题,护士首先应采取的护理措施是帮助病人缓解疼痛,协助病人采取屈膝平卧位,松弛腹肌,必要时遵医嘱应用解痉止痛药物,并注意观察腹部情况变化。

2. （1）病人目前主要的护理诊断/问题是：①疼痛：腹痛　与胃黏膜炎性病变有关。②营养失调：低于机体需要量　与消化吸收不良等有关。

（2）就目前病人存在的护理诊断/问题,护士为病人实施的护理措施：①指导病人卧床休息,避免过度劳累。②为病人提供高热量、高蛋白、高维生素、易消化的饮食,定时定量,少量多餐,细嚼慢咽;避免摄入过咸、过甜、过冷、过热及辛辣刺激性食物。③观察病人腹痛的部位、性质。④安慰病人,避免精神紧张,采取转移注意力、深呼吸等方法缓解疼痛;或用热水袋热敷胃部,解除痉挛,减轻腹痛。

3. （1）根据病人年纪较轻,反复间断性上腹痛 5 年,伴返酸、嗳气,加重 2 周,上腹胀痛于餐后半小时明显,持续经 1~2 小时后缓解,剑突下有压痛,符合胃溃疡表现。

（2）消化性溃疡临床主要的确诊方法为胃镜,故建议病人首选胃镜检查,明确诊断。

4. （1）该病人目前存在的主要护理诊断/问题有：①营养失调：低于机体需要量　与食量明显减少、肿瘤消耗有关。②疼痛　与癌细胞浸润有关。③预感性悲哀　与病人预感疾病的预后不良有关。

（2）就目前的护理诊断/问题,护士应该为病人实施的护理措施是：①鼓励病人适当参加日常活动、进行身体锻炼,以不感到劳累、不适为原则;采取舒适体位,避免诱发疼痛。②给病人提供蛋白质、碳水化合物和维生素丰富的软食或半流质饮食,为病人提供良好的进食环境,避免不良刺激,增进食欲。如有吞咽困难,可遵医嘱静脉输入高营养物质;如发生幽门梗阻时,立即禁食,行胃肠减压,遵医嘱静脉输液。③密切观察病人疼痛的性质、部位,有无咽痛、尿痛等不适,是否伴有严重的恶心和呕吐、吞咽困难、呕血及黑便等症状;监测病人的生命体征及血液检查。④遵医嘱化疗,用药过程中观察药物的疗效及不良反应。遵医嘱给予止痛药,遵循三阶梯止痛法,严格给药。⑤与病人建立良好的护患关系,关心与体贴病人,并给予支持和鼓励;帮助病人树立战胜疾病的信心,用积极的心态面对疾病。

5.(1)该病人存在的护理诊断/问题有:①营养失调:低于机体需要量　与肝功能减退、门静脉高压引起食欲减退、营养物质摄入减少、消化和吸收障碍有关。②体液过多　与肝功能减退、门静脉高压引起水钠潴留有关。③焦虑　与担心疾病预后、经济负担等有关。④潜在并发症:上消化道出血、肝性脑病、继发感染。

(2)给予病人的护理措施有:①一般护理。卧床休息为主,应适当活动,活动量以不加重疲劳或其他症状为宜。给予高热量、高蛋白、高维生素、易消化、产气少的饮食,适量脂肪,富含维生素,要多食新鲜蔬菜、水果,减少动物脂肪的摄入,适当进食豆制品、鸡蛋、乳类、鱼、菜泥、肉末、软食等。禁酒,少喝浓茶、咖啡。避免进食粗糙、坚硬的食物,避免带骨或带刺、油炸或辛辣食物,进食时应细嚼慢咽,食用温凉饮食。②病情观察。观察生命体征、精神状态,注意有无感染、休克、肝性脑病、上消化道出血、肝癌、肝肾综合征、肝肺综合征发生;动态监测血常规、肝肾功能、电解质、血氨等。③腹水护理。取平卧位,抬高下肢,以减轻水肿。限制水钠摄入,食盐宜控制在 1.2~2.0g/d,少食咸肉、酱菜等,每天入水量在 1 000ml 内。避免腹内压骤增的因素,如剧烈咳嗽、打喷嚏、用力排便等。观察腹水和下肢水肿的消长情况。使用利尿药时,利尿速度不宜过快,每天体重减轻不超过 1kg,并注意维持水、电解质和酸碱平衡。遵医嘱少量多次静脉输注血浆或清蛋白,促进腹水消退;做好皮肤护理,保持床铺清洁、平整、干燥,防止水肿部位皮肤受压和破损,定时翻身,按摩骨突部位,以免发生压疮。④用药护理。遵医嘱给予保肝药物,避免使用损害肝脏的药物。注意观察药物的副作用。⑤心理护理。多与病人交谈,鼓励病人倾诉,给予病人安慰和支持,减轻其心理压力;向病人讲述成功病例,提高病人治疗的信心;及时向家属介绍病情,指导家属给予病人生理和心理上的支持。

6.(1)该病人有慢性乙型病毒性肝炎病史 10 余年,HBsAg(+),最近有肝区持续性胀痛,伴发热,肝轻度肿大和压痛,不能排除肝癌,需进一步做有关检查明确诊断,争取早诊断、早治疗。

(2)向病人简要说明有两种可能性,因肝脏肿大、腹痛、发热、黄疸并非肝癌特异性表现,慢性肝炎活动性和肝硬化病人也可有一过性 AFP 低浓度升高。但因病人五十岁以上,有慢性乙型肝炎病史,HBsAg(+),属肝癌高危人群,不能放松警惕,应定期做 AFP 和 B 超测定。告诉病人如能重视,即便诊断为肝癌也属早期,现在随着科学技术水平提高,早期肝癌的根治率明显提高,要保持乐观情绪,提高机体免疫力。

7.(1)主要护理诊断/问题:①急性意识障碍　与血氨增高对神经系统有毒性作用和影响神经传导有关。②体液过多　与肝功能减退、门静脉高压引起水钠潴留有关。

(2)主要护理措施:①病人以卧床休息为主,专人护理。取仰卧位,头偏向一侧,保持呼吸道通畅,专人护理,烦躁不安者加用床栏,必要时用约束带。给予降温,必要时给氧。②保证充足的热量,鼻饲以糖类为主的流质,尽量减少脂肪类食物,提供丰富维生素,暂停蛋白质,控制钠、水摄入,钠摄入量 250mg/d,每天入液量约为前一天尿量加 1 000ml。③观察生命体征、瞳孔、尿量、意识及精神状态,监测血氨、肝肾功能、电解质的变化。④遵医嘱合理用药:正确口服乳果糖及新霉素等,用生理盐水或弱酸性溶液导泻及灌肠。⑤提供心理护理。与家属沟通,耐心解释、劝导,尊重病人的人格,不嘲笑病人的异常行为,向家属解释病情经过,让其了解本病的特点,给予病人充分的关照和支持。

8.(1)按轻重缓急该病人主要的护理诊断/问题包括:①急性疼痛　与急性胰腺炎所致

的胰腺及周围组织水肿有关。②体温过高　与胰腺炎症有关。③有体液不足的危险　与呕吐、胰腺感染或出血有关。④潜在并发症：休克　与胰腺炎症、腹部剧烈疼痛有关。目前最主要的护理诊断/问题是急性疼痛：腹痛。

（2）针对病人采取的主要护理措施有：①病人应绝对卧床休息，以降低机体代谢率，增加脏器血流量，促进组织修复和体力恢复，协助病人取弯腰、屈膝侧卧位，以减轻疼痛。②禁饮食和胃肠减压，一般需禁饮食1~3天，行胃肠减压，应向病人及家属解释禁饮食的意义，病人口渴时可含漱或湿润口唇，并做好口腔护理。③腹痛剧烈时，可遵医嘱给予哌替啶等止痛药，禁用吗啡。注意监测用药前、后病人疼痛有无减轻，疼痛的性质和特点有无改变。若疼痛持续存在伴高热，则应考虑可能并发胰腺脓肿，如腹部疼痛剧烈、压痛和反跳痛明显，提示并发腹膜炎，应报告医生及时处理。

9.（1）按轻重缓急该病人主要的护理诊断/问题有：①体液不足　与上消化道大出血有关。②活动无耐力　与上消化道大出血引起失血性周围循环衰竭有关。③有窒息的危险　与血液反流入气管有关。④恐惧　与突然发生上消化道大出血及害怕其对生命有威胁有关。⑤潜在并发症：休克。最主要的护理诊断/问题是：体液不足。

（2）针对病人最主要的护理诊断/问题，应采取的护理措施有：①给予病人取平卧位并将下肢抬高，以保证脑部供血。呕吐时头偏向一侧，防止窒息或误吸；保持呼吸道通畅，给予吸氧。②配合医生迅速准确的实施输血、输液、各种止血治疗及用药等抢救措施，并观察治疗效果及不良反应。输液开始宜快，必要时测定中心静脉压作为调整输液量和速度的依据。避免因输液、输血过多、过快而引起急性肺水肿。③禁食，待出血减轻、无呕吐，可给予温凉、清淡流质，因进食可减少胃收缩运动并可中和胃酸，促进溃疡愈合。出血停止后改为营养丰富、易消化、无刺激性半流质软食，少量多餐，逐步过渡到正常饮食。④监测生命体征，必要时进行心电监护。

第五章

泌尿系统疾病病人的护理

第一节 泌尿系统疾病常见症状或体征的护理

【学习目标】

1. 掌握泌尿系统疾病常见症状、体征的概念、护理评估和护理措施。
2. 熟悉泌尿系统疾病常见症状、体征的护理诊断 / 问题。
3. 了解泌尿系统疾病常见症状、体征的护理目标和护理评价。
4. 学会应用护理程序对肾性水肿、肾性高血压、尿路刺激征、尿异常、肾区疼痛病人实施整体护理。
5. 能正确评估泌尿系统疾病病人的常见症状、体征,根据护理诊断 / 问题制订合理的护理措施并进行健康指导。

【重点与难点】

1. 重点　肾性水肿、肾性高血压、尿路刺激征、尿异常、肾区疼痛的临床表现。
2. 难点　常见症状、体征的护理诊断 / 问题和护理措施,肾炎性水肿与肾病性水肿的区别。

【学习要点】

肾　性　水　肿

（一）概述

肾性水肿是由肾脏疾病引起人体组织间隙过多液体积聚而导致的组织肿胀,见于各种肾炎和肾病病人,是肾小球疾病最常见的症状。

（二）重要知识点

1. 护理评估　①发病前 1~3 周有无上呼吸道感染史。②水肿出现的时间、始发部位、原因、诱因、程度、进展情况等。③是否出现全身性水肿,有无尿量减少、头晕、乏力、呼吸困难、心悸、腹胀等伴随症状。④水肿的用药情况、治疗经过、治疗效果等。⑤辅助检查结果。
2. 常见护理诊断 / 问题　①体液过多　与肾小球滤过功能下降致水钠潴留或大量蛋白尿

导致血浆胶体渗透压下降有关。②有皮肤完整性受损的危险 与水肿时皮肤的营养不良有关。

3. 护理措施 ①卧床期间经常变换体位,用软垫支撑受压部位,重度水肿者,卧床休息,减轻肾脏负担。②限制水、盐摄入:限制钠盐摄入,调节蛋白质摄入,补充足够热量。③保护好水肿部位的皮肤。④观察水肿消长情况,定期测量体重,监测 24 小时出入液量、生命体征,尤其是血压变化。⑤遵医嘱使用利尿剂、糖皮质激素或其他免疫抑制剂,鼓励病人参加适当的社交娱乐活动,增强战胜疾病的信心。

4. 健康指导 ①向病人介绍出现水肿的原因。②教会病人根据病情调整饮水量、钠盐、蛋白质、热量的摄入量,教会病人正确计算出入液量、测量体重的方法。③向病人介绍常用药物的名称、作用、用法、剂量、不良反应等。

肾性高血压

(一)概述

肾性高血压是直接由肾脏疾病引起的高血压,是继发性高血压的主要组成部分。约占高血压病因的 5%~10%。按病因不同分为肾实质性高血压和肾血管性高血压。前者是在血压升高时已有蛋白尿、血尿、贫血、肾小球滤过功能减退、肌酐清除率下降等,主要由肾脏实质性疾病所引起。后者大多有舒张压中、重度升高,为肾动脉狭窄所致;由大动脉炎引起者,主要见于青少年,由动脉粥样硬化引起者多见于老年人。按发病机制不同分为容量依赖性高血压和肾素依赖性高血压。肾小球疾病所致高血压 80% 以上为容量依赖性高血压,与肾实质损害后导致水钠潴留有关;仅 10% 左右为肾素依赖性高血压,与肾实质缺血刺激肾素 - 血管紧张素分泌增加、小动脉收缩及外周血管阻力增加有关。

(二)重要知识点

1. 护理评估 ①有无肾脏疾病病史。②病人的发病年龄、血压水平,有无皮肤黏膜苍白、心率加快等贫血表现。③有无头晕、乏力、心悸、眼花、神志不清等表现。④有无眼底、心脏、脑、血管等并发症,有无蛋白尿、血尿。⑤肾小球滤过率(GFR)、肌酐清除率、尿液检查、影像学检查、肾穿刺活体组织检查、肾动脉造影等辅助检查结果。

2. 常见护理诊断 / 问题 疼痛:头痛 与肾性高血压有关。

3. 护理措施 ①急性期以休息为主,慢性期可适当活动,养成良好、健康的生活方式。②避免应用损害肾脏的药物,降压药物应从小剂量开始、联合用药。③做好解释工作,使病人了解疾病发生、发展的特点,以缓解紧张焦虑情绪。

4. 健康指导 ①向病人介绍出现肾性高血压的原因,指导病人正确对待环境压力,避免过度紧张和劳累,保持正常心态,戒烟限酒。②减少发生高血压及心血管疾病的危险。③向病人介绍常用药物的作用和用法等,定期随访。

尿路刺激征

(一)概述

尿路刺激征是指膀胱颈和膀胱三角区受炎症或机械刺激而引起的尿频、尿急、尿痛,伴有排尿不尽感及下腹坠痛。尿频是指尿意频繁而每次尿量正常或减少;尿急是指一有尿意即迫不及待,常伴有尿频和尿失禁;尿痛是指排尿时会阴部、耻骨联合上区、尿道内疼痛或有烧灼感。膀胱炎导致的尿路刺激征,可迅速出现排尿困难,伴有尿液浑浊、异味或血尿,一般无全身感染症状。膀胱结核引起者,除尿频外,多伴有尿痛、脓尿、血尿等,后期随着膀胱挛缩及纤维化,症状逐渐加重。肾盂肾炎导致的尿路刺激征,分为急性和慢性:①急性者多见于育龄期女性,全身症状明显,体温多在 38℃以上。腰部呈钝痛或酸痛。肋脊角或输尿管点可有压痛及肾区叩击痛。②慢性者症状不典型,半数以上有急性肾盂肾炎病史,之后出现低热、间歇性尿频、排尿不适及夜尿增多、低比重尿等,有时仅表现为无症状性菌尿。

（二）重要知识点

1. 护理评估 ①有无排尿次数增多,排尿时疼痛及部位,是否尿急难忍等。②有无伴随其他不适,如发热、腰痛等。③病人的精神、营养状况,体温有无升高,肾区有无压痛、叩击痛,尿道口有无红肿、渗出物等,尿液和尿细菌培养等辅助检查。

2. 常见护理诊断 / 问题 排尿障碍:尿频、尿急、尿痛 与炎症或理化因素刺激膀胱有关。

3. 护理措施 ①急性发作期,尽量卧床休息,采取舒适的体位缓解疼痛,协助病人完成日常生活活动,减轻不适感;缓解期,鼓励病人参与力所能及的活动,以不引起身体不适为度。②给予清淡、易消化、营养丰富的食物。嘱病人多饮水、勤排尿,饮水量在 2 000ml/d 以上。③观察体温变化、全身症状、营养状况等;观察尿频次数,尿急程度,尿痛部位、性质和程度有无改变。④嘱病人按时、按量、按疗程服用抗生素,勿随意停药。⑤向病人解释症状出现的原因,重视疾病发生发展,鼓励其表达内心感受,减少紧张焦虑情绪。

4. 健康指导 ①指导病人每天多饮水,勤排尿。②注意个人卫生,保持尿道口清洁,特别是女性月经期,应每日做好会阴部清洁。③尿失禁者,外出时间过长或参加社交活动可使用成人尿垫,并及时更换。④避免劳累,加强营养,经常参加运动,增强机体抵抗力。

尿 异 常

（一）概述

尿异常是指尿量异常和尿质异常。尿量异常包括多尿、少尿和无尿;尿质异常有蛋白尿、血尿、白细胞尿、脓尿、菌尿和管型尿等。尿异常特点如下:

1. 尿量异常 正常人平均尿量约为 1 500ml/d,尿量多少取决于 GFR 和肾小管重吸收量。多尿是指 24 小时尿量超过 2 500ml;若 24 小时尿量少于 400ml,称为少尿;少于 l00ml 称为无尿。夜间尿量超过白天尿量或夜间尿量超过 750ml,称为夜尿增多。

2. 尿质异常 ①尿蛋白:蛋白含量持续超过 150mg/d,蛋白质定性试验呈阳性反应,称为蛋白尿。每天持续超过 3.5g/1.73 ㎡ 或者 50mg/kg,称为大量蛋白尿。②血尿:新鲜尿沉渣每高倍视野红细胞＞3 个或 1 小时尿红细胞计数超过 10 万,称为镜下血尿;尿外观呈血样或洗肉水样为肉眼血尿。③白细胞尿、脓尿和菌尿:新鲜离心尿液每高倍视野白细胞＞5 个,或新鲜尿液白细胞计数超过 40 万,称为白细胞尿或脓尿。菌尿指中段尿涂片镜检,每个高倍视野均可见细菌,或细菌培养菌落计数超过 10^5/ml。④管型尿:尿中管型是由蛋白质、细胞或其碎片在肾小管内凝聚而成,包括细胞管型、颗粒管型、透明管型等。若 12 小时内尿沉渣计数管型超过 5 000 个,或镜检发现大量除透明或颗粒管型外的其他管型,称为管型尿。

（二）重要知识点

1. 护理评估 ①有无泌尿系统疾病,如急慢性肾炎,以及有无感染性疾病、药物不良反应等,有无全身性疾病,如糖尿病、尿崩症等。②病人有无水肿、心悸、乏力、呼吸困难、腰痛及体重改变等。③病人的营养状态和精神状态等。④尿常规、肾功能、血清电解质、影像学等辅助检查结果。

2. 常见护理诊断 / 问题、护理措施及健康指导参见本节"肾性水肿"相关内容。

肾 区 疼 痛

（一）概述

肾区疼痛是肾盂、输尿管内张力增高或包膜受牵拉所致，表现为肾区胀痛或隐痛、压痛和叩击痛阳性。肾组织本身病变不引起肾区疼痛，但因肾脏急剧增大，肾包膜受到牵拉或包膜本身炎症而导致疼痛。急慢性肾炎、肾盂肾炎、肾周围脓肿引起肾区钝痛或胀痛；肾结石、输尿管结石呈间歇性肾区疼痛或肾绞痛，疼痛常突然发作，向下腹、外阴及大腿内侧放射，同时伴有恶心、呕吐、面色苍白、大汗淋漓、肉眼血尿。

（二）重要知识点

1. 护理评估 ①有无肾脏或附近组织的炎症、肿瘤等疾病，如急慢性肾炎、肾盂肾炎等。②肾区有无受过外力作用等。③病人的精神状态、有无贫血等。④肾区疼痛的起病缓急、病程、部位、性质、持续时间等。⑤尿常规、尿细菌培养、肾功能、影像学检查等辅助检查结果。

2. 常见护理诊断／问题 疼痛：肾区疼痛 与肾炎、肾盂肾炎、结石、肿瘤等有关。

3. 护理措施 ①疼痛时停止活动，卧床休息，日常生活中避免从事重体力劳动，保证充足的休息和睡眠。②观察体温变化和全身反应，密切观察肾区疼痛性质和部位、尿液变化及肾功能情况等。③肾区或膀胱区疼痛者，局部按摩或热敷以缓解疼痛。④轻微疼痛时，鼓励病人参加社交活动或引导性想象等，分散注意力，起到缓解疼痛的作用。

4. 健康指导 ①向病人做好解释工作，解除病人的紧张焦虑情绪。②疼痛剧烈时，紧握病人双手或轻抚、安慰病人。③鼓励家属给予病人关心、安慰和支持。

（李红梅）

第二节 肾小球疾病病人的护理

【学习目标】

1. 掌握肾小球疾病病人的身体状况和护理措施。
2. 熟悉肾小球疾病的病因、实验室检查及治疗要点。
3. 了解肾小球疾病发病机制及相关的辅助检查。
4. 学会应用护理程序对肾小球疾病病人实施整体护理。
5. 能正确评估病人的身心状况，并根据护理诊断／问题制订合理的护理措施并进行健康指导。

【重点与难点】

1. 重点 慢性肾小球肾炎和肾病综合征的临床表现。
2. 难点 肾小球疾病的发病机制和护理要点。

【学习要点】

慢性肾小球肾炎

（一）概述

肾小球疾病是一组以血尿、蛋白尿、水肿、高血压和不同程度的肾功能损害等为主要临床表现，病因、发病机制、病理、病程和预后不尽相同，且主要侵犯双肾肾小球的疾病。按发病原因分为原发性、继发性和遗传性，其中原发性肾小球病占肾小球疾病的绝大多数，是我国引起慢性肾衰竭的主要原因。本病发生于任何年龄，以中青年为主，男性多见。起病方式不同，病情迁延，病变进展缓慢。不同的病理类型及病程阶段，疾病表现多样化，以蛋白尿、血尿、高血压和水肿为主要表现，最终将发展成慢性肾衰竭。一般采取综合治疗措施，强调休息，控制血压，避免剧烈运动，限制饮食，预防感染。

（二）重要知识点

1. 护理评估 ①有无排尿异常。②有无恶心、食欲下降、乏力等症状。③病人社会支持状况。④尿液检查、血液常规、肾功能等辅助检查。

2. 常见护理诊断/问题 ①营养失调：低于机体需要量 与限制蛋白饮食、低蛋白血症等有关。②有感染的危险 与皮肤水肿、营养失调、应用糖皮质激素等药物有关。

3. 护理措施 ①保证充分休息和睡眠，适度活动。②给予足够热量、富含维生素、易消化的饮食。③避免加重肾损害的因素，如劳累、感染、妊娠、应用肾毒性药物。④密切观察生命体征、体重、腹围、出入液量，观察水肿情况。⑤积极主动与病人沟通，鼓励其说出内心的感受，对疑难问题耐心解答。

4. 健康指导 ①指导病人根据病情适度休息与活动。②掌握利尿剂、降压药及糖皮质激素等药物的使用方法；鼓励家属给予病人安慰、关系和支持，解决病人的后顾之忧，以良好的心态面对现实。

肾病综合征

（一）概述

肾病综合征是由各种肾脏疾病所致的一组临床综合征，可分为原发性和继发性。原发性肾病综合征是指原发于肾脏本身的肾小球疾病，为免疫介导性炎症所致的肾损害；继发性肾病综合征指继发于全身性或其他系统疾病的肾损害，如系统性红斑狼疮、糖尿病、过敏性紫癜、肾淀粉样变性病等。其共同表现为：大量蛋白尿、低蛋白血症、水肿、高脂血症。治疗原则以抑制免疫与炎症反应为主，防治感染、血栓及栓塞、急性肾损伤等并发症。

（二）重要知识点

1. 护理评估 ①有无与本病相关的病因，如原发性肾疾病、糖尿病等。②身体状况。③病人的心理状态。④尿液、血液、肾穿刺活体组织检查等辅助检查结果。

2. 常见护理诊断/问题 ①营养失调：低于机体需要量 与限制蛋白饮食、低蛋白血症等有关。②体液过多 与低蛋白血症致血浆胶体渗透压下降等有关。③有感染的危险：与皮肤水肿、营养失调、应用糖皮质激素等药物有关。

3. 护理措施 ①全身严重水肿、胸腹腔积液的肾病综合征病人，绝对卧床休息，取半坐卧位。②给予正常量的优质蛋白、充足热量的食物,少食富含饱和脂肪酸的食物。③密切观察生命体征、体重、腹围、出入液量及水肿情况。④积极主动与病人沟通,鼓励其说出内心的感受。

4. 健康指导　①指导病人根据病情适度休息与活动。②掌握利尿剂、降压药及糖皮质激素等药物的使用方法;鼓励家属给予病人安慰、关心和支持,解决病人的后顾之忧,以良好的心态面对现实。

（李红梅）

第三节　尿路感染病人的护理

【学习目标】

1. 掌握尿路感染的临床表现、护理措施和治疗原则。
2. 熟悉尿路感染的病因、实验室检查及治疗要点。
3. 了解尿路感染的发病机制及相关的辅助检查。
4. 学会应用护理程序对尿路感染病人实施整体护理。
5. 能正确评估病人的身心状况,根据护理诊断/问题制订合理的护理措施并进行健康指导。

【重点与难点】

1. 重点　尿路感染的临床表现、护理措施。
2. 难点　尿路感染的发病机制及相关的辅助检查。

【学习要点】

（一）概述

尿路感染是指各种病原微生物在尿路中生长、繁殖而引起的尿路感染性疾病。尿路感染分为上尿路感染(肾盂肾炎)和下尿路感染(膀胱炎和尿道炎)。临床上以已婚女性多见,为无症状性细菌尿。最常见致病菌为大肠埃希氏菌(革兰氏阴性杆菌),最常见的感染途径为上行感染,即:病原菌经尿道上行至膀胱、输尿管、肾盂引起感染;尿路梗阻是最常见的易感因素。临床主要表现为:①全身症状,如发热、寒战、头痛、全身酸痛等。②泌尿系症状,如尿频、尿急、尿痛、排尿不适、下腹部疼痛、排尿困难等。尿常规检查及尿细菌学检查具有诊断意义,影像学检查可了解尿路有无梗阻。治疗原则:①选用肾毒性小、不良反应少、致病菌敏感的抗生素;②解除易感因素;③对症处理。

（二）重要知识点

1. 护理评估　①身体其他部位是否有感染灶,有无尿路感染史。②有无泌尿系统结石、狭窄等。③有无长期使用免疫抑制剂等因素。④有无泌尿系统器械检查及留置导尿等。⑤尿液常规检查、尿细菌学检查、血液检查等辅助检查结果。

2. 常见护理诊断/问题　①排尿障碍:尿频、尿急、尿痛　与炎症刺激膀胱有关。②体温

过高 与急性肾盂肾炎发作有关。③潜在并发症：肾乳头坏死、肾周脓肿、中毒性休克。

3. 护理措施 ①给予清淡、易消化、营养丰富的食物。嘱病人多饮水、勤排尿。②观察寒战、高热、剧烈腰痛、腹痛、血尿等情况。③积极主动关心病人，分散病人对自身不适的注意力，排尿时保持环境安静。④嘱病人按时、按量、按疗程服用抗生素药，勿随意停药。⑤向病人解释症状出现的原因，重视疾病发生发展，鼓励其表达内心感受，减少紧张焦虑情绪。

4. 健康指导 ①向病人及家属讲解本病的病因、预防、主要表现、治疗原则及可治愈性。②指导病人正确留取尿标本。泌尿系统检查时，严格无菌操作，防止损伤，预防感染。③保持良好的卫生习惯，学会正确清洁外阴的方法，避免污染尿道口，每天清洗外阴，女性病人月经期间增加外阴清洗次数，保持外阴清洁干燥。④注意饮食营养均衡，增强机体抵抗力。

（李红梅）

第四节　肾衰竭病人的护理

【学习目标】

1. 掌握肾衰竭病人的身体状况和护理措施。
2. 熟悉肾衰竭的病因和治疗原则。
3. 了解肾衰竭的发病机制及相关辅助检查。
4. 学会应用护理程序对肾衰竭病人实施整体护理。
5. 能正确评估病人的身心健康，根据护理诊断／问题制订合理的护理措施并进行健康指导。

【重点与难点】

1. 重点　肾衰竭的临床表现和护理措施。
2. 难点　肾衰竭的病因和发病机制。

【学习要点】

慢性肾衰竭

（一）概述

慢性肾衰竭是在各种慢性肾脏病的基础上，肾功能缓慢减退至衰竭而出现的临床综合征，分为四期：①肾脏储备能力下降期；②氮质血症期；③肾衰竭期；④尿毒症期。任何能破坏肾脏正常结构和功能的泌尿系统疾病均可导致肾衰竭；肾衰竭早期仅表现为基础疾病的症状。当残余肾单位不能调节适应机体的最低要求时，各器官功能失调的症状才表现出来，如高血压、心力衰竭、贫血、出血倾向、神经肌肉系统表现、胃肠道表现、皮肤症状、内分泌失调、易于并发感染等。根据上述各系统表现、内生肌酐清除率下降、血肌酐及尿素氮升高、B超示双肾缩小，即可初步诊断为慢性肾衰竭。治疗要点：治疗原发疾病、纠正加重肾衰竭的因素、延缓慢性肾衰竭的发展、治疗并发症等。

（二）重要知识点

1. 护理评估 ①有无肾脏疾病病史,如肾小球肾炎等。②有无其他全身性疾病引起的肾脏病变,如糖尿病肾病等。③有无致肾衰竭渐进性发展或急性加重的危险因素,如贫血。④家庭、单位、社区对病人心理、生活、经济等方面的支持度。⑤血液检查、尿液检查、肾功能检查等辅助检查。

2. 常见护理诊断/问题 ①营养失调:低于机体需要量 与长期限制蛋白质摄入、消化功能紊乱、水电解质紊乱、贫血等因素有关。②潜在并发症:水、电解质、酸碱平衡失调。

3. 护理措施 ①以休息为主,避免过度劳累。病情稳定者,鼓励其适当活动。②根据GFR调整蛋白质摄入量。③每日摄取足够热量。④观察症状和体征的变化,每日定时测量体重、尿量,准确记录出入液量。⑤鼓励家属和社会支持系统帮助病人早日走出震惊和伤感期,积极配合医疗、护理。

4. 健康指导 ①指导病人积极治疗原发病,如高血压、糖尿病等疾病;避免肾损害的高危因素。②注意劳逸结合,避免劳累和重体力活动;严格遵守饮食治疗的原则,注意水、钠限制和蛋白质的合理摄入。③指导病人学会准确记录尿量、测量体重、监测血压;出现体重迅速增加超过2kg、水肿、血压明显增高、气促、发热、乏力及意识障碍时,及时就诊。

急性肾损伤

（一）概述

急性肾损伤,是由各种原因引起的肾功能在短时间内(几小时至几周)急剧减退而出现的临床综合征,以含氮代谢废物潴留,水、电解质和酸碱平衡紊乱为主,可产生全身各系统并发症。急性肾损伤以往称为急性肾衰竭,急性肾损伤有广义和狭义之分。广义的急性肾损伤分为肾前性、肾性和肾后性三类;狭义的急性肾损伤是指急性肾小管坏死。急性肾损伤以少尿、尿毒症、高钾血症、代谢性酸中毒为典型表现。治疗原则:纠正可逆性病因、预防肾损伤,调节水电解质和酸碱平衡、供给足够营养和治疗原发病;控制氮质血症,防治各种并发症。

（二）重要知识点

1. 护理评估 ①有无导致血流灌注不足的疾病。②有无尿路梗阻。③有无接触毒素、药物、造影剂等可能导致肾小管损伤的因素。④家庭、单位、社区对病人心理、经济等方面的支持度。⑤血液检查、尿液检查等辅助检查结果。

2. 常见护理诊断/问题 ①营养失调:低于机体需要量 与长期限制蛋白质摄入、消化功能紊乱、水电解质紊乱、贫血等因素有关。②活动无耐力 与心脏病变、贫血、水电解质和酸碱平衡紊乱有关。③有感染的危险 与限制蛋白质饮食、透析、机体抵抗力降低等有关。④潜在并发症:水、电解质、酸碱平衡失调等。

3. 护理措施 ①以休息为主,避免过度劳累。病情稳定者,鼓励其适当活动。②对于能进食的病人,给予优质蛋白,蛋白质的摄入量应限制为0.8g/(kg·d),给予充足热量,每天供给147kJ/kg(35kcal/kg)。③观察症状和体征的变化,每日定时测量体重、尿量,准确记录出入液量。④鼓励家属和社会支持系统帮助病人早日走出震惊和伤感期,积极配合医疗、护理。

4. 健康指导 ①指导病人积极治疗原发病,如高血压、糖尿病等疾病;避免肾损害的高危因素。②严格遵守饮食治疗的原则,注意水、钠限制和蛋白质的合理摄入,慎用氨基糖苷类等肾毒性抗生素。③恢复期病人应加强营养,增强体质,适当锻炼;注意保暖,防止受凉,强调监测肾功能、尿量的重要性,并教会其测量和记录尿量的方法。

（李红梅）

【测试练习】

（一）选择题

A1 型题

1. 肾小球疾病最常见的临床表现是
   A. 血尿　　　　　　　　　B. 少尿　　　　　　　　　C. 水肿
   D. 高血压　　　　　　　　E. 蛋白尿

2. 在肾性水肿病人的饮食护理中,对严重水肿少尿者,除无盐饮食外,每天的液体入量不应超过前一天 24h 尿量加
   A. 2 000ml　　　　　　　　B. 1 500ml　　　　　　　C. 1 000ml
   D. 800ml　　　　　　　　 E. 500ml

3. 青年高血压病人,背部肋脊角处闻及血管杂音,最大的可能是
   A. 急性肾小球肾炎　　　　B. 慢性肾小球肾炎　　　　C. 肾病综合征
   D. 肾动脉狭窄　　　　　　E. 肾静脉狭窄

4. 血尿是指离心后尿沉渣每高倍视野红细胞为
   A. 3 个以上　　　　　　　B. 5 个以上　　　　　　　C. 6 个以上
   D. 8 个以上　　　　　　　E. 10 个以上

5. 膀胱刺激征病人的饮食护理中,要鼓励病人多饮水,每日的饮水量至少超过
   A. 1 000ml　　　　　　　　B. 1 500ml　　　　　　　C. 2 000ml
   D. 2 500ml　　　　　　　　E. 3 000ml

6. 肾性水肿最先表现为
   A. 腹水　　　　　　　　　B. 胸腔积液　　　　　　　C. 心包积液
   D. 双下肢凹陷性水肿　　　E. 眼睑及面部水肿

7. 肾炎性水肿发生的机制为
   A. 肾小球滤过率下降,肾小管重吸收功能下降
   B. 肾小球滤过率增加,肾小管重吸收功能增加
   C. 肾小球滤过率基本正常,肾小管重吸收功能增加
   D. 肾小球滤过率下降,肾小管重吸收功能基本正常
   E. 肾小球滤过率增加,肾小管重吸收功能下降

8. 对肾性水肿病人的病情观察,最重要的是
   A. 意识状态　　　　　　　B. 心率　　　　　　　　　C. 心律
   D. 血压　　　　　　　　　E. 体温

9. 白细胞尿是指新鲜离心尿液每高倍视野白细胞为
   A. 5 个以上　　　　　　　B. 6 个以上　　　　　　　C. 3 个以上
   D. 8 个以上　　　　　　　E. 10 个以上

10. 肾小球病作为一组疾病,其共同特点为

A. 病因相同　　　　　　B. 发病机制相同　　　　　C. 临床表现相同

D. 病理变化相同　　　　E. 病变主要侵犯双肾肾小球

11. 慢性肾炎治疗的主要目标是

A. 消除管型　　　　　　B. 消除血尿　　　　　　　C. 消除蛋白尿

D. 控制高血压　　　　　E. 延缓肾功能进行性减退

12. 治疗慢性肾炎病人肾素依赖性高血压,肾功能正常时首选

A. 血管紧张素Ⅱ受体拮抗剂　　　　　　　　B. 血管紧张素转换酶抑制剂

C. 钙通道阻滞剂　　　　　　　　　　　　　D. β受体阻滞剂

E. 利尿剂

13. 肾病综合征病人最常见的并发症是

A. 感染　　　　　　　　B. 高血压　　　　　　　　C. 急性肾衰竭

D. 血栓形成　　　　　　E. 低血容量性休克

14. 尿路感染最常见致病菌是

A. 变形杆菌　　　　　　B. 副大肠杆菌　　　　　　C. 大肠埃希氏菌

D. 粪链球菌　　　　　　E. 葡萄球菌

15. 尿路感染最常见的表现

A. 尿频、尿急、尿痛　　　　　　　　　　　B. 畏寒、发热、头痛

C. 全身酸痛、恶心、呕吐　　　　　　　　　D. 排尿困难、下腹疼痛、腰痛

E. 水肿、高血压、肾区叩痛

16. 关于尿细菌定量培养标本采集,**不正确**的是

A. 最好用清晨第 1 次的中段尿液送检

B. 可在使用抗生素过程中留取尿标本

C. 留取尿液时应严格无菌操作

D. 尿液留取后应在 1 小时内做细菌培养

E. 尿标本中勿混入消毒药液

17. 引起肾盂肾炎病人尿路感染最常见的致病菌为

A. 葡萄球菌　　　　　　B. 铜绿假单胞菌　　　　　C. 大肠埃希氏菌

D. 克雷伯杆菌　　　　　E. 粪链球菌

18. 引起肾盂肾炎最主要的感染途径是

A. 上行感染　　　　　　B. 血行感染　　　　　　　C. 直接感染

D. 下行感染　　　　　　E. 淋巴管感染

19. 关于留取清洁中段尿进行尿培养的描述,正确的是

A. 应在停用抗生素后 2 天留取标本

B. 留取前宜多饮水

C. 留取标本前应用 0.1% 新洁尔灭冲洗外阴

D. 标本宜留在无菌容器中

E. 标本宜在 2 小时内送检

20. 慢性肾衰竭临床表现中,最早、最常出现的表现是

A. 贫血　　　　　　　　B. 水肿　　　　　　　　　C. 高血压

D. 心力衰竭　　　　　　E. 胃肠道症状

21. 引起慢性肾衰病人贫血最重要的原因是
    A. 叶酸缺乏　　　　　　　　B. 铁的摄入减少　　　　　　C. 血液透析失血
    D. 红细胞生存周期缩短　　　E. 肾脏产生红细胞生成素减少

22. 提示肾衰竭病人进入慢性肾衰竭尿毒症期的检查结果是
    A. 肾小球滤过率降至 15ml/（min·1.73m^2）以下
    B. 内生肌酐清除率降至 30ml/min
    C. 内肌酐清除率降至 20ml/min
    D. 血肌酐 44μmol/L 以上
    E. 血肌酐 107μmol/L 以上

23. 慢性肾衰病人提示病情危重的表现是
    A. 高血压　　　　　　　　　B. 胃肠道症状　　　　　　　C. 尿毒症性心包炎
    D. 代谢性酸中毒　　　　　　E. 贫血

24. 尿毒症病人最常有的表现是
    A. 病毒性心包炎　　　　　　B. 胃肠道症状　　　　　　　C. 高血压
    D. 贫血　　　　　　　　　　E. 代谢性酸中毒

25. 慢性肾衰竭病人神经病变受累最多见的是
    A. 中枢神经系统病变　　　　B. 胃肠道自主神经病变　　　C. 心血管系统自主神经病变
    D. 上肢周围神经病变　　　　E. 下肢周围神经病变

26. 最有助于急、慢性肾衰竭鉴别的是
    A. 蛋白尿程度　　　　　　　B. 血尿程度　　　　　　　　C. 高血压程度
    D. 肾脏大小　　　　　　　　E. 酸中毒程度

27. 给予急性肾损伤病人每天的热量为
    A. 20kcal/kg　　　　　　　　B. 30kcal/kg　　　　　　　　C. 35kcal/kg
    D. 40kcal/kg　　　　　　　　E. 45kcal/kg

28. 急性肾损伤病人最常见的电解质紊乱是
    A. 低钾血症　　　　　　　　B. 高钾血症　　　　　　　　C. 低钠血症
    D. 低钙血症　　　　　　　　E. 高磷血症

29. 慢性肾衰竭时发生高血压的主要原因是
    A. 肾素 - 血管紧张素水平增高　　　　　　B. 激肽系统的作用
    C. 水钠潴留　　　　　　　　　　　　　　D. 使用环孢素
    E. 使用重组人红细胞生成素

30. 我国慢性肾衰竭最常见的病因为
    A. 原发性肾小球肾炎　　　　B. 糖尿病肾病　　　　　　　C. 高血压肾病
    D. 梗阻性肾病　　　　　　　E. 狼疮性肾炎

A2 型题

1. 病人，男性，22 岁。因发热、咽痛 1 天就诊。身体评估：体温 39.8℃，颜面无水肿，扁桃体Ⅲ度，尿蛋白 ++，护理措施首先考虑
    A. 饮食护理　　　　　　　　B. 病情观察　　　　　　　　C. 对症护理
    D. 用药护理　　　　　　　　E. 心理护理

2. 病人，男性，25 岁。全身重度水肿，尿蛋白 6.4g/d，血浆白蛋白 23g/L，血压 80/60mmHg。

肾功能检查：尿素氮 9.0mmol/L，血肌酐 100μmol/L。最主要的护理诊断 / 问题是

  A. 焦虑   B. 营养失调：低于机体需要量

  C. 潜在并发症：慢性肾衰竭   D. 有感染的危险

  E. 体液过多

 3. 病人，男性，36 岁。全身水肿，尿蛋白 8.6g/d，尿中红细胞 5~10 个 /HP，可见脂肪管型，血浆白蛋白 18g/L。治疗：每日泼尼松 60mg，双嘧达莫 300mg（分 3 次服）。治疗 8 周后病情未见好转，治疗措施正确的是

  A. 停用泼尼松

  B. 改用地塞米松

  C. 增加泼尼松用量，延长治疗时间

  D. 继续用泼尼松原剂量，加用环磷酰胺

  E. 加用肝素

 4. 病人，男性，53 岁。全身轻度水肿 5 天，血压 140/90mmHg。尿常规：尿蛋白 +，红细胞 l8 个 /HP，颗粒管型 +。血尿素氮 l0mmol/L。关于此病人的护理措施，**错误**的是

  A. 绝对卧床休息   B. 限制食物中蛋白和磷的摄入量

  C. 注意监测水肿和血压的变化   D. 避免使用对肾功能有害的药物

  E. 防治感染

 5. 病人，女性，35 岁，教师。尿频、尿急、尿痛 2 天。身体评估：体温 37.8℃，脉搏 92 次 /min，双肾区叩痛。尿常规：尿蛋白 +，红细胞 0~2/HP，白细胞 15~20/HP。尿培养大肠杆菌阳性。病人对疾病的预后很担心。目前病人最主要的护理诊断 / 问题是

  A. 体温过高   B. 排尿异常   C. 焦虑

  D. 疼痛   E. 知识缺乏

 6. 病人，男性，34 岁。反复晨起眼睑水肿 2 年，"感冒"后加重伴腰酸胀 1 周。身体评估：血压 167/93mmHg，双踝部凹陷性水肿，血红蛋白 101g/L。尿常规：蛋白 ++，红细胞 l0~l5 个 /HP，白细胞 0~3 个 /HP，24 小时尿蛋白定量 1.8g，血浆白蛋白 34g/L，血 Cr33.8mmol/L，BUN10.5mmol/L，最可能的诊断是

  A. 缺铁性贫血   B. 急性肾小球肾炎   C. 慢性肾小球肾炎

  D. 肾病综合征   E. 原发性高血压

 7. 病人，男性，35 岁，尿频、尿急、尿痛 1 周，加重伴寒战、发热、腰痛 2 天。身体评估：体温 39.7℃，两侧肋腰点压痛，双侧肾区叩痛。清洁中段尿培养为变形杆菌，菌落计数 10^6/ml，使用抗菌药物治疗效果不佳。建议首选的检查是

  A. X 线静脉肾盂造影   B. 双肾、输尿管 B 超   C. 再次行清洁中断尿培养

  D. 尿结核杆菌培养   E. 腹部平片

 8. 病人，女性，30 岁。反复腰痛、尿频、尿痛 3 年，月经期后加重伴畏寒、发热 2 天。身体评估：体温 39.4℃，双肋脊角压痛与叩痛。外周血白细胞 15.6×10^9/ L，中性粒细胞 0.85。尿蛋白 +，白细胞 +++，白细胞管型 1~3/ H P，血肌酐 89μmol/L，清洁中段尿培养有大肠埃希氏菌生长，菌落计数 ＞10^5/ml，最可能的是

  A. 急性膀胱炎   B. 急性肾盂肾炎   C. 慢性肾盂肾炎

  D. 慢性肾盂肾炎急性发作 E. 肾结核

 9. 病人，女性，30 岁。因"尿路感染"服药后症状消失，3 周后因劳累症状复现。提示复

发的是

    A. 尿细菌定量 10^2/ml   B. 尿细菌定量 10^3/ml   C. 尿细菌定量 10^4/ml

    D. 尿细菌定量 10^5/ml   E. 尿细菌定量 10^6/ml

10. 病人,女性,65 岁,尿频、尿急、尿痛,发热、畏寒 3 天,出现意识淡漠,四肢厥冷,尿量正常,血压 80/55mmHg。尿常规可见大量脓细胞。根据病史及临床表现、体征,其诊断可能为

    A. 急性膀胱炎   B. 急性肾盂肾炎

    C. 慢性肾盂肾炎急性发作   D. 急性肾盂肾炎伴肾周围脓肿

    E. 急性肾盂肾炎伴革兰氏阴性杆菌败血症

11. 病人,女性,45 岁,因糖尿病肾病致慢性肾衰竭,责任护士对病人的饮食指导中,**不妥**的是

    A. 低蛋白饮食,20~40g/d

    B. 含钙磷丰富的饮食

    C. 保证充足的热量供给

    D. 每日液体入量应按前一天出液量加 500~600ml 来计算

    E. 尿量在 1 000ml/d

12. 病人,女性,68 岁,近 1 个月来厌食,皮肤瘙痒。尿蛋白(+++),血 Cr820μmol/L,诊断为慢性肾衰竭尿毒症期。护士对其皮肤瘙痒的护理措施**不正确**的是

    A. 用温水擦洗皮肤   B. 洗澡后涂抹润肤霜

    C. 用碱性强的肥皂彻底清洗皮肤   D. 按摩身体受压部位

    E. 勤换内衣

13. 病人,女性,36 岁,呕吐、腹泻后突然出现少尿(10ml/h),血尿素氮 15mmol/L,血肌酐 178μmol/L,尿比重 1.025,尿钠 13mmol/L,尿量减少最可能的原因是

    A. 肾前性急性肾损伤   B. 肾后性急性肾损伤   C. 慢性肾衰竭

    D. 急性肾小管坏死   E. 急性间质性肾炎

14. 病人,女性,29 岁,乏力、食欲减退 3 个月,以"慢性肾衰竭尿毒症期"入院。入院后行中心静脉置管血液透析术。在血液透析中,**不正确**的措施是

    A. 透析开始时调节血流速度由慢再逐渐加快

    B. 监测并记录生命体征

    C. 观察病人有无面色苍白、出冷汗

    D. 记录透析时间、脱水量及肝素用量

    E. 询问病人是否要进食

A3/A4 型题

(1~2 题共用题干)

病人,女性,35 岁,已婚。因尿频、尿急、尿痛 5 天,伴发热、寒战、腰痛入院。尿常规:红细胞 5~6/HP,白细胞 20~30/HP。中段尿培养大肠杆菌 10^6/ml。

1. 经抗生素治疗 3 天后体温正常,此时应

    A. 停用抗生素   B. 继续用抗生素 7 天   C. 继续用抗生素 14 天

    D. 继续用抗生素 20 天   E. 抗生素减量

2. 病人经治疗好转,出院时尿常规正常,尿培养阴性。护士应指导病人出院后注意

    A. 定时复查尿培养   B. 保持尿道口清洁   C. 长期服用碳酸氢钠

D. 每晚服抗生素 1 次　　　E. 避免劳累,减少运动

（3~5 题共用题干）

病人,女性,48 岁。食欲下降,精神萎靡,疲乏 1 个月,柏油样便 1 天。既往有"慢性肾小球肾炎" 8 年,高血压 3 年。门诊检查肾功能示:血肌酐 790μmol/L,血尿素氮 8.8mmol/L。

3. 该病人最可能的诊断是
    A. 急性肾小球肾炎　　　B. 慢性肾小球肾炎　　　C. 急性肾盂肾炎
    D. 慢性肾盂肾　　　　　E. 尿毒症

4. 病人排柏油样便的原因是
    A. 进食了含铁丰富的食物　B. 消化道出血　　　C. 红细胞寿命缩短
    D. 铁、叶酸缺乏　　　　E. 骨髓造血功能抑制

5. 在治疗中,可替代失去功能的肾脏排泄各种毒物的疗法是
    A. 治疗原发病　　　B. 饮食治疗　　　C. 必需氨基酸的应用
    D. 对症治疗　　　　E. 透析治疗

（6~7 题共用题干）

病人,男性,58 岁,因肺癌用 CAP（环磷酰胺＋阿霉素＋顺铂）方案化疗第 3 天后突然出现少尿。尿常规:蛋白＋,红细胞 8~12/HP,尿 pH 5。肾功能:血尿素氮 12mmol/L,血肌酐 146μmol/L,血尿酸 1 080μmol/L。

6. 根据上述临床表现,其少尿原因主要考虑
    A. 肾后性急性肾损伤　　B. 急性肾小管坏死　　C. 肾前性急性肾损伤
    D. 出血性膀胱炎　　　　E. 急性肾小球肾炎

7. 首选的治疗方案是
    A. 限制水摄入　　　B. 大量补液及碱化尿液　　C. 立即行血液透析
    D. 使用利尿剂　　　E. 限制蛋白质摄入

（8~9 题共用题干）

病人,男性,48 岁。反复颜面及下肢水肿,伴乏力 1 年,以"慢性肾衰竭尿毒症期"入院。血肌酐 1 250μmol/L,入院后行透析治疗,透析结束后突然出现头痛、恶心、呕吐、抽搐,继而昏迷。

8. 该病人出现透析结束后表现的原因是
    A. 低血压　　　B. 失衡综合征　　　C. 透析反应
    D. 电解质紊乱　　E. 心力衰竭

9. 对该病人的处理,易加重病情的是
    A. 吸氧　　　B. 减慢血流速度　　　C. 静脉滴注高渗葡萄糖
    D. 静脉滴注甘露醇　　E. 改用低钠透析液

B 型题

（1~3 题共用备选答案）
    A. 100ml　　　B. 400ml　　　C. 1 000ml
    D. 1 500ml　　E. 2 500ml

1. 少尿是指每天尿量少于
2. 无尿是指每天尿量少于
3. 多尿是指每天尿量多于

（4~5 题共用备选答案）

    A. 水肿   B. 低蛋白血症   C. 高脂血症

    D. 蛋白尿   E. 血尿

4. 慢性肾炎必有的表现

5. 肾病综合征最突出的体征

（6~9 题共用备选答案）

    A. 无痛性肉眼血尿、贫血   B. 尿频、尿急、尿痛、排尿不适

    C. 大量蛋白尿、低蛋白血症、水肿、高脂血症   D. 低蛋白血症、高血压、贫血

    E. 蛋白尿、血尿、高血压、水肿

6. 尿路感染主要表现

7. 肾病综合征主要表现

8. 慢性肾小球肾炎主要表现

9. 慢性肾衰竭主要表现

（二）填空题

1. 泌尿系统是由肾、输尿管、膀胱、尿道及有关的_____、_____等组成,其主要功能是_____、_____尿液。

2. 肾性高血压的用药原则是:避免损害肾脏的药物、_____、_____。

3. 慢性肾小球肾炎以_____、_____、_____和_____为基本临床表现。

4. 慢性肾小球肾炎水肿多为_____、_____。

5. 肾病综合征共同表现为_____、_____、_____、_____。

6. 尿路感染的途径有_____、_____、_____、_____,最常见的是_____。

7. 尿路感染的最常见致病菌为_____。

8. 膀胱炎的主要临床表现为_____、_____、_____。

9. 急性肾损伤的病因可分为_____、_____和_____三类。

10. 慢性肾衰竭的病人应给予_____饮食,根据病人的_____调节。

（三）名词解释

1. 肾性水肿

2. 肾性高血压

3. 尿路刺激征

4. 多尿

5. 少尿

6. 无尿

7. 肾区疼痛

8. 慢性肾小球肾炎

9. 肾病综合征

10. 尿路感染

11. 慢性肾衰竭

12. 急性肾损伤

（四）简答题

1. 简述肾性水肿的护理要点。

2. 简述尿路刺激征的护理要点。

3. 简述慢性肾小球肾炎病人的饮食原则。

4. 简述肾病综合病人使用糖皮质激素的原则。

5. 尿路感染病人的易感因素有哪些？

6. 简述尿路感染病人健康指导的内容。

7. 简述慢性肾衰竭蛋白质摄入的护理。

8. 简述对急性肾损伤病人的健康指导。

（五）案例分析题：

1. 病人，男性，21 岁。眼睑、颜面水肿 1 周，"感冒"后水肿加重 1 天，伴尿少，以"肾病综合征"入院。身体评估：体温 38.5℃，脉搏 106 次 /min，呼吸 26 次 /min，血压 96/63mmHg，双下肢对称性水肿。实验室检查：尿隐血（＋），尿蛋白（＋＋＋），24 小时尿蛋白 5.1g，血清白蛋白 21g/L。

请思考：

（1）该病人存在哪些护理诊断 / 问题？针对护理诊断 / 问题应采取哪些护理措施？

（2）如何进行健康指导？

2. 病人，男性，18 岁。学生，咽部不适半个月，水肿、少尿 5 天来诊。半个月前着凉后感咽部不适，轻度干咳，无发热，自服感冒药无好转。5 天前发现双眼睑水肿，晨起时明显，并感双腿发胀，同时尿量减少，尿色呈洗肉水样。院外化验尿蛋白（＋＋），尿 RBC 和 WBC 不详，口服"保肾康"后无变化来诊。发病以来饮食和睡眠一般，无尿频、尿急、尿痛，无关节痛、皮疹、脱发和口腔溃疡，大便正常，体重半个月来增加 4kg。既往体健，无高血压和肾脏病史，无药物过敏史，无烟酒嗜好，家族中无高血压病病人。

身体评估：体温 36.5℃，脉搏 80 次 /min，呼吸 18 次 /min，血压 155/95mmHg。一般情况尚可，无皮疹，浅表淋巴结无肿大，双眼睑水肿，巩膜无黄染，咽充血（＋），扁桃体不大，心肺（－），腹平软，肝脾肋下未触及，移动性浊音（－），双肾区无叩击痛，双下肢轻度凹陷性水肿。

实验室检查：Hb142g/L，WBC 9.2×10^9/L，N 76%，L 24%，PLT 220×10^9/L；尿蛋白（＋＋），WBC 0~1/HP，RBC 20~30/HP，偶见颗粒管型，24 小时尿蛋白定量 3.0g；血 ALB 35.5g/L，BUN 8.5mmol/L，Cr 140μmol/L，Ccr 60ml/min，血 IgG、IgA、IgM 均正常，C3 0.5g/L，ASO 效价大于 1：400，乙肝两对半（－）。

请思考：

（1）请写出两个最主要的护理诊断 / 问题及主要的护理措施。

（2）如何为该病人进行健康指导。

3. 病人，女性，26 岁。近半个月来常出现发热、头痛、恶心、呕吐，伴尿频、尿急、尿痛、排尿困难、下腹部疼痛、腰痛。身体评估：体温 39℃，脉搏 116 次 /min，全身肌肉压痛，两侧肋脊角压痛和肾区叩击痛。尿沉渣镜检：白细胞＞5 个 /HP；尿细菌学检查：中段尿细菌定量培养为 10^6/ml；血白细胞升高，中性粒细胞增多，核左移，血沉增快。

请思考：

（1）目前病人主要有哪些护理诊断 / 问题？

（2）为其提供哪些护理措施？

4. 病人，男性，68 岁。食欲低下、恶心、呕吐、腹胀、腹泻 1 周，伴气促、咳嗽、胸闷、头痛、尿少。以"慢性肾衰竭"入院。既往有"肾炎"病史 18 年。身体评估：体温 39.2℃，血压 180/110mmHg，贫血外貌，全身高度水肿。实验室检查：血肌酐：717μmol/L，血钾 6.9mmol/L，红

细胞计数 2.15×10^{12}/L,血红蛋白 65/L。尿液检查:尿蛋白多为 +~++,尿素氮 35.8μmol/L,尿比重 1.010,尿钠 50mmol/L。

请思考:

(1)病人主要的护理诊断/问题有哪些?

(2)给予病人哪些相应的护理措施?

【参考答案】

(一)选择题

A1 型题

1. C 2. E 3. D 4. A 5. C 6. E 7. D 8. D 9. A 10. E 11. E 12. B
13. A 14. C 15. A 16. B 17. C 18. A 19. D 20. E 21. E 22. A 23. C 24. D
25. D 26. D 27. C 28. B 29. C 30. A

A2 型题

1. C 2. E 3. D 4. A 5. D 6. C 7. E 8. D 9. E 10. E 11. B 12. C
13. A 14. E

A3/A4 型题

1. C 2. B 3. E 4. B 5. E 6. A 7. B 8. B 9. E

B 型题

1. B 2. A 3. E 4. D 5. A 6. B 7. C 8. E 9. D

(二)填空

1. 血管 神经 生成 排泄

2. 小剂量 联合用药

3. 水肿 高血压 蛋白尿 血尿

4. 眼睑水肿 下肢凹陷性水肿

5. 大量蛋白尿 低蛋白血症 水肿 高脂血症

6. 上行感染 血行感染 淋巴道感染 直接感染 上行感染

7. 大肠埃希氏菌

8. 尿急 尿频 尿痛

9. 肾前性 肾性 肾后性

10. 高热量、富含维生素、低蛋白 肾小球滤过率

(三)名词解释

1. 肾性水肿是由肾脏疾病引起人体组织间隙过多液体积聚而导致的组织肿胀,见于各种肾炎和肾病病人,是肾小球疾病最常见的症状。

2. 肾性高血压是直接由肾脏疾病引起的高血压,是继发性高血压的主要组成部分。

3. 尿路刺激征是指膀胱颈和膀胱三角区受炎症或机械刺激而引起的尿频、尿急、尿痛,伴有排尿不尽感及下腹坠痛。

4. 多尿是指 24 小时尿量超过 2 500ml。

5. 少尿是指 24 小时尿量少于 400ml。

6. 无尿是指 24 小时尿量少于 l00ml。

7. 肾区疼痛是指肾盂、输尿管内张力增高或包膜受牵拉所致的疼痛,表现为肾区胀痛或隐痛、压痛和叩击痛阳性。

8. 慢性肾小球肾炎,简称慢性肾炎,是以蛋白尿、血尿、高血压和水肿为主要表现,起病方式不同,病情迁延,病变进展缓慢,最终将发展成慢性肾衰竭的肾小球疾病。

9. 肾病综合征是由各种肾脏疾病所致的一组临床综合征,其共同表现为大量蛋白尿、低蛋白血症、水肿、高脂血症。

10. 尿路感染是指各种病原微生物在尿路中生长、繁殖而引起的尿路感染性疾病。尿路感染分为上尿路感染和下尿路感染。

11. 慢性肾衰竭指各种原发性或继发性慢性肾脏病进行性发展引起的肾小球滤过率下降和肾功能损害,出现以代谢产物潴留,水、电解质、酸碱平衡紊乱和全身各系统症状为主要表现的临床综合征。

12. 急性肾损伤是由各种原因引起的肾功能在短时间内(几小时至几周)急剧减退而出现的临床综合征,以含氮代谢废物潴留,水、电解质和酸碱平衡紊乱为主,可产生全身各系统并发症。

（四）简答题

1. 肾性水肿的护理要点:①卧床期间经常变换体位,用软垫支撑受压部位,重度水肿者,卧床休息,减轻肾脏负担。②限制水、盐摄入:限制钠盐摄入,调节蛋白质摄入,补充足够热量。③保护好水肿部位的皮肤。④观察水肿消长情况,定期测量体重,监测 24 小时出入液量、生命体征,尤其是血压变化。⑤遵医嘱使用利尿剂、糖皮质激素或其他免疫抑制剂,鼓励病人参加适当的社交娱乐活动,增强战胜疾病的信心。

2. 尿路刺激征的护理要点:①急性发作期,尽量卧床休息,采取舒适的体位缓解疼痛,协助病人完成日常生活活动,减轻不适感;缓解期,鼓励病人参与力所能及的活动,以不引起身体不适为度。②给予清淡、易消化、营养丰富的食物。嘱病人多饮水、勤排尿,饮水量在 2 000ml/d以上。③观察体温变化、全身症状、营养状况等;观察尿频次数,尿急程度及尿痛部位、性质和程度有无改变。④嘱病人按时、按量、按疗程服用抗生素药,勿随意停药。⑤向病人解释症状出现的原因,重视疾病发生发展,鼓励其表达内心感受,减少紧张焦虑情绪。

3. 慢性肾小球肾炎病人的饮食原则:足够热量、富含维生素、易消化的饮食。当排尿量达到一般标准时,正常饮水;选用优质蛋白,0.6~0.8g/(kg·d),若肾功能严重受损,伴高血压且有尿毒症倾向时减少盐的摄入,盐摄入量 3~4g/d,蛋白质摄入量 0.3~0.4g/(kg·d)。

4. 肾病综合病人使用糖皮质激素的原则:起始足量;缓慢减药;长期维持用药;以最小有效剂量作为维持量,服药半年至 1 年或更久。

5. 尿路感染病人的易感因素有:①尿路梗阻,如结石、前列腺增生、狭窄、肿瘤等。②膀胱输尿管反流,尿液从膀胱逆流到输尿管,甚至肾盂,导致细菌在局部定植,发生感染。③机体免疫力低下,如长期使用免疫抑制剂、糖尿病、长期卧床、严重的慢性病和艾滋病等。④性别和性活动:女性尿道短而宽、距离肛门较近、开口于阴唇下方,是易发尿路感染的重要因素;性生活时,将尿道口周围的细菌挤压入膀胱引起尿路感染。⑤医源性因素:导尿或留置导尿管、膀胱镜和输尿管镜检查、逆行性尿路造影等,可致尿路黏膜损伤,将细菌带入尿路,易引发尿路感染。

6. 尿路感染病人健康指导的内容有:①疾病知识指导,向病人及家属讲解本病的病因、预防、主要表现、治疗原则及可治愈性。急性感染者要坚持治疗,在症状消失、尿液检查阴性后,仍要服药 3~5 天,并继续每周做尿液常规检查,连续 2~3 周。对反复发作者,寻找发作原因,有糖尿病、肝病者,积极治疗原发病,提高机体抵抗力。指导病人正确留取尿标本。泌尿系统检查时,严格无菌操作,防止损伤,预防感染。②生活方式指导,保持良好的卫生习惯,学会正确清洁外阴的方法,避免污染尿道口,每天清洗外阴;女病人月经期间增加外阴清洗次数,保持外阴清洁干燥。平时多饮水、勤排尿(2~3 小时排尿一次)、不憋尿,多运动,劳逸结合。注意营养均衡饮食,增强机体抵抗力。

7. 慢性肾衰竭蛋白质摄入的护理:根据 GFR 调整蛋白质摄入量。当 GFR ≥ 60ml/$(min \cdot 1.73m^2)$,摄入量为 0.8g/$(kg \cdot d)$;GFR < 60ml/$(min \cdot 1.73m^2)$,摄入量为 0.6g/$(kg \cdot d)$;GFR < 25ml/$(min \cdot 1.73m^2)$,摄入量为 0.4g/$(kg \cdot d)$。血液透析者,摄入量为 1.0~1.2g/$(kg \cdot d)$;腹膜透析者,摄入量为 1.2~1.3g/$(kg \cdot d)$。

8. 对急性肾损伤病人的健康指导:①指导病人积极治疗原发病,如高血压、糖尿病等疾病;避免肾损害的高危因素。②严格遵守饮食治疗的原则,注意水、钠限制和蛋白质的合理摄入,慎用氨基糖苷类等肾毒性抗生素。③恢复期病人应加强营养,增强体质,适当锻炼;注意保暖,防止受凉,强调监测肾功能、尿量的重要性,并教会病人测量和记录尿量的方法。

(五)案例分析题

1.(1)主要护理诊断/问题及护理措施:

1)体液过多 与低蛋白血症致血浆胶体渗透压下降等有关。护理措施:①严密观察水肿情况,定期测量体重,记录 24 小时出入量。②高蛋白饮食可加重肾负担,对肾不利,提倡正常量的优质蛋白,富含必需氨基酸的动物蛋白摄入。③低盐饮食:忌食腌制品。④遵医嘱应用利尿剂,注意监测血压。

2)营养失调:低于机体需要量 与大量蛋白丢失、胃黏膜水肿致蛋白质吸收障碍有关。护理措施:①热量供给要足,不少于 126~147kg(kg·d)。②给予优质蛋白饮食,如鱼、蛋、大豆等。③增加进食量,根据病人喜好准备食物,注意食物的色、香、味。

3)有感染的风险 与皮肤水肿、大量蛋白尿致机体营养不良有关。护理措施:①保持皮肤清洁干燥,避免皮肤摩擦或擦伤。②尽量减少病房内的探视人员,对上呼吸道感染者限制探访。③寒冷季节减少外出,注意保暖。④遵医嘱用药,勿自行减量或停用激素,注意观察血药浓度及药物副作用。

(2)健康指导:①预防性指导。积极预防感染,加强营养,注意休息,保持个人卫生。②生活指导。饮食注意低盐。每日不要摄入过多的蛋白质。③用药指导。按医嘱用药,不可自行减量或停用激素,了解药物的副作用。④病情监测指导。定期监测肾功能的变化。⑤心理指导。保持乐观心态,增强自身免疫力。

2.(1)最主要的护理诊断/问题:①体液过多 与低蛋白血症致血浆胶体渗透压下降等有关。②营养失调:低于机体需要量 与低蛋白血症有关。

主要的护理措施:①保证充分休息和睡眠,适度活动。②给予足够热量、富含维生素、易消化的饮食。③避免加重肾损害的因素,如劳累、感染、妊娠、应用肾毒性药物。④密切观察生命体征、体重、腹围、出入液量,观察水肿情况。⑤积极主动与病人沟通,鼓励其说出内心的感受,对疑难问题耐心解答。

(2)给予该病人的健康指导:①指导病人根据病情适度休息与活动。②掌握利尿剂、降压药及糖皮质激素等药物的使用方法;鼓励家属给予病人安慰、关系和支持,解决病人的后顾之忧,使病人以良好的心态面对现实。

3.（1）目前病人主要的护理诊断/问题有：①排尿障碍：尿频、尿急、尿痛 与炎症刺激膀胱有关。②体温过高 与急性肾盂肾炎有关。③潜在并发症：肾乳头坏死、肾周脓肿、中毒性休克。

（2）应为病人提供以下护理措施：①给予清淡、易消化、营养丰富的食物。嘱病人多饮水、勤排尿。②观察寒战、高热、剧烈腰痛、腹痛、血尿等情况。③积极主动关心病人，分散病人对自身不适的注意力，排尿时保持环境安静。④嘱病人按时、按量、按疗程服用抗生素药，勿随意停药。⑤向病人解释症状出现的原因，重视疾病发生发展，鼓励其表达内心感受，减少紧张焦虑情绪。

4.（1）病人主要的护理诊断/问题：①体温过高 与机体抵抗力降低、感染有关。②营养失调：低于机体需要量 与消化功能紊乱、水电解质紊乱、贫血等因素有关。③潜在并发症：水、电解质、酸碱平衡失调。

（2）给予病人以下护理措施：①以休息为主，避免过度劳累。病情稳定后，鼓励其适当活动。②根据GFR调整蛋白质摄入量。当GFR ≥ 60ml/（min·1.73m^2），摄入量为0.8g/（kg·d）；GFR < 60ml/（min·1.73m^2），摄入量为0.6g/（kg·d）；GFR < 25ml/（min·1.73m^2），摄入量为0.4g/（kg·d）。若进行血液透析，摄入量为1.0~1.2g/（kg·d）；若进行腹膜透析，摄入量为1.2~1.3g/（kg·d）。③每日摄取足够热量，每日供给热量为126~147kJ/kg（30~35kcal/kg）。④观察症状和体征的变化，每日定时测量体重、尿量，准确记录出入液量。⑤鼓励家属和社会支持系统，帮助病人积极配合医疗、护理工作。

第一节　血液系统疾病常见症状、体征的护理

【学习目标】

1. 掌握血液系统疾病常见症状、体征的护理评估要点及常见护理诊断/问题。
2. 熟悉贫血、出血倾向、继发感染的概念和护理措施。
3. 了解贫血、出血倾向、继发感染的护理目标和护理评价。
4. 能运用护理程序对贫血、出血倾向和继发感染的病人实施整体护理。

【重点与难点】

1. 重点　贫血的概念；贫血、出血、继发感染的护理评估要点及护理诊断/问题；贫血、出血倾向、继发感染的护理措施。
2. 难点　贫血的程度及分类；颅内出血的护理；感染的预防及护理。

【学习要点】

血液系统疾病主要症状和体征有贫血、出血、继发感染、肝脾淋巴结肿大、骨关节异常、黄疸、皮肤黏膜及指甲异常等，而以贫血、出血和继发感染最常见。

贫　　血

（一）概述

贫血是指外周血液中单位容积内血红蛋白浓度（Hb）、红细胞计数（RBC）和血细胞比容（HCT）低于相同性别、年龄和地区正常值低限，其中以血红蛋白浓度的降低最重要。我国成年人贫血的实验室诊断标准是：男性，红细胞计数 $< 4.5 \times 10^{12}$/L，血红蛋白浓度 < 120g/L，血细胞比容 < 0.42；女性红细胞计数 $< 4.0 \times 10^{12}$/L，血红蛋白浓度 < 110g/L，血细胞比容 < 0.37；妊娠女性红细胞计数 $< 3.5 \times 10^{12}$/L，血红蛋白浓度 < 100g/L，血细胞比容 < 0.30。红细胞生成减少、红细胞破坏过多、红细胞丢失过多（失血）是贫血的三大常见原因。贫血是许多原因或疾病引起的一个症状，而不是独立的疾病。

（二）重要知识点

1. 护理评估　①健康史：起病方式、发病时间，询问病人有无与贫血相关的病因或诱因。②贫血的症状和体征：皮肤黏膜苍白是贫血最直观的表现、最突出的体征，以睑结膜、口唇、甲床、手掌皮肤皱纹处等部位明显而可靠；疲倦、乏力、精神萎靡是贫血最常见和最突出的症状；中度和重度贫血病人可有呼吸增快、气短；缺氧使心脏代偿增强、循环加快而出现活动后心悸、气短，身体评估可发现心率加快、脉压增大，二尖瓣区或肺动脉瓣区可听到柔和的收缩期杂音；肾脏和生殖系统缺氧可出现多尿、低比重尿、蛋白尿和肾功能障碍，女性可有月经不调，男性可有性功能减退；缺氧还可致皮肤干燥、毛发无光泽。③心理 - 社会状况：长期贫血病人可出现焦虑、烦躁或萎靡不振。④辅助检查：血常规、血涂片检查，可判断贫血的性质与形态学类型，准确的血红蛋白测定是贫血最简便而可靠的诊断方法；骨髓穿刺液涂片或活检是诊断贫血类型的重要手段，有助于观察骨髓细胞质和量的变化，对贫血的病因诊断有重要意义。

2. 常见护理诊断 / 问题　①活动无耐力　与贫血引起的组织缺氧有关。②营养失调：低于机体需要量　与各种原因导致造血物质摄入不足、消耗增加或丢失过多有关。③潜在并发症：贫血性心脏病。

3. 护理措施　①充分休息：可根据病人贫血的程度及发生速度，与病人共同制订合理的休息与活动计划，活动量以病人不感到疲劳、不加重病情为度；中度贫血病人保证睡眠至少 8h/d，重度贫血病人需卧床休息。②合理饮食：饮食宜高热量、高蛋白、高维生素、富于营养、易于消化，根据不同的病因，有针对性地添加病人缺乏的营养成分。③保持口腔、皮肤、会阴部清洁。④观察病人原发病及贫血的症状和体征，观察用药情况和药物不良反应，监测实验室检查指标。⑤给氧：对严重贫血、缺氧病人，应给予 2~4L/min 间断吸氧。⑥对重度贫血或急性大失血病人应做好输血准备。⑦鼓励病人参加适宜的娱乐活动，指导家属理解和满足病人的心理需求，给予病人足够的精神和心理支持。

4. 健康指导　①指导病人避免贫血的诱因，养成合理的饮食习惯，避免挑食、偏食。②及时治疗慢性失血性疾病。

出血与出血倾向

（一）概述

出血倾向是指止血和凝血功能障碍而引起自发性出血或轻微创伤后出血不止的一种表现。主要病因有血小板数量或功能异常、血管因素异常、凝血因子异常。出血倾向是血液病的常见症状，出血部位可遍布全身，以皮肤黏膜、齿龈及鼻出血最多见，还可发生关节腔、肌肉和眼底出血；内脏出血提示病情严重，病人可因颅内出血而死亡。

（二）重要知识点

1. 护理评估　①健康史：询问病人有无再生障碍性贫血、血小板减少性紫癜、白血病、肝硬化等病史；家族成员的健康情况；工作环境中有无对骨髓造血功能损害的因素；近期有无特殊用药。②出血特点：轻度出血主要发生在皮肤、黏膜、齿龈，多表现为瘀点、紫癜及瘀斑，也可有关节腔出血和软组织血肿；中重度可有内脏出血，如呕血、便血、血尿；严重者有颅内出血，表现为剧烈头痛、恶心、呕吐、视物模糊、意识障碍等。出血量 < 500ml 为轻度出血，出血量在 500~1 000ml 为中度出血，出血量 > 1 000ml 为重度出血。③心理 - 社会状况：反复出血或大出血病人可出现焦虑、恐惧、悲观等心理。④辅助检查：重点了解出血性疾病常用实验室检查（如血常规检查、血小板计数、出血时间测定、凝血时间测定、凝血酶原时间测定和骨髓检查）

有无异常。

2. 常见护理诊断 / 问题 ①组织完整性受损 与皮肤、黏膜出血有关。②恐惧 与反复出血尤其是大出血有关。③潜在并发症：颅内出血。

3. 护理措施 ①适当休息与适量活动：根据病人血小板计数调整休息与活动，血小板<50×10^9/L 时应减少活动，严重出血不止或血小板计数<20×10^9/L 者应绝对卧床休息。②饮食护理：饮食宜高热量、高蛋白、高维生素、易消化，大量呕血者禁食 8~24 小时。③保持大便通畅：避免排便用力诱发内脏出血或颅内出血。④观察病情：观察皮肤黏膜出血情况，有无内脏出血，密切观察有无颅内出血的表现。⑤皮肤出血的预防与护理：避免过度负重、肢体碰撞或创伤性运动，避免搔抓或用力擦洗皮肤；保持床单平整，被褥衣服松软；减少注射用药，止血带结扎不宜过紧和过久，避免用力拍打皮肤，长期输液者宜经常更换注射部位；高热病人禁用酒精或温水擦浴降温。⑥鼻出血的预防与护理：保持室内空气湿度 50%~60%；保持鼻腔湿润，避免手挖鼻痂和用力擤鼻；鼻出血时，用消毒棉球或 0.1% 肾上腺素棉球填塞，鼻出血不止时协助医生用凡士林油纱条做后鼻腔填塞术。⑦口腔出血的预防与护理：嘱病人用软毛牙刷刷牙，忌用牙签剔牙；定时使用生理盐水或 0.02% 醋酸氯己定溶液漱口；齿龈有渗血时，局部用肾上腺素棉片或明胶海绵贴敷止血，或局部涂抹三七粉、云南白药。⑧关节腔出血或深部组织血肿的预防与护理：减少活动，避免过度负重和创伤；对关节腔出血者，抬高患肢并置受累关节于功能位置；出血初期，局部用冰袋冷敷或绷带压迫止血；出血停止后改为局部热敷。⑨颅内出血的预防与护理：避免排便用力；有颅内出血征象时，立即去枕平卧，头偏向一侧，头部放置冰袋或冰帽；观察并记录生命体征、意识状态、瞳孔、尿量等；保持呼吸道通畅；高流量（2~4L/min）吸氧；遵医嘱给予脱水药物；对颅内压增高躁动不安者，应做好安全防护。⑩心理护理。

4. 健康指导 ①向病人及家属解释出血原因，指导病人减轻或避免出血加重的方法。②一旦发现出血点、瘀斑等，应减少活动，卧床休息，保持情绪稳定，必要时就医。③对于慢性或易复发疾病，应定期复诊。

继 发 感 染

（一）概述

继发感染是指由于血液系统疾病导致白细胞成熟障碍或数量减少，加之贫血、化疗等因素造成病人营养不良，机体抵抗力下降，易受病原微生物侵袭而反复出现感染症状，是血液系统疾病最常见的死亡原因之一。发热是继发感染的典型表现，具有持续时间长、热型不一、抗生素治疗效果不佳等特点。

（二）重要知识点

1. 护理评估 ①健康史：询问病人有无白血病、再生障碍性贫血、粒细胞缺乏症、淋巴瘤、严重贫血等病史；有无应用化疗药物、长期使用糖皮质激素及免疫抑制剂等情况；有无进食减少、营养失调、与感染性疾病病人接触史、侵入性治疗等诱发因素。②继发感染的特点：常见感染部位为口腔黏膜、咽峡、肛门黏膜、尿道及皮肤等；发热是感染最常见的症状，注意发热的急缓、时间、程度、热型的特点；病人有无食欲和体重下降、脱水等营养状态的改变；有无意识障碍、惊厥等伴随症状。③心理 - 社会状况：当出现持续而严重的发热时，病人会产生烦躁、情绪低落和焦虑等心理问题。④辅助检查情况：了解白细胞计数及分类计数情况，根据不同感染部位选择相应的检查，如胸部 X 线、尿常规、感染部位分泌物涂片或细菌培养等。

2. 常见护理诊断 / 问题 ①体温过高 与感染等因素有关。②有感染的危险 与正常粒细胞或淋巴细胞减少、免疫功能下降有关。

3. 护理措施　①适当休息：严重感染或高热病人应减少活动量或卧床休息。②合理饮食：宜进食高热量、高蛋白、丰富维生素、易消化的饮食，鼓励病人多饮水，每日 2 000ml 以上，必要时遵医嘱静脉输液。③病情观察：观察感染灶的症状及变化，监测辅助检查结果；密切观察体温、脉搏、呼吸的变化，呼吸急促者给予 2~4L/min 流量吸氧。④感染的预防及护理：注意病室环境卫生，避免交叉感染；病人白细胞计数小于 $1 \times 10^9/L$，粒细胞绝对值 $\leq 0.5 \times 10^9/L$，应实行保护性隔离；保持口腔、皮肤和肛周清洁卫生；严格执行无菌操作；遵医嘱局部或全身使用抗生素，注意观察用药疗效及不良反应。⑤发热的护理：观察体温变化及伴随症状，应仔细寻找感染灶和病原体；高热病人可进行物理降温或遵医嘱给予药物降温，有出血倾向者禁用酒精擦浴；慎用解热镇痛药。⑥心理护理：针对不同病因，进行心理疏导，缓解病人及家属的焦虑情绪。

4. 健康指导　①指导病人及家属建立良好的生活方式，增强体质，提高机体免疫力。②增强自我防护意识，注意个人卫生，避免到人群聚集的地方，预防各种感染。

（张淑爱）

第二节　贫血性疾病病人的护理

【学习目标】

1. 掌握缺铁性贫血、巨幼细胞性贫血、再生障碍性贫血病人的身体状况评估及护理措施。
2. 熟悉缺铁性贫血、巨幼细胞性贫血、再生障碍性贫血的病因及治疗原则。
3. 了解铁、叶酸和维生素 B_{12} 的代谢过程、再生障碍性贫血的发生机制。
4. 能应用护理程序对不同类型贫血的病人实施整体护理。

【重点与难点】

1. 重点　缺铁性贫血、巨幼细胞性贫血、再生障碍性贫血的概念；缺铁性贫血、巨幼细胞性贫血、再生障碍性贫血的护理评估要点；缺铁性贫血、巨幼细胞性贫血、再生障碍性贫血的护理诊断/问题；缺铁性贫血、巨幼细胞性贫血、再生障碍性贫血的护理措施。
2. 难点　铁的代谢；叶酸及维生素 B_{12} 的代谢；铁剂的治疗及护理；再生障碍性贫血的治疗原则及措施。

【学习要点】

缺铁性贫血

（一）概述

缺铁性贫血是由于体内贮存铁缺乏，使血红蛋白合成减少所致的一种小细胞低色素性贫血，是贫血最常见的类型。缺铁性贫血常见原因主要有铁的需要量增加而摄入不足、铁的吸收不良和慢性失血。慢性失血是缺铁性贫血最常见的原因。缺铁性贫血可发生于各个年龄组，以育龄妇女和婴幼儿的发病率为高。治疗原则是防治病因和补充铁剂。

（二）重要知识点

1. 护理评估 ①健康史：有无导致铁丢失过多的基础疾病，有无影响铁吸收的消化系统疾病，有无偏食、挑食等不合理的饮食习惯；注意病人的年龄，是否处于特殊的生命周期。②身体状况：除贫血的一般临床表现外，特殊表现还有皮肤干燥、角化，毛发干枯，反甲，口角炎等组织缺铁表现，以及过度兴奋、易激惹、异食癖等神经、精神异常的表现。③心理 - 社会状况：幼儿及发育期青少年或部分严重病例，可不同程度存在焦虑或恐惧心理。④辅助检查：典型血象为小细胞低色素性贫血，血红蛋白降低比红细胞减少更明显；骨髓增生活跃，以红系增生为主，红细胞呈"核老浆幼"现象，粒细胞系和巨核细胞系无明显变化，骨髓铁粒幼细胞减少或消失，为缺铁的可靠诊断依据；血清铁降低，血清总铁结合力增高，血清转铁蛋白饱和度降低，血清铁蛋白降低是反映缺铁的较灵敏指标。

2. 常见护理诊断 / 问题 ①活动无耐力 与贫血及组织缺铁有关。②营养失调：低于机体需要量 与铁的需要量增加而摄入不足、铁吸收不良或丢失过多有关。③潜在并发症：贫血性心脏病。

3. 护理措施 ①适当休息：活动量以不感到疲劳、不加重症状为度，重度贫血伴显著缺氧病人应卧床休息。②合理饮食：给予高铁、高热量、高蛋白、高维生素、易消化饮食。③病情观察：监测病人原发病是否控制，缺铁的病因是否去除；有无并发症出现；补铁后症状、体征是否减轻，铁剂治疗有无严重不良反应、能否耐受等。④用药护理：铁剂应在饭后服用，可同时服用维生素 C。应避免浓茶、咖啡、蛋类、牛乳、植物纤维等与铁剂同时服用。注射铁剂时，应深部肌内注射；注射后密切观察有无不良反应的发生。⑤心理护理：针对病人不同心理问题予以解释，向病人说明缺铁性贫血大多预后良好，消除病人的思想顾虑。

4. 健康指导 ①告知病人及其家属能引起缺铁性贫血的病因，避免引起缺铁的原因，及时根治各种慢性出血性疾病。②注意休息与营养，合理膳食，避免偏食；妊娠及哺乳期妇女可适当补充铁剂。③说明坚持用药的重要性，使其主动配合，遵医嘱规律用药，避免同时食用影响铁剂吸收的食物。

巨幼细胞性贫血

（一）概述

巨幼细胞贫血是由于体内叶酸或维生素 B_{12} 缺乏使脱氧核糖核酸合成障碍所引起的一组贫血，为大细胞性贫血。发病缓慢，常有头晕、疲乏、舌炎、舌痛、口角炎、"牛肉舌"等症状，还可伴随较严重神经系统症状，如四肢麻木、无力、共济失调、站立和行走不稳、深感觉减退或消失等。微生物法测定血清 B_{12} 浓度低于 73.78pmol/L；血清叶酸浓度低于 6.8~9.1nmol/L 均有诊断意义。治疗：主要为补充叶酸和 / 或维生素 B_{12}。

（二）重要知识点

1. 护理评估 ①健康史：婴幼儿、青少年、妊娠及哺乳期妇女叶酸和维生素 B_{12} 需要量增加，偏食、挑食、消化系统疾病或某些药物等可影响叶酸和 / 或维生素 B_{12} 的吸收与利用。②身体状况：起病缓慢，贫血严重者可致反复感染和 / 或出血；食欲减退、恶心、腹胀、腹泻或便秘；口腔黏膜、舌乳头萎缩，呈"牛肉样舌"，伴舌痛；对称性远端肢体麻木，深感觉障碍，共济失调或步态不稳；易怒、妄想、抑郁、失眠、记忆力下降等精神症状。③心理 - 社会状况：可出现焦虑或抑郁心理。④辅助检查：典型血象呈大细胞性贫血，重症者白细胞和血小板减少；骨髓增生活跃，可见各阶段巨幼红细胞，呈"核幼质老"现象；粒细胞系、巨核细胞系可见巨幼变；骨髓铁染色常增多；血清叶酸和维生素 B_{12} 浓度降低是诊断叶酸和维生素 B_{12} 缺乏最重要的指标。

2. 常见护理诊断 / 问题　①活动无耐力　与贫血引起组织缺氧有关。②营养失调：低于机体需要量　与叶酸、维生素 B_{12} 的摄入不足、吸收不良或丢失过多等有关。③感知觉紊乱　与维生素 B_{12} 缺乏引起神经系统损害有关。

3. 护理措施　①一般护理：卧床休息。②症状护理：舌炎、口腔溃疡者，应注意口腔护理。③饮食指导：叶酸缺乏者，应多摄入绿色新鲜蔬菜、水果、酵母，日常烹煮不宜过度。维生素 B_{12} 缺乏者，宜多吃动物肝、肾和瘦肉，纠正偏食习惯。④用药护理：肌内注射维生素 B_{12} 者，应注意观察过敏反应。

4. 健康指导　①告知病人及其家属引起叶酸和维生素 B_{12} 缺乏的病因，帮助病人及家属掌握本病的有关知识和护理方法。②指导病人合理膳食，科学烹调；对叶酸和维生素 B_{12} 缺乏的高危人群，预防性补充相应营养素。③告知病人遵医嘱规律用药，定期门诊复查血象。

再生障碍性贫血

（一）概述

再生障碍性贫血简称再障，是由多种原因导致造血干细胞的数量减少和 / 或功能障碍引起的一类贫血，又称骨髓造血功能衰竭症。再障可发生于各年龄段，以青壮年居多，男性略高于女性，原发性多于继发性。临床表现为进行性贫血、出血和反复感染。血液检查：全血细胞减少，网织红细胞显著降低。原发性再障可能与造血干细胞缺乏和自身免疫有关，继发性再障可能与药物、化学、物理因素和病毒感染有关。急性再障者宜尽早进行骨髓移植，或应用抗淋巴细胞球蛋白等免疫抑制剂治疗；慢性再障以雄激素为首选药物，结合中医中药治疗。

（二）重要知识点

1. 护理评估　①健康史：询问病人的居住和工作环境，是否接触有害物质，近期是否使用过易致再障的药物，近期是否患过病毒感染性疾病。②身体状况：主要临床表现有进行性贫血、出血和反复继发感染，肝、脾、淋巴结多无肿大。重型再障起病急，进展快，早期主要表现为出血与感染，随着病程的进展出现贫血，且进行性加重；几乎所有的病人均有出血倾向，出血的主要原因是血小板减少；发热系感染所致，以呼吸道感染最常见，感染的主要原因是粒细胞数量减少；贫血的主要原因是红细胞生成减少，其次是出血造成红细胞丢失过多；治疗效果不佳、颅内出血和严重感染是急性再障病人的主要死亡原因。非重型再障较多见，起病及进展较缓慢，以贫血为首发和主要表现，出血症状较轻，经恰当治疗可长期缓解或完全恢复，个别病例可发展为重型再障。③心理 - 社会状况：病人可出现紧张、焦虑、自卑、抑郁，甚至悲观、绝望情绪；病人家属也会产生巨大的心理压力。④辅助检查：血象特点是全血细胞减少，可呈四少一多，即红细胞计数、网织红细胞计数、白细胞计数、血小板计数均减少，淋巴细胞相对增多，贫血多呈正细胞正色素性。重型再障骨髓增生低下或极度低下，粒系、红系、巨核系三系细胞增生受抑制；非重型再障骨髓增生减低或有灶性增生，即使有灶性增生但巨核细胞仍明显减少。

2. 常见护理诊断 / 问题　①活动无耐力　与贫血引起全身组织缺氧有关。②有感染的危险　与粒细胞减少有关。③有出血的危险　与血小板减少有关。④悲伤　与治疗效果差及经济负担重有关。⑤潜在并发症：颅内出血。

3. 护理措施 ①指导病人适当休息与活动。②密切观察病情,积极防治各种感染:保持病室清洁,当粒细胞 ≤ 0.5×10^9/L 时,需行保护性隔离。要严格遵守无菌操作。③消除危险因素,预防或减少出血。注意观察可能发生颅内出血的征象。④加强心理护理,增强治疗信心。⑤用药护理:加强对药物不良反应的观察。⑥造血干细胞移植护理。⑦心理护理:与病人及其家属建立信任关系,鼓励病人争取社会支持系统的帮助,增强康复的信心。

4. 健康指导 ①让病人及其家属了解并避免接触本病的致病因素,不用对造血系统有损害的药物。注意个人卫生,避免皮肤黏膜碰撞损伤,避免各种出血和感染。②嘱病人注意营养和休息,增强体质。③向病人及家属详细介绍免疫抑制剂、雄激素等药物的名称、剂量、用法及不良反应,严格遵医嘱按时用药,定期门诊复查血象,随时了解病情变化。

(张淑爱)

第三节 出血性疾病病人的护理

【学习目标】

1. 掌握特发性血小板减少性紫癜、过敏性紫癜、血友病病人的身体状况及饮食护理。
2. 熟悉特发性血小板减少性紫癜、过敏性紫癜、血友病的病因及治疗原则。
3. 了解特发性血小板减少性紫癜、过敏性紫癜、血友病的发生机制。
4. 能应用护理程序对不同类型出血性疾病的病人实施整体护理。

【重点与难点】

1. 重点 特发性血小板减少性紫癜、过敏性紫癜、血友病病人的护理评估要点;特发性血小板减少性紫癜、过敏性紫癜、血友病病人的护理诊断/问题;特发性血小板减少性紫癜、过敏性紫癜、血友病病人的护理措施。

2. 难点 特发性血小板减少性紫癜的治疗原则及主要措施;过敏性紫癜的身体状况评估;血友病的病因及遗传规律。

【学习要点】

出血性疾病是指止血机制缺陷或异常而引起的以自发出血或轻微损伤后出血不止的一组疾病。引起出血性疾病的因素主要有:毛细血管壁异常、血小板量或质异常、凝血功能障碍。

特发性血小板减少性紫癜

（一）概述

特发性血小板减少性紫癜又称自身免疫性血小板减少性紫癜,是一种主要与自身免疫有关的出血性疾病,也是最常见的血小板减少性疾病。发病因素主要与细菌或病毒感染、免疫因素、肝脾与骨髓因素、雌激素、遗传因素等有关。其主要表现为广泛的皮肤黏膜或内脏出血、血小板减少、骨髓巨核细胞发育成熟障碍。可分为急性型和慢性型,急性型多见于儿童,慢性型多见于成年人,女性多于男性。治疗首选肾上腺糖皮质激素,也可采用脾切除或免疫抑制剂治疗,也可行血浆置换。

（二）重要知识点

1. 护理评估　①健康史:询问病人出血的主要表现形式、发生急缓、主要部位与范围;有无明确诱因;女性病人有无月经过多;有无诱发颅内出血的危险因素及颅内出血的早期表现。②身体状况:急性型多见于儿童,出血前常患上呼吸道感染或其他病毒感染;发病突然,常有畏寒、发热;急性期出血严重,皮肤、黏膜广泛出血,四肢较多,鼻出血、牙龈出血、口腔黏膜出血常见,当血小板低于 20×10^9/L 时,可有内脏出血,颅内出血是致死的主要原因;病程多呈自限性,常在 4~6 周内恢复。慢性型主要见于青、中年女性,起病缓慢,出血症状轻,严重内脏出血少见;常呈反复发作过程,自行缓解者较少。③心理 - 社会状况:易出现紧张、恐惧或烦躁易怒、抑郁、悲观等心理反应。④辅助检查:血象主要为血小板计数减少,慢性型常在 50×10^9/L 左右,急性型常低于 20×10^9/L,可有血小板形态异常,白细胞计数及分类多正常,严重出血者可有红细胞计数减少;骨髓巨核细胞成熟障碍,巨核细胞数量增加或正常,成熟巨核细胞减少,红细胞系、粒细胞系、单核细胞系正常。

2. 常见护理诊断 / 问题　①组织完整性受损　与血小板减少有关。②恐惧　与害怕出血不止、危及生命有关。③潜在并发症:颅内出血。

3. 护理措施　①适当休息:减少活动,避免创伤,血小板低于 20×10^9/L 时要卧床休息。②合理饮食:依病情选用流质、半流质少渣饮食,应补充足够的蛋白质和维生素。③观察出血部位及范围、有无颅内出血的发生、血小板计数改变。④长期应用糖皮质激素病人,应监测血压、粪便颜色、骨密度等,预防各种感染。⑤应用免疫抑制剂的病人,应定期检查血象及骨髓象,静脉给药时应减慢输液速度,保护局部血管,预防和及时处理静脉炎。⑥输血小板时输注前要认真核对相关信息,密切观察有无输血反应。

4. 健康指导　①指导病人及家属了解本病的病因、主要表现及治疗方法,避免使用能引起血小板减少或加重出血的药物。②注意休息与营养,增强体质。③指导病人正确使用糖皮质激素和免疫抑制剂,按医嘱用药,监测不良反应,定期门诊复查。

过敏性紫癜

（一）概述

过敏性紫癜是一种常见的毛细血管变态反应引起的出血性疾病。感染是最常见的病因,药物、食物、昆虫叮咬、花粉吸入等也可为发病因素,主要临床表现为皮肤紫癜和黏膜出血,常伴有皮疹及血管神经性水肿、腹痛、关节炎和肾损害,血小板计数及凝血功能检查正常。本病多为自限性,好发于儿童及青少年,男性略多于女性。治疗要点为消除致病因素、应用抗组织胺药、改善血管通透性、应用糖皮质激素、对症治疗。

（二）重要知识点

1. 护理评估　①健康史:询问病人出血的主要表现形式、发生急缓、主要部位与范围;有无明确诱因;有无内脏出血及其严重程度;有无食物或药物过敏史。②身体状况:冬春季节好发,多数病人发病前 1~3 周有上呼吸道感染史;皮肤紫癜常最先出现。单纯型（紫癜型）主要表现为皮肤紫癜,是最常见的类型,以反复出现皮肤瘀点、瘀斑为主要表现,多见于双下肢及臀部,常分批出现,对称性分布,大小不等。腹型除皮肤紫癜外,主要表现为脐周或下腹部阵发性绞痛或持续性钝痛。关节型以关节肿胀、疼痛和功能障碍为主,多累及大关节,呈游走性,反复发作。肾型多见于儿童及少年,病情最为严重。③心理-社会状况:可有焦虑、恐惧或抑郁、悲观等心理反应。④辅助检查:缺乏特异性实验室检查,血小板计数和骨髓检查多正常。

2. 常见护理诊断/问题 ①组织完整性受损 与血管壁通透性和脆性增加有关。②疼痛:腹痛、关节痛 与腹型紫癜和关节型紫癜有关。③潜在并发症:慢性肾炎、肾病综合征。

3. 护理措施 ①适当休息:急性出血或发作期应卧床休息,对关节肿痛明显者,应注意置受累关节于合适位置,尽量减少活动。②合理饮食:避免使用容易引起过敏的异性蛋白食物。③观察紫癜的部位及范围,有无消化道症状、关节表现和肾脏受累,观察有无药物不良反应的出现。④做好出血的预防及护理,关节肿痛者应注意局部关节的制动与保暖。

4. 健康指导 ①向病人介绍本病的有关知识,避免应用能引起过敏的药物和食物,预防和控制感染。②注意休息和保暖,避免劳累、精神刺激及花粉吸入,防止昆虫叮咬。③指导病人正确使用糖皮质激素和免疫抑制剂,监测不良反应,定期门诊复查。

血 友 病

(一)概述

血友病是一种遗传性出血性疾病,可分为 A、B 两型,前者缺乏因子Ⅷ,后者缺乏因子Ⅸ。两型均可通过性染色体隐性遗传。临床表现为出血及血肿压迫症状。治疗以替代疗法为主,以补充凝血因子。

(二)重要知识点

1. 护理评估 ①健康史:询问病人起病年龄、是否有染色体隐性遗传家族史等。②身体状况:出血是各型血友病病人最主要的临床表现;自发性或轻微损伤即出血不止;以皮下软组织及肌肉出血最为常见,关节腔内出血次之,肌肉及关节腔出血是其特征,颅内出血是病人死亡的主要原因。③心理-社会状况:病人产生烦躁、易怒等心理反应。④辅助检查:FⅧ:C 或FⅨ:C 活性降低。

2. 常见护理诊断/问题 ①有出血的危险。②有废用综合征的危险。③恐惧。④潜在并发症:颅内出血。

3. 护理措施 ①避免过度负重或进行剧烈的接触性运动,急性出血时应卧床休息。②观察出血的部位及范围,及时发现颅内出血等急重症表现;观察关节外形、局部有无压痛、关节活动功能有无异常;观察有无药物不良反应的出现。③尽量避免或减少各种注射、穿刺和手术治疗,必须要注射、穿刺和手术治疗时应压迫针刺部位 5 分钟以上,根据手术大小调节补充凝血因子的用量;避免使用阿司匹林等降低凝血功能的药物。④关节腔积血导致关节不能正常活动时,要局部制动并保持肢体于功能位,避免患肢负重;关节腔出血控制后,帮助病人进行主动或被动关节活动。⑤正确输注各种凝血因子,输注过程中密切观察输血反应。⑥加强与病人和家属的沟通,做好解释和疏导,动员家属及其他社会力量给予病人适当的心理支持,消除病人的紧张、恐惧情绪。

4. 健康指导 ①向病人介绍本病的有关知识,说明本病为遗传性疾病,需终身治疗,并做好出血的预防。②指导病人进行正确的、适度的运动,避免剧烈的接触性运动,避免各种损伤;注意口腔卫生,避免拔牙等。③教给病人及家属出血的急救处理方法,有出血时及时就医。

(张淑爱)

第四节　白血病病人的护理

【学习目标】

1. 掌握白血病病人的身体状况、常用化疗药物毒副作用及处理。
2. 熟悉中枢神经系统白血病的概念、分类及急性白血病骨髓象。
3. 学会运用护理程序对白血病病人实施整体护理。
4. 能够熟练地为白血病病人进行健康指导。

【重点与难点】

1. 重点　白血病的护理评估、主要的护理诊断/问题、护理措施、常用化疗药物毒副作用及处理。
2. 难点　白血病的发病机制、白血病的辅助检查、白血病的用药护理。

【学习要点】

（一）概述

白血病是一类原因未明的造血干细胞恶性克隆性疾病,其克隆中的异常细胞(即白血病细胞)分化障碍、增殖失控、凋亡受阻,而停滞在细胞发育的不同阶段,在骨髓和其他造血组织中白血病细胞大量增生累积,抑制正常造血并浸润其他器官和组织。

白血病根据白血病细胞的成熟程度和其自然病程分为急性白血病和慢性白血病。急性白血病起病急,病情发展迅速,骨髓及外周血中以异常的原始及幼稚细胞为主,病程仅数月。慢性白血病起病缓慢,骨髓及外周血中以异常的较成熟细胞为主,其次是幼稚细胞,原始细胞常不超过 10%~15%。自然病程在 1 年以上。

根据白血病细胞的形态和细胞化学特征,又将急性白血病分为急性淋巴细胞白血病(简称急淋)和急性髓系白血病两类。将慢性白血病分为慢性淋巴细胞白血病(简称慢淋)、慢性粒细胞性白血病(简称慢粒)和慢性粒单核细胞性白血病等类型。

急性白血病是造血干细胞的恶性克隆性疾病,发病时骨髓中大量白血病细胞增殖并抑制正常造血,广泛浸润肝、脾、淋巴结等各种器官。临床表现为贫血、发热、出血和浸润等征象。常见的病因包括生物因素、物理因素、化学因素、遗传因素及其他因素。

慢性粒细胞白血病是一种发生在多能造血干细胞的恶性克隆性疾病,表现为骨髓系各个阶段细胞的过度增殖,外周血中粒细胞显著增多并伴不成熟,在受累细胞系中,可找到 Ph 染色体和 BCR-ABL 融合基因。病情发展缓慢,表现为发热、贫血、脾大等,可从慢性期向加速期、急变期发展。慢粒有较明确的致病因素,即大剂量的放射线照射。

（二）重要知识点

1. 护理评估

（1）急性白血病:①病人有无反复的病毒感染史、是否接触过放射性物质或化学毒物、是否用过诱发本病的药物等。②病人的身体状况,包括起病方式,有无发热、贫血、出血及白血病细胞增殖浸润表现等。③病人发病后的心理反应,对治疗和护理的需求及家庭成员对病人的关心程度。④血常规检查、骨髓细胞学检查结果。⑤常用的化疗药物及用药期间的主要不良反应。

（2）慢性粒细胞白血病:①病人有无反复的病毒感染史、是否接触过放射性物质或化学毒物、是否用过诱发本病的药物等。②在慢性期有无乏力、消瘦、低热、多汗等代谢亢进表现,有无胸骨中下段压痛,有无脾大体征。③在加速期有无原因不明的发热,骨、关节痛,贫血、出血加重等症状。④病人发病后的心理反应,对治疗和护理的需求及家庭成员对病人的关心程度。⑤血常规检查、骨髓细胞学检查结果。

2. 常见护理诊断/问题 ①皮肤完整性受损 与血小板过低致皮肤、黏膜等部位出血有关。②活动无耐力 与白血病引起贫血、化疗药物副作用等有关。③恐惧 与白血病治疗效果差、死亡率高有关。④有感染的危险 与正常粒细胞减少、免疫力低下有关。

3. 护理措施 ①病情较重者,应绝对卧床休息;粒细胞缺乏者(成熟粒细胞绝对值≤ $0.5 \times 10^9/L$),采取保护性隔离;鼓励病人多饮水,预防尿酸性肾病。②密切观察生命体征及颅内有无出血征兆,对症护理,预防感染。③给予高热量、高蛋白质、富含维生素、适量纤维素、清淡易消化饮食。④合理选择静脉,预防静脉炎及组织坏死,加强骨髓抑制的防护。⑤预防口腔溃疡的发生。⑥若病人化疗后出现脱发,应指导病人戴假发或帽子。⑦治疗期间密切观察化疗药物的不良反应,协助医生及时处理。⑧加强心理护理。

4. 健康指导 ①向病人及家属讲解疾病知识,坚持长期治疗。②定期查血象及骨髓象,密切观察病情变化,出现原因不明症状应立即就诊,及早治疗。③遵医嘱用药,注意药物疗效和副作用,避免接触对造血系统有损害的理化因素。④养成良好的生活方式。⑤勿用牙签剔牙,勿用手挖鼻孔,避免创伤。

（刘雨佳）

【测试练习】

（一）选择题

A1 型题

1. 判断贫血最重要的指标是
    A. 红细胞计数　　　　　　B. 血红蛋白浓度　　　　　　C. 网织红细胞绝对值
    D. 平均红细胞容积　　　　E. 平均红细胞血红蛋白
2. 贫血最直观、最突出的表现
    A. 皮肤黏膜苍白　　　　　B. 头晕、耳鸣、眼花　　　　C. 心悸、气短
    D. 食欲减退、胃肠胀气　　E. 月经不调
3. 出血性疾病最常见的出血部位是
    A. 眼底　　　　　　　　　B. 颅内　　　　　　　　　　C. 内脏
    D. 关节腔　　　　　　　　E. 皮肤黏膜
4. 易出现自发性出血的血小板计数是
    A. $< 100 \times 10^9/L$　　　　B. $< 80 \times 10^9/L$　　　　C. $< 70 \times 10^9/L$
    D. $< 60 \times 10^9/L$　　　　E. $< 50 \times 10^9/L$

5. 对鼻出血病人的护理,易加重鼻出血的措施是
    A. 保持室内空气湿度 20%~30%   B. 不用手挖鼻痂
    C. 擤鼻用力要轻   D. 鼻根部冷敷
    E. 冰袋放置后颈部

6. 对血液病发热病人的护理,**不妥**的是
    A. 观察体温变化及伴随症状   B. 有出血倾向者禁用酒精擦浴
    C. 高热者应用解热镇痛药   D. 出汗过多应及时擦干皮肤
    E. 注意观察血压变化

7. 对血液性疾病病人,需要实行保护性隔离的情况是
    A. 粒细胞绝对值 $2.5 \times 10^9/L$ B. 粒细胞绝对值 $2 \times 10^9/L$
    C. 粒细胞绝对值 $1.5 \times 10^9/L$ D. 粒细胞绝对值 $1 \times 10^9/L$
    E. 粒细胞绝对值 $< 0.5 \times 10^9/L$

8. 符合缺铁性贫血的典型血象是
    A. 小细胞低色素   B. 正细胞正色素   C. 大细胞正色素
    D. 正细胞低色素   E. 小细胞正色素

9. 缺铁性贫血最主要的原因是
    A. 慢性失血   B. 铁摄入不足   C. 铁的吸收不良
    D. 铁的需要量增加   E. 长期接触 X 线

10. 有关口服铁剂的护理,**错误**的是
    A. 向病人说明服用铁剂后可出现黑便   B. 服用铁剂前后 1 小时禁饮浓茶
    C. 服铁剂溶液时要用吸管吸入咽下   D. 避免铁剂与牛奶口服
    E. 症状改善后即停药

11. 铁剂在饭后服用的理由是
    A. 减少铁剂对胃肠道的刺激   B. 有利于铁剂的吸收
    C. 促进铁剂的消化   D. 增强铁剂的转化
    E. 防止铁剂过敏反应

12. 纠正缺铁性贫血、防止复发的关键措施是
    A. 治疗病因   B. 补充铁剂   C. 增加含铁食物
    D. 补充维生素 C   E. 输血

13. 含铁量高,而且铁的吸收率也高的食物是
    A. 肉类   B. 母乳   C. 谷物
    D. 蛋黄   E. 菜花

14. 再生障碍性贫血最常见的表现是
    A. 贫血   B. 感染   C. 出血
    D. 脾大   E. 淋巴结肿大

15. 再生障碍性贫血高热病人最适宜的降温措施是
    A. 肌注退热剂   B. 口服退热药   C. 酒精擦浴
    D. 静脉输液   E. 温水沐浴

16. 各类型贫血病人最常见的护理诊断/问题是
    A. 有感染的危险   B. 活动无耐力   C. 有出血的危险

  D. 感知觉紊乱   E. 潜在并发症：颅内出血

17. 治疗急性特发性血小板减少性紫癜的首选方案是

  A. 使用糖皮质激素 B. 输血及输入血小板 C. 使用止血剂

  D. X 线脾区照射   E. 脾切除

18. 为降低特发性血小板减少性紫癜病人内脏出血，需要绝对卧床的血小板值是

  A. $20 \times 10^9/L$ B. $30 \times 10^9/L$ C. $40 \times 10^9/L$

  D. $50 \times 10^9/L$ E. $60 \times 10^9/L$

19. 过敏性紫癜与特发性血小板减少性紫癜共有的表现是

  A. 关节疼痛   B. 皮肤紫癜   C. 高血压

  D. 血小板减少   E. 巨核细胞成熟障碍

20. 血友病病人最常见的出血部位是

  A. 颅内   B. 腹腔   C. 消化道

  D. 关节腔   E. 皮下软组织

21. 有关出血倾向的护理，**不妥**的是

  A. 保持皮肤清洁   B. 避免肌内注射   C. 穿刺或注射部位交替使用

  D. 避免肢体受压   E. 局部热敷

22. 急性白血病病人突然出现头痛、恶心、呕吐、颈项强直提示存在

  A. 中枢神经系统性白血病   B. 颅内出血

  C. 败血症   D. 脑血栓

  E. 脑栓塞

23. 慢性粒细胞白血病最突出的表现是

  A. 发热   B. 胸骨压痛   C. 进行性贫血

  D. 脾脏明显肿大   E. 反复出血

24. 白血病病人预防的重点是

  A. 颅内出血   B. 口腔溃疡   C. 感染

  D. 贫血   E. 药物不良反应

25. 白血病化疗期间口服别嘌呤的目的是

  A. 加强化疗药的疗效 B. 加强尿素排泄   C. 加强尿酸排泄

  D. 抑制尿素合成   E. 抑制尿酸合成

A2 型题

1. 病人，女性，28 岁，妊娠 7 个月。心悸、气短、乏力 1 个月，休息后不缓解。实验室检查：血红蛋白浓度 48g/L，红细胞计数 $1.8 \times 10^{12}/L$。该病人符合

  A. 轻度贫血   B. 中度贫血   C. 重度贫血

  D. 极重度贫血   E. 生理性贫血

2. 病人，女性，30 岁，已婚。头晕、乏力、面色苍白半年，平时月经量多。无其他疾病史。实验室检查：红细胞计数 $3.0 \times 10^{12}/L$，血红蛋白 90g/L，网织红细胞 0.008，白细胞 $5.6 \times 10^9/L$，血小板 $210 \times 10^9/L$。对该病人饮食护理正确的是

  A. 高铁、低热量、高蛋白、高维生素、易消化饮食

  B. 高铁、高热量、低蛋白、高维生素、易消化饮食

  C. 高铁、高热量、高蛋白、低维生素、易消化饮食

D. 高铁、低热量、高蛋白、高维生素、易消化饮食

E. 高铁、高热量、高蛋白、高维生素、易消化饮食

3. 病人,男性,20岁。以"急性再生障碍性贫血"入院。住院期间突然出现头痛、呕吐、瞳孔大小不等,左侧肢体瘫痪,最符合的是

A. 严重感染　　　　　　B. 颅内出血　　　　　　C. 癫痫发作

D. 脑栓塞　　　　　　　E. 脑膜炎

4. 病人,男性,56岁。头昏、乏力、面色苍白2个月。既往"萎缩性胃炎"5年。身体评估:贫血貌,皮肤黏膜无出血,巩膜无黄疸。心、肺、腹部检查无明显异常。实验室检查:血红蛋白78g/L,红细胞 3.0×10^{12}/L,白细胞 4.3×10^9/L,血小板 180×10^9/L,网织红细胞0.007,血清铁降低,总铁结合力增高。该病人的贫血最可能是

A. 再生障碍性贫血　　　B. 缺铁性贫血　　　　　C. 巨幼细胞贫血

D. 肾性贫血　　　　　　E. 溶血性贫血

5. 病人,女性,54岁。胃大部切除术后1年,近半年来食欲减退,常感恶心、腹胀,对称性远端肢体麻木,以"巨幼红细胞性贫血"入院。身体评估:口腔黏膜、舌乳头萎缩,舌面呈"牛肉样舌"。有助于明确病因的辅助检查是

A. 血液常规检查　　　　B. 骨髓穿刺检查　　　　C. 血清铁测定

D. 凝血时间测定　　　　E. 血清叶酸和维生素 B_{12} 浓度测定

6. 病人,男性,23岁,油漆工。发热、乏力1周,鼻出血2天。身体评估:贫血外貌,皮肤见散在瘀点、瘀斑,胸骨无压痛,脾肋下未触及。实验室检查:血红蛋白45g/L,红细胞 1.9×10^{12}/L,网织红细胞0.001,白细胞 2.1×10^9/L,血小板 46×10^9/L。最可能的诊断是

A. 急性再生障碍性贫血　　　　　　　　B. 特发性血小板减少性紫癜

C. 巨幼细胞性贫血　　　　　　　　　　D. 缺铁性贫血

E. 脾功能亢进

7. 病人,女性,24岁。四肢皮肤反复发生紫癜半年余。身体评估:皮肤见散在瘀点、瘀斑,胸骨无压痛,脾肋下未触及。实验室检查:血小板明显减少,红、白细胞正常。应考虑为

A. 白血病　　　　　　　　　　　　　　B. 血友病

C. 缺铁性贫血　　　　　　　　　　　　D. 特发性血小板减少性紫癜

E. 再生障碍性贫血

8. 病人,女性,18岁。双下肢皮肤青紫20天,伴有腹痛、便血、关节肿痛,面部及腹部有荨麻疹。既往有对牛奶、鸡蛋过敏史。实验室检查:血红蛋白114g/L,白细胞 9×10^9/L,中性粒细胞0.64,淋巴细胞0.28,嗜酸性粒细胞0.08,血小板 188×10^9/L。护理措施**不妥**的是

A. 卧床休息　　　　　　B. 高蛋白饮食　　　　　C. 置受累关节于合适位置

D. 注意局部关节的保暖　　E. 指导病人按医嘱用药

9. 病人,男性,50岁。以"急性白血病"入院。住院化疗期间,提示颅内出血最重要的指征是

A. 高热不退　　　　　　B. 贫血加重　　　　　　C. 食欲下降

D. 四肢乏力　　　　　　E. 头痛呕吐

10. 病人,女性,22岁。因发热、咽痛1周入院,以"急性淋巴细胞性白血病"入院。住院期间病人出现高热,易影响血小板数量及功能而诱发出血的降温措施是

A. 75% 酒精擦浴　　　　B. 鼓励多饮水　　　　　C. 应用退热剂

D. 静脉补液 E. 冷敷

11. 病人,女性,32岁。以"急性淋巴细胞性白血病"入院。住院进行化疗期间为预防尿酸性肾病,每天应给予病人的饮水量至少是

A. 1 000ml B. 1 500ml C. 2 000ml

D. 2 500ml E. 3 000ml

12. 病人,男性,30岁。反复皮下出血、高热1个月,以"急性白血病"入院。身体评估:体温39.1℃,全身皮肤、黏膜广泛出血,多为散在性针状皮下出血点及瘀点、瘀斑。最易加重皮肤出血的降温措施是

A. 75% 酒精擦浴 B. 鼓励多饮水 C. 应用退热剂

D. 静脉补液 E. 温水浴

13. 病人,女性,27岁。头晕、乏力1个月余,症状加重伴牙龈出血3天,以"急性早幼粒细胞白血病"入院。入院后病人突然出现头痛、喷射性呕吐、视物模糊,伴烦躁不安。身体评估:体温37.1℃,脉搏96次/min,呼吸22次/min,血压155/90mmHg;全身皮肤可见大片瘀斑。实验室检查:红细胞2.4×10^{12}/L,血红蛋白58g/L,白细胞2.2×10^9/L,血小板12×10^9/L。最重要的观察内容是

A. 体温 B. 脉搏 C. 呼吸

D. 瞳孔 E. 尿量

14. 病人,女性,22岁。因腹胀、反复发热以"慢性粒细胞性白血病"入院化疗。身体评估:体温39.1℃,皮肤苍白,见散在瘀点、瘀斑;腹部膨隆,脾肋下平脐。护理措施正确的是

A. 卧床休息,取左侧卧位 B. 高热量、高蛋白质、高纤维素饮食

C. 化疗后尽快进食,以保证营养 D. 控制进水量,以减轻腹胀

E. 降温可用酒精擦浴

A3/A4 型题

(1~2 题共用题干)

病人,女性,48岁。月经紊乱、经期延长、经量增多2年,头晕、乏力、心悸、气促2个月。身体评估:体温37.6℃,精神萎靡,皮肤苍白、未见出血点,肝脾无肿大。实验室检查:血涂片可见红细胞体积较正常小,大小不等,形态不一,染色浅淡,中心淡染区扩大。

1. 病人最符合的临床疾病是

A. 白血病 B. 缺铁性贫血 C. 过敏性紫癜

D. 再生障碍性贫血 E. 特发性血小板减少性紫癜

2. 病人最主要的护理诊断/问题是

A. 活动无耐力 B. 组织完整性受损 C. 体温过高

D. 营养失调 E. 恐惧

(3~4 题共用题干)

病人,女性,23岁。节食4年,头晕、乏力3个月。既往无发热、牙龈出血、皮肤瘀斑及排酱油尿等病史。实验室检查:血红蛋白70g/L,红细胞7.9×10^{12}/L;白细胞6.1×10^9/L,分类正常;血小板160×10^9/L;血清铁降低。

3. 病人贫血最主要的原因是

A. 骨髓造血功能障碍 B. 铁的摄入不足 C. 叶酸缺乏

D. 维生素 B_{12} 缺乏 E. 红细胞破坏过多

4. 对该病人最重要的护理措施是
    A. 合理安排休息与活动　　B. 给予高铁、高蛋白饮食　　C. 肌注补充铁剂
    D. 定期复查血象　　E. 观察有无贫血性心脏损害

（5~7 题共用题干）

病人，女性，31 岁。反复发生皮肤黏膜出血、鼻出血 4 个月，曾自服维生素 C、云南白药等，治疗效果差。身体评估：轻度贫血貌，皮肤散在瘀斑，胸骨无压痛，肝脾肋下未触及。实验室检查：血红蛋白 94g/L，白细胞 6.9×10^9/L，血小板 42×10^9/L。

5. 病人最符合的临床疾病是
    A. 血友病　　B. 过敏性紫癜　　C. 脾功能亢进
    D. 再生障碍性贫血　　E. 特发性血小板减少性紫癜

6. 为明确诊断，建议进一步检查应首选
    A. 肝功能检查　　B. 出凝血时间测定　　C. 血小板抗体测定
    D. 骨髓穿刺活检　　E. 毛细血管脆性试验

7. 病人首选的治疗措施是
    A. 脾切除　　B. 应用泼尼松　　C. 应用雄激素
    D. 输全血　　E. 输血小板

（8~9 题共用题干）

病人，女性，27 岁。头晕、乏力 1 个月余，症状加重伴牙龈出血 3 天，以"急性早幼粒细胞白血病"入院。入院后给予维 A 酸加三氧化二砷诱导分化治疗。身体评估：体温 37.1℃，脉搏 96 次/min，呼吸 22 次/min，血压 155/90mmHg；全身皮肤可见大片瘀斑。

8. 在化疗期间，最重要的护理措施是
    A. 多饮水　　B. 多食蔬菜　　C. 多食水果
    D. 高纤维素饮食　　E. 低蛋白饮食

9. 住院第 9 天时，病人突然出现头痛、喷射性呕吐、视物模糊，伴烦躁不安。最重要的观察内容是
    A. 体温　　B. 脉搏　　C. 呼吸
    D. 瞳孔　　E. 尿量

B 型题

（1~2 题共用备选答案）
    A. 活动无耐力　　B. 恐惧　　C. 组织完整性受损
    D. 潜在并发症：颅内出血　　E. 体温过高

1. 贫血常见的护理诊断/问题是
2. 继发感染最常见的护理诊断/问题是

（3~4 题共用备选答案）
    A. 小细胞低色素性贫血　　B. 大细胞低色素性贫血　　C. 正细胞正色素性贫血
    D. 小细胞正色素性贫血　　E. 大细胞正色素性贫血

3. 符合缺铁性贫血病人血象的是
4. 符合再生障碍性贫血病人血象的是

（5~6 题共用备选答案）
    A. 全血细胞减少　　B. 骨髓巨核细胞成熟障碍　　C. 粒细胞缺乏

D. 凝血因子缺乏　　　　　E. 巨幼红细胞增多

5. 符合特发性血小板减少性紫癜的是

6. 符合血友病的是

（7~8 题共用备选答案）

A. 泼尼松　　　　　B. 长春新碱　　　　　C. 环磷酰胺

D. 柔红霉素　　　　　E. 白消安

7. 白血病病人最常用的生物碱类化疗药是

8. 白血病病人最常用的激素类化疗药是

（二）填空题

1. 血液系统疾病最常见的症状体征是_____、_____、_____。

2. 贫血的三大常见病因是_____、_____、_____。

3. 贫血最最突出的体征是_____。

4. 出血的主要发病因素有_____、_____、_____。

5. 血小板小于_____时易出现自发性出血。

6. 感染最常见的症状是_____。

7. 病人白细胞计数小于_____、粒细胞绝对值小于_____，应实行保护性隔离。

8. 铁的吸收部位主要在_____，吸收的主要形式是_____。

9. 缺铁性贫血最常见的原因是_____。

10. 缺铁性贫血典型血象为_____，_____降低比_____减少更明显。

11. 铁剂的补充以_____铁剂为首选，口服铁剂_____天后，网织红细胞计数开始上升。

12. 维生素 B_{12} 含量丰富的食物主要有_____、_____、_____、_____等。

13. 再生障碍性贫血的主要临床表现有_____、_____、_____。

14. 再生障碍性贫血的血象特点是_____。

15. 再生障碍性贫血病人出血的主要原因是_____，感染的主要原因是_____，贫血的主要原因是_____。

16. 特发性血小板减少性紫癜急性型出血的特点是_____、_____广泛出血。

17. 特发性血小板减少性紫癜血象特点主要为_____，慢性型常在_____左右，急性型常低于_____。

18. 治疗特发性血小板减少性紫癜首选药物是_____。

19. 过敏性紫癜主要类型有_____、_____、_____、_____。

20. _____是各型血友病病人最主要的临床表现。

21. 诊断急性白血病的必检项目和确诊的主要依据是_____。

22. 白血病病人化疗期间鼓励病人多饮水的目的是_____。

23. 急性白血病的临床表现为_____、_____、_____和_____等征象。

24. 慢性粒细胞白血病在慢性期以_____为最显著体征。

（三）名词解释

1. 贫血

2. 出血倾向

3. 继发感染

4. 缺铁性贫血

5. 巨幼细胞贫血

6. 再生障碍性贫血

7. 特发性血小板减少性紫癜

8. 过敏性紫癜

9. 白血病

（四）简答题

1. 简述贫血常见的护理诊断／问题。

2. 简述白血病颅内出血的护理要点。

3. 简述铁剂的服用指导要点。

4. 简述巨幼细胞贫血病人的饮食护理要求。

5. 简述单纯型（紫癜型）过敏性紫癜的主要表现。

6. 如何对血友病病人进行生活指导。

7. 简述白血病病人化疗过程中静脉炎的预防和护理。

8. 简述白血病病人在化疗阶段尿酸性肾病发生的预防。

9. 简述急性白血病病人器官和组织浸润的表现。

10. 简述急性白血病病人出院指导的主要内容。

（五）案例分析题

1. 病人，女性，36岁。头昏、乏力、面色苍白1年余。既往月经经量过多。身体评估：体温36.8℃，贫血外貌，皮下无出血点，浅表淋巴结无肿大，肝脾未触及肿大。实验室检查：血红蛋白70g/L，红细胞2.9×10^{12}/L，白细胞4.2×10^{9}/L，血小板128×10^{9}/L，网织红细胞0.006。

请思考：

（1）引起该病人贫血最可能的原因是什么？

（2）病人目前主要的护理诊断／问题是什么？如何护理？

2. 病人，女性，50岁。月经量多2年，头晕、乏力半年，加重伴心悸1个月。近2年来每月月经期持续12天左右，月经量多。身体评估：体温36.2℃，脉搏90次/min，呼吸22次/min，血压98/60mmHg。口唇苍白，指甲薄、扁，呈反甲。外周血象显示小细胞低色素性贫血，白细胞和血小板正常；骨髓象显示成熟红细胞大小不等，红细胞中心淡染区扩大。

请思考：

（1）病人最可能存在哪种疾病？

（2）主要治疗措施有哪些？

（3）如何对病人进行健康指导？

3. 病人，男性，18岁。皮肤散在出血点伴鼻出血、牙龈出血、肉眼血尿2天，2周前因"感冒"服用药物治疗。身体评估：体温38.1℃，脉搏90次/min，血压112/68mmHg。皮肤散在大小不等出血点及瘀斑，以下肢为多，鼻腔有血痂，口腔黏膜有血疱；胸骨无压痛，心肺检查无异常，腹软，肝脾未触及。实验室检查：红细胞计数4.3×10^{12}/L，血红蛋白130g/L，白细胞9.5×10^{9}/L，中性粒细胞0.65，淋巴细胞0.35；血小板26×10^{9}/L，出血时间延长，凝血时间正常，血块收缩不良。骨髓象：骨髓增生活跃，粒系及红系细胞各阶段比例及形态均正常。巨核细胞增多，以幼稚巨核细胞增多为主。

请思考：

（1）该病人出血的原因是什么？

（2）应与哪些疾病相鉴别？

4. 病人，女性，29 岁。因反复发热 1 个月入院。曾在院外以"呼吸道感染"应用头孢抗生素治疗，体温下降后又回升。身体评估：体温 39.0℃，脉搏 108 次 /min，呼吸 26 次 /min，血压 155/90mmHg；贫血外貌，皮下未见出血点，全身浅表淋巴结未触及，胸骨下端明显压痛，肝右肋下 2cm，脾肋下 2cm，无压痛，未见其他明显异常。实验室检查：白细胞 110×10^9/L，血小板 70×10^9/L，血红蛋白 58g/L，见原始及早幼粒细胞。

请思考：

（1）病人符合何种临床疾病？

（2）应从哪些方面为病人制订护理措施？

【参考答案】

（一）选择题

A1 型题

1. B　2. A　3. E　4. E　5. A　6. C　7. E　8. A　9. A　10. A　11. E　12. A　13. A　14. B　15. E　16. B　17. A　18. A　19. B　20. E　21. E　22. A　23. D　24. A　25. E

A2 型题

1. C　2. E　3. B　4. B　5. E　6. A　7. D　8. B　9. E　10. C　11. E　12. A　13. D　14. A

A3/A4 型题

1. B　2. A　3. B　4. B　5. E　6. D　7. B　8. A　9. D

B 型题

1. A　2. E　3. A　4. C　5. B　6. D　7. B　8. A

（二）填空题

1. 贫血　出血　继发感染

2. 红细胞生成减少　红细胞破坏过多　红细胞丢失过多

3. 皮肤黏膜苍白

4. 血小板数量或功能异常　血管因素异常　凝血因子异常

5. 50×10^9/L

6. 发热

7. 1×10^9/L　0.5×10^9/L

8. 十二指肠和空肠上段　二价亚铁离子

9. 慢性失血

10. 小细胞低色素性贫血　血红蛋白　红细胞

11. 口服　3~4

12. 动物肉类　动物肝肾　禽蛋　海产品

13. 进行性贫血　出血　反复继发感染

14. 全血细胞减少

15. 血小板减少 粒细胞数量减少 红细胞生成减少

16. 皮肤 黏膜

17. 血小板计数减少 50×10^9/L 20×10^9/L

18. 糖皮质激素

19. 单纯型 腹型 关节型 肾型 混合型

20. 出血

21. 骨髓细胞学检查

22. 预防尿酸性肾病

23. 贫血 发热 出血 浸润

24. 脾大

（三）名词解释

1. 贫血是指外周血液中单位容积内血红蛋白浓度（Hb）、红细胞计数（RBC）和血细胞比容（HCT）低于相同性别、年龄和地区正常值低限。

2. 出血倾向是指止血和凝血功能障碍而引起自发性出血或轻微创伤后出血不止的一种表现。

3. 继发感染是指由于血液系统疾病导致白细胞成熟障碍或数量减少，加之贫血、化疗等因素造成病人营养不良，机体抵抗力下降，易受病原微生物侵袭而反复出现感染症状。

4. 缺铁性贫血是由于体内贮存铁缺乏，使血红蛋白合成减少所致的一种小细胞低色素性贫血，是贫血最常见的类型。

5. 巨幼细胞贫血是指由于叶酸、维生素 B_{12} 缺乏或某些影响核酸代谢药物的作用，导致细胞脱氧核糖核酸（DNA）合成障碍所引起的贫血。

6. 再生障碍性贫血是由多种原因导致造血干细胞的数量减少和 / 或功能障碍引起的一类贫血，又称骨髓造血功能衰竭症。

7. 特发性血小板减少性紫癜又称自身免疫性血小板减少性紫癜，是一种主要与自身免疫有关的出血性疾病，也是最常见的血小板减少性疾病。

8. 过敏性紫癜是一种常见的毛细血管变态反应引起的出血性疾病。主要临床表现为皮肤紫癜和黏膜出血，常伴有皮疹及血管神经性水肿、腹痛、关节炎和肾损害，血小板计数及凝血功能检查正常。

9. 白血病是一类原因未明的造血干细胞恶性克隆性疾病，其克隆中的异常细胞（即白血病细胞）分化障碍、增殖失控、凋亡受阻，而停滞在细胞发育的不同阶段，在骨髓和其他造血组织中白血病细胞大量增生累积，抑制正常造血并浸润其他器官和组织。

（四）简答题

1. 贫血常见护理诊断 / 问题有：①活动无耐力。②营养失调：低于机体需要量。③潜在并发症：贫血性心脏病。

2. 白血病颅内出血的护理要点：①保证充分的睡眠，避免排便用力。②有颅内出血征象时，立即去枕平卧，头偏向一侧，头部放置冰袋或冰帽。③观察并记录病人的病情变化，如生命体征、意识状态、瞳孔、尿量等。④保持呼吸道通畅，随时吸出呕吐物或口腔分泌物。⑤吸氧：流量 2~4L/min。⑥遵医嘱用药，给予脱水药物（如 20% 甘露醇）、50% 葡萄糖、呋塞米等降低颅内压。⑦对因颅内压增高而躁动不安者，应做好安全防护，防止摔伤、碰伤和舌咬伤。

3. 铁剂的服用指导要点：①要正确选择服用铁剂时间，一般情况空腹时服用铁剂吸收较好，但有消化道疾病或有胃肠道反应者应于进餐时或餐后服用。②为减少铁剂对胃黏膜的刺激反应，可从小剂量开始服用。③为避免染黑牙齿，口服液体铁剂时需用吸管。④避免铁剂与牛奶、茶水、钙盐及镁盐同服，以免影响铁的吸收。⑤为增加铁剂的吸收，可口服维生素 C。

4. 巨幼细胞贫血病人的饮食护理要求：①给予富含叶酸、维生素 B_{12} 饮食：叶酸含量丰富的食物主要有绿叶蔬菜、水果、谷物和动物肉类等；维生素 B_{12} 含量丰富的食物主要有动物肉类、动物肝肾、禽蛋及海产品等；应根据营养素缺乏的种类有针对性地补充。②改变不良的饮食及烹饪习惯：不挑食、不偏食，注意烹饪方法，烹调时温度不宜过高、时间不宜过长，以减少营养素的破坏。

5. 单纯型（紫癜型）过敏性紫癜的主要表现为：突然发生，以反复出现皮肤瘀点、瘀斑为主要表现，多见于双下肢及臀部，常分批出现，对称性分布，大小不等，可同时伴有皮肤水肿、荨麻疹，经 1~2 周后逐渐消退，皮肤紫癜可反复发生。

6. 对血友病病人进行生活指导主要包括：指导病人进行日常的、适度的运动，如游泳、散步、骑自行车等；避免剧烈的接触性运动，如足球、篮球、拳击等，不穿硬底鞋或赤脚走路；使用刀、剪、锯等工具时应戴手套。注意口腔卫生，预防龋齿，避免拔牙；不食带骨、带刺以及油炸的食物，避免刺伤消化道黏膜。

7. 白血病病人化疗过程中静脉炎的预防和护理措施：①合理选择静脉。最好采用中心静脉置管，如果用外周浅静脉，应选择有弹性且粗直的大血管。②预防静脉炎及组织坏死。输入化疗药物前，先用生理盐水冲管，确定输液顺利无渗漏后，再给予化疗药物；输入过程中，速度要慢，确保针头在血管内；输液完毕后，用生理盐水冲管，拔针后按压数分钟，减轻药物对局部血管的刺激。③静脉炎及组织坏死护理：一旦药物外渗，立即停止药物输入，边回抽边退针，局部用生理盐水加地塞米松皮下注射，或遵医嘱给予普鲁卡因局部封闭治疗，也可冷敷，休息数天。其局部血管禁止静脉注射，避免患侧卧位，勿压患处。

8. 白血病病人在化疗阶段的尿酸性肾病预防措施：①鼓励病人多饮水，化疗期间饮水量 3 000ml/d 以上，以利于尿酸和化疗药物降解产物的稀释和排泄，减少对泌尿系统的刺激。②遵医嘱口服别嘌醇，抑制尿酸形成；静脉输入 5% 碳酸氢钠，碱化尿液。

9. 急性白血病病人器官和组织浸润的主要表现：①骨骼和关节疼痛，尤其胸骨下端局部压痛。②肝、脾及淋巴结肿大：白血病细胞浸润多发生在肝、脾及淋巴结，肝、脾轻度至中度肿大。③中枢神经系统白血病（CNSL）：多数化疗药物难以通过血-脑屏障，不能有效杀灭隐藏在中枢神经系统的白血病细胞，因而引起 CNSL。CNSL 多发生在缓解期，轻者头痛、头晕，重者头痛、呕吐、颈强直，甚至抽搐、昏迷。CNSL 可发生在疾病的各个时期，尤其是治疗后缓解期。④其他：蓝灰色斑丘疹或皮肤粒细胞肉瘤，局部皮肤隆起呈紫蓝色皮肤结节；牙龈增生、肿胀；部分 AML 伴粒细胞肉瘤（绿色瘤），累及眼眶骨膜，引起眼球突出、复视或失明；睾丸无痛性肿大；肺、心、消化道、泌尿生殖系统受累。

10. 急性白血病病人出院指导的主要内容：①出院后安排适宜的养病环境，养成良好的生活方式，保证休息和营养。②注意个人卫生，不去人多拥挤的地方。③经常检查口腔、咽部有无感染；每天至少饭后漱口，教会病人漱口液的含漱方法及局部溃疡用药的方法。④勿用牙签剔牙，用软毛牙刷，勿用手挖鼻孔，避免创伤。⑤化疗间歇期，鼓励病人做力所能及的家务，以增强自信心。

（五）案例分析题

1.（1）月经过多所致的慢性失血是该病人贫血的主要原因。病人只有贫血,目前无出血、感染发热等其他临床表现,血象:血红蛋白浓度降低和细胞计数减少,白细胞和血小板计数、网织红细胞绝对值正常,符合慢性失血性贫血的特点。

（2）活动无耐力是病人目前主要的护理诊断/问题。应嘱病人注意休息,增加卧床休息时间,保证睡眠至少 8h/d,增加午休时间,活动量以不引起症状为度,当脉搏超过 100 次/min 或出现明显的心悸、气促时,应停止活动。饮食宜高热量、高蛋白、高维生素、富于营养、易于消化,多补充富含铁的食物,以加强营养,改善病人的全身状况。

2.（1）该病人属于缺铁性贫血。病人女性,月经量多,铁丢失过多,导致铁缺乏;指甲薄、扁,呈反甲,是缺铁性贫血的特征性临床表现;血象显示贫血,而白细胞和血小板正常;骨髓象显示成熟红细胞大小不等,红细胞中心淡染区扩大,符合缺铁性贫血的外周血象。

（2）主要治疗措施包括:调理月经;增加富含铁的食物摄入和补充铁剂。

（3）对该病人进行健康指导:给予病人疾病知识、休息与饮食指导和用药指导。告知病人及其家属月经过多是该病人缺铁性贫血的病因,要注意休息与营养,避免偏食,要多进食含铁丰富的食物,如瘦肉、动物血、动物肝、蛋黄、鱼、豆类、海带、木耳、香菇、紫菜、发菜、芝麻酱、黄豆及其制品、韭菜、芹菜、香蕉、核桃、红枣等。要说明坚持应用铁剂的重要性,使其主动配合,遵医嘱规律用药,服药时避免同时食用影响铁剂吸收的食物。

3.（1）该病人出血的原因主要是血小板减少。由于骨髓幼稚巨核细胞增多,成熟型减少,血小板生成减少,血象显示该病人血小板计数 26×10^9/L,易引起自发性出血。

（2）该病人还应与能引起出血的疾病,如再生障碍性贫血、过敏性紫癜、白血病等进行鉴别。

4.（1）根据病人的身体评估和实验室检查结果,病人符合急性粒细胞性白血病。

（2）应从一般护理、病情观察、对症护理、药物护理及心理护理几个方面为病人制订护理措施。着重观察病人有无感染和内脏、颅内出血征象。

第七章　内分泌与代谢系统疾病病人的护理

第一节　内分泌与代谢系统疾病常见症状、体征的护理

【学习目标】

1. 掌握内分泌与代谢系统疾病常见症状、体征的护理评估要点及常见护理诊断/问题。
2. 熟悉内分泌与代谢系统疾病常见症状、体征的概念。
3. 了解身体外形改变、生殖发育及性功能异常的护理目标和护理评价。
4. 能应用护理程序对身体外形改变、生殖发育及性功能异常病人实施整体护理。
5. 具备爱伤观念和同理心，能站在病人的角度思考问题。

【重点与难点】

1. 重点　常见的身体外形改变；身体外形改变、生殖发育及性功能异常的护理评估要点。
2. 难点　身体外形改变、生殖发育及性功能异常与常见疾病的关系。

【学习要点】

身体外形改变

（一）概述

　　身体外形改变多与垂体疾病、甲状腺疾病、甲状旁腺疾病或肾上腺疾病及部分代谢性疾病有关，包括毛发质地、分布，多毛，毛发脱落或毛发稀疏，皮肤色素沉着，成人手足增粗变大或面容变得粗陋，眼球突出，颈部增粗等。

（二）重要知识点

　　1. 护理评估　①身体外形改变的原因、时间，有无伴随症状。②身体外形改变特点：身材过长与矮小、肥胖与体重过低、毛发改变、面容变化、皮肤黏膜色素沉着、皮肤紫纹和痤疮等。③心理 - 社会状况：焦虑、抑郁、自卑。④辅助检查结果。
　　2. 常见护理诊断/问题　自我形象紊乱　与疾病引起身体外形改变等因素有关。
　　3. 护理措施　①提供心理支持，鼓励病人表达其感受，交谈时语言要温和，耐心倾听。②指

导病人恰当修饰,甲亢突眼的病人外出可戴深色眼镜,毛发稀疏的病人外出可戴帽子。③建立良好的家庭互动关系。④促进病人进行社会交往。

生殖发育及性功能异常

（一）概述

生殖发育及性功能异常包括生殖器官发育迟缓或过早,性欲亢进、减退或丧失;女性月经紊乱、溢乳、闭经或不孕;男性勃起功能障碍或乳房发育。

（二）重要知识点

1. 护理评估 ①生殖发育及性功能异常的发生过程,主要症状。②生殖发育及性功能异常的特点,如下丘脑综合征者出现性欲减退或亢进,女性月经失调,男性阳痿不育。③心理-社会状况:焦虑、抑郁、悲观。④激素水平测定结果。

2. 常见护理诊断／问题 ①有生长比例失调的危险 与内分泌功能紊乱有关。②性功能障碍 与内分泌功能紊乱有关。

3. 护理措施 ①给予环境与心理支持,接受病人讨论生殖发育及性功能问题时所呈现的焦虑,尊重病人,对病人表示理解、支持。②给病人讲解所患疾病相关知识及用药治疗,使病人配合。③为病人提供可能的信息咨询服务。

（刘　涛）

第二节　腺垂体功能减退症病人的护理

【学习目标】

1. 掌握腺垂体功能减退症的病因、治疗措施、护理评估及常见护理诊断／问题。
2. 熟悉腺垂体功能减退性危象的诱因。
3. 了解腺垂体功能减退症的治疗原则。
4. 能应用护理程序对腺垂体功能减退症病人实施整体护理。
5. 具备配合治疗和护理垂体危象病人的能力。

【重点与难点】

1. 重点 腺垂体功能减退症的病因、护理评估及治疗措施。
2. 难点 腺垂体功能减退症的发病机制、垂体危象的护理。

【学习要点】

（一）概述

腺垂体功能减退症是由不同病因引起腺垂体全部或大部分受损,导致一种或多种腺垂体分泌激素减少或缺乏的一组临床综合征。由垂体本身病变引起者为原发性腺垂体功能减退症;由调节腺垂体的下丘脑以上神经病变或垂体门静脉系统障碍引起者,称继发性腺垂体功能减退症。其病因多样,如基因缺陷或变异,垂体缺血性坏死与萎缩,垂体、下丘脑附近的肿瘤、手术、放射治疗及创伤等。临床表现主要为各靶腺(性腺、甲状腺、肾上腺)功能减退,但症状变化较大,视垂体损害程度、病因、发展速度而定。腺垂体功能减退症常采用病因和激素替代治疗,如出现垂体功能减退性危象需积极救治。护理上,重在病情观察护理、长期激素替代治疗护理、垂体危象护理、心理护理和健康指导。

(二)重要知识点

1. **护理评估** ①询问健康史,了解病因。②身体状况评估:最早表现为促性腺激素(Gn)、垂体生长素(GH)和催乳素(PRL)缺乏,随后可伴有促肾上腺皮质激素(ACTH)缺乏的临床表现;在全垂体功能减退症基础上,各种应激如感染、败血症、腹泻等均可诱发垂体功能减退性危象。③心理-社会状况:紧张、焦虑、忧郁。④辅助检查结果:激素水平。⑤治疗原则:病因和激素替代治疗,积极抢救并发症或昏迷。

2. **常见护理诊断/问题** ①性功能障碍 与肾上腺皮质功能和甲状腺功能减退有关。②营养失调:低于机体需要量 与食欲减退、恶心、呕吐有关。③性功能障碍 与促性腺激素分泌不足有关。④自我形象紊乱 与腺垂体功能减退所致身体外观改变有关。⑤焦虑 与内分泌紊乱所致身心失调有关。⑥潜在并发症:垂体危象、感染等。

3. **护理措施** ①保持生活规律,避免过度劳累,避免精神刺激,注意冬季保暖。对精神失常或意识不清者,加强安全防护。给予高热量、高蛋白与富含多种维生素的饮食,适量补充钠盐。②加强病情观察,警惕和避免垂体危象诱因及急性肾上腺皮质功能不全症状。③告知病人激素需长期替代治疗,应按医嘱定量、定时服药,不可私自停药或加减用量,强调终身服药的必要性及随意停药的危险性。④垂体危象护理。⑤告知病人本病为终身性疾病,坚持按医嘱正确服药可以控制症状,以消除其思想顾虑,安定情绪。

4. **健康指导** ①疾病知识指导:讲解腺垂体功能减退症为终身性疾病,需长期药物替代治疗。指导病人识别垂体危象的征兆。②活动指导:注意生活规律,避免过度劳累,防感染。③饮食指导:保证能量和营养需求,增强机体抵抗力。④用药指导:教会病人认识所服药物的名称、剂量、用法及不良反应,说明随意停药的危险性,须遵医嘱按时按量服用药物。

(刘 涛)

第三节 甲状腺功能亢进症病人的护理

【学习目标】

1. 掌握甲状腺功能亢进症的临床表现、甲亢危象的诱因和甲状腺功能亢进症的治疗。
2. 熟悉甲状腺功能亢进症的治疗原则。
3. 了解甲状腺功能亢进症的病因及发病机制。
4. 能应用护理程序对甲状腺功能亢进症病人实施整体护理。
5. 具备防治与护理甲亢危象的综合能力。

【重点与难点】

1. 重点 甲状腺功能亢进症的护理评估、甲亢危象的诱因及甲状腺功能亢进症的治疗措施。
2. 难点 甲状腺功能亢进症的病因及发病机制、甲亢危象的防治与护理。

【学习要点】

（一）概述

甲状腺功能亢进症（简称甲亢），是由于多种原因致甲状腺功能增强，从而分泌甲状腺激素（TH）过多所致的甲状腺毒症，以甲状腺肿大、眼征、基础代谢增加和自主神经系统功能失常为特征。甲亢的病因分类很多，主要有弥漫性毒性甲状腺肿、结节性毒性甲状腺肿和甲状腺自主高功能腺瘤等，以 Graves 病最常见，约占所有甲状腺功能亢进症病人的 80% 以上。Graves 病又称毒性弥漫性甲状腺肿，是一种伴 TH 分泌增多的器官特异性自身免疫性病，临床表现除甲状腺肿和高代谢综合征外，尚有眼征和黏液性水肿、指端粗厚等。甲亢最危险的并发症是甲亢危象。常用抗甲状腺药物、放射性 ^{131}I 及手术治疗。避免和去除诱因，积极治疗甲亢是预防甲亢危象的关键。护理上，重在饮食护理、眼部护理、用药护理、甲亢危象护理和健康指导。

（二）重要知识点

1. 护理评估 ①询问健康史。②身体状况评估：典型表现为高代谢综合征、甲状腺肿和眼征等。③甲亢危象：在某些诱因存在下，病人交感神经兴奋，大量 T_3、T_4 释放入血，原甲亢症状突然加重，体温高于 39℃，脉搏每分钟 140 次以上，烦躁不安、大汗淋漓、呼吸急促等。④心理反应：易激动、神经过敏、失眠、多猜疑。⑤辅助检查结果：FT_3、FT_4 升高，TSH 不增高。⑥治疗原则：尚无病因治疗，以抗甲状腺药物、放射性碘和手术等对症治疗为主，β 受体拮抗剂和复方碘口服溶液为辅；甲亢危象，以预防为主，一旦发生需积极抢救；Graves 眼（眶）病，需有效控制甲亢，改善和保护视力、减轻疼痛是治疗的原则。

2. 常见护理诊断/问题 ①营养失调：低于机体需要量 与代谢率增高导致代谢需求大于摄入有关。②活动无耐力 与甲亢性心脏病、肌无力等有关。③应对无效 与性格及情绪改变有关。④潜在并发症：甲亢危象。

3. 护理措施 ①一般护理：保证充足睡眠，病室环境安静，避免嘈杂，减少探视人员。给予高热量、高蛋白、高维生素、富含矿物质及低纤维素饮食，避免摄入刺激性食物及饮料。②加强病情观察，警惕甲亢危象发生。③用药护理：使用抗甲状腺药物、普萘洛尔、甲状腺片时，注意观察疗效及不良反应。④放射性 ^{131}I 治疗的护理。⑤甲亢危象护理：立即给氧、迅速建立静脉通路、遵医嘱用药等。⑥眼部护理：高枕卧位、限制食盐摄入、无菌盐水纱布或眼罩保护角膜等。⑦心理护理：让病人了解其情绪和性格改变是暂时的，及时治疗可得到改善。

4. 健康指导 ①疾病知识指导。②用药和病情监测指导，强调抗甲状腺药物长期服用的重要性及定期复查血象和甲状腺功能的必要性。指导病人识别治疗有效的标志及甲亢危象的表现。③生育指导。④社区 - 家庭支持。

（刘 涛）

第四节 库欣综合征病人的护理

【学习目标】

1. 掌握库欣综合征的身体状况和护理措施。
2. 了解库欣综合征的病因、辅助检查及治疗要点。
3. 学会用护理程序对库欣综合征病人实施整体护理。
4. 能够熟练地为库欣综合征病人进行健康指导。

【重点与难点】

1. 重点 库欣综合征的健康评估的要点及临床观察要点。
2. 难点 辅助检查对寻找库欣综合征病因的作用。

【学习要点】

(一)概述

库欣综合征又称皮质醇增多症,是一组因下丘脑-垂体-肾上腺轴调控失常,引起肾上腺分泌过多的糖皮质激素(主要是皮质醇)所致病症的总称。Cushing 病是最常见的临床类型,其他还有异位 ACTH 综合征、ACTH 非依赖性库欣综合征及医源性库欣综合征等临床类型。临床表现:主要由于皮质醇分泌过多,引起代谢紊乱和多器官功能障碍,以及对感染抵抗力降低所致,表现为满月脸、向心性肥胖、多血质外貌、皮肤紫纹、痤疮等,伴有高血压和骨质疏松等。采取病因治疗,对病情严重者,应对症治疗。目前有手术、放疗、药物治疗 3 种方法治疗 Cushing 病,其中经蝶窦切除垂体微腺瘤为治疗本病的首选方法。

(二)重要知识点

1. 护理评估 ①是否曾患垂体疾病、肿瘤,有无激素类药物服用史等,寻找病因,了解临床类型。②发病后有无满月脸、水牛背和悬垂腹等典型外形改变,有无心血管、神经系统表现,严重程度,有无合并感染、骨折等并发症。③病人发病后心理反应。④血浆皮质醇测定、地塞米松抑制试验、ACTH 兴奋试验、影像学检查及临床意义。

2. 常见护理诊断/问题 ①自我形象紊乱 与皮质醇增多引起身体外观改变有关。②体液过多 与皮质醇增多引起水钠潴留有关。③有感染的危险 与皮质醇增多导致机体免疫力下降有关。④潜在并发症:骨折。

3. 护理措施 ①平卧时适当抬高双下肢,久病出现骨质疏松,适当限制运动,做好安全防护。进食低钠、高钾、高蛋白、低碳水化合物、低热量的食物,预防和控制水肿、低钾血症和高血糖。②密切观察病人体温变化、水肿消长、有无关节痛或腰背痛,监测血常规、电解质和心电图。③预防感染、外伤,加强皮肤、口腔护理。④用药过程中注意观察疗效和不良反应。⑤指导病人进行自我心理调节和自我防护,增强其自信心和自尊感。

4. 健康指导 ①指导病人及家属预防感染的方法,预防外伤及骨折等。②详细交代肾上腺皮质激素合成阻滞药等药物的用法和注意事项,观察药物疗效和不良反应。

(赖卫国)

第五节 糖尿病病人的护理

【学习目标】

1. 掌握糖尿病典型表现、糖尿病急慢性并发症的表现和糖尿病的治疗原则。
2. 熟悉糖尿病的辅助检查和诊断要点。
3. 了解糖尿病的病因及分型。
4. 学会应用护理程序对糖尿病病人实施整体护理。
5. 能够熟练地为糖尿病病人进行健康指导。

【重点与难点】

1. 重点　糖尿病的健康评估的要点、临床观察要点及健康指导要点。
2. 难点　糖尿病酮症酸中毒、高渗高血糖综合征的区别;口服降糖药种类、作用及适应证。

【学习要点】

（一）概述

糖尿病是由遗传和环境因素共同作用而引起的一组以慢性高血糖为特征的代谢性疾病。由于胰岛素分泌缺乏和 / 或其作用缺陷导致糖代谢紊乱,同时伴有脂肪、蛋白质、水和电解质等代谢障碍。随着病程的延长,可导致眼、肾、神经、心脏、血管等组织慢性进行性病变,引起功能缺陷及衰竭。重症或应激时,发生酮症酸中毒、高渗高血糖综合征等急性代谢紊乱。1 型、2 型糖尿病和妊娠糖尿病是临床常见类型。治疗时强调早期、长期、综合、治疗目标及治疗方法个体化的原则。综合治疗包括糖尿病教育、饮食治疗、运动治疗、药物治疗、自我监测和心理疏导 6 个方面,以及降血糖、降血压、调血脂和改变不良生活习惯 4 项措施。

（二）重要知识点

1. 护理评估　①从家族史、个人生活方式等方面寻找病因,判断临床类型。②有无"三多一少"的典型表现,有无糖尿病酮症酸中毒、高渗高血糖综合征、低血糖症等急性并发症,有无合并大血管病变、微血管病变、神经病变及糖尿病足等慢性并发症。③病人对糖尿病知识的了解程度和产生的心理问题。④尿糖、血糖及葡萄糖耐量试验等辅助检查对糖尿病的诊断、病情监测和疗效判断的临床意义。

2. 常见护理诊断 / 问题　①营养失调:低于 / 高于机体需要量　与胰岛素分泌或作用缺陷有关。②有感染的危险　与高血糖、脂代谢紊乱、营养不良、微循环障碍等有关。③潜在并发症:低血糖、糖尿病足、糖尿病酮症酸中毒、高渗高血糖综合征。

3. 护理措施　①有糖尿病急性并发症、明显低血糖症、各种心肾等器官严重慢性并发症者,应卧床休息。病情稳定者,选择适合的运动。控制总热量,定时、定量进餐,合理加餐,严格限制各种甜食,多食含纤维素高的清淡食物,避免饮酒。②监控血糖、血脂、血压、体重,监测低血糖反应,监控急性并发症,观察有无胸闷、心前区不适、肢体麻木发凉、间歇性跛行、视物模糊等症状。③了解各类降糖、降压、降脂药物的作用、剂量、用法、不良反应和注意事项,指导病人正确用药。④低血糖反应、糖尿病足及糖尿病酮症酸中毒等并发症的预防与护理。⑤指导病人改变不良生活方式的方法和自我心理调节的技巧。

4. 健康指导 ①宣传糖尿病的防治知识,让病人了解终身治疗的重要性。②指导病人掌握饮食、运动治疗具体实施及调整的原则和方法。③指导病人学习和掌握监测血糖、血压、体重指数的方法,了解糖尿病的控制目标。④指导病人正确使用口服降糖药或胰岛素,教会其观察药物疗效及不良反应。

(赖卫国)

第六节　痛风病人的护理

【学习目标】

1. 熟悉痛风急性关节炎期的表现特点和辅助检查。
2. 了解痛风的病因和治疗要点。
3. 学会应用护理程序对痛风病人实施整体护理。
4. 能够为痛风病人进行饮食指导。

【重点与难点】

1. 重点　痛风的健康评估的要点、临床观察要点及健康指导要点。
2. 难点　护理急、慢性痛风性关节炎病人的区别。

【学习要点】

（一）概述

痛风是慢性嘌呤代谢紊乱和/或尿酸排泄障碍所致的一组异质性代谢性疾病。其临床特点为高尿酸血症、反复发作的痛风性关节炎、痛风石、间质性肾炎,严重者呈关节畸形及功能障碍,常伴有尿酸性尿路结石。治疗原则是迅速终止急性关节炎发作,防止复发;控制高尿酸血症,预防尿酸盐沉积;防止尿酸结石形成和肾功能损害。

（二）重要知识点

1. 护理评估 ①病人饮食习惯,是否患有高血压、高脂血症、肾病、糖尿病等疾病。②有无关节的红肿热痛、功能障碍,有无痛风石、痛风性肾病、尿酸性肾结石等表现。③病人发病后心理反应。④血尿酸测定、滑囊液或痛风石检查、影像学检查及临床意义。

2. 常见护理诊断/问题 ①疼痛:关节痛 与尿酸盐结晶沉积在关节引起炎症反应有关。②躯体活动障碍 与关节受累、关节畸形有关。③知识缺乏:缺乏与高尿酸血症和痛风有关的饮食知识。

3. 护理措施 ①痛风性关节炎急性发作时,应卧床休息。抬高患肢,避免受累关节负重。严格控制总热量,避免进食高嘌呤和高蛋白食物,鼓励病人多饮水。②观察关节有无红、肿、热、痛和功能障碍等表现,观察痛风石的部位、相应症状及局部皮肤变化,监测尿酸变化。③减轻受累关节疼痛,加强痛风石局部皮肤护理。④应用秋水仙碱、丙磺舒、别嘌醇、非甾体抗炎药等过程中注意观察疗效和不良反应。⑤给予病人精神安慰和心理疏导,增强治疗的信心。

4. 健康指导 ①告知病人痛风的诱发因素和治疗方法,经积极有效治疗,可以正常生活和工作。②指导病人严格控制饮食,避免进食高嘌呤和高蛋白食物,禁饮酒,多饮水。③鼓励病人适度运动,掌握保护关节的技巧及注意事项。

(赖卫国)

【测试练习】

(一)选择题

A1 型题

1. 下丘脑的主要作用是合成和分泌
   A. 血管升压素　　　　　B. 腺垂体泌乳素　　　　　C. 促甲状腺激素释放素
   D. 催产素　　　　　　　E. 生长激素

2. 神经系统调节内分泌腺活动的腺体是
   A. 大脑皮质　　　　　　B. 脑垂体　　　　　　　　C. 下丘脑
   D. 神经节　　　　　　　E. 神经组织

3. 成人生长素分泌过多可出现
   A. 呆小症　　　　　　　B. 巨人症　　　　　　　　C. 侏儒症
   D. 黏液性水肿　　　　　E. 肢端肥大症

4. 继发性肥胖常见于
   A. 遗传疾病　　　　　　B. 进食过多　　　　　　　C. 活动不足
   D. 2 型糖尿病　　　　　E. 脂肪代谢异常

5. 全身性多毛可见于
   A. 先天性肾上腺皮质增生　B. 肾上腺皮质功能减退　C. 睾丸功能减退
   D. 卵巢功能减退　　　　　E. 甲状腺功能减退

6. 青春期前促性腺激素分泌过早、过多,可出现
   A. 性早熟　　　　　　　B. 性征缺如　　　　　　　C. 原发性闭经
   D. 性欲减退　　　　　　E. 毛发脱落

7. 儿童期腺垂体生长激素缺乏或性激素分泌不足可致青春期
   A. 乳房发育　　　　　　B. 胡须生长　　　　　　　C. 生殖器过小
   D. 喉结突出　　　　　　E. 晨勃遗精

8. 垂体缺血性坏死与萎缩所致的腺垂体功能减退多发生于
   A. 产后大出血　　　　　B. 垂体发育缺陷　　　　　C. 糖尿病血管病变
   D. 病毒性脑炎　　　　　E. 垂体瘤

9. 腺垂体功能减退症最早表现的是

A. 性腺功能减退 B. 肾上腺皮质功能 C. 胰腺功能减退

D. 垂体危象 E. 偏盲

10. 席汉综合征时的闭经属于

    A. 垂体性闭经 B. 子宫性闭经 C. 下丘脑性闭经

    D. 卵巢性闭经 E. 原发性闭经

11. 成人腺垂体功能减退的最常见的病因是

    A. 产后大出血 B. 颅脑外伤 C. 颅脑感染

    D. 基因缺陷或突变 E. 垂体瘤

12. 有关腺垂体功能减退病人的饮食护理,饮食原则正确的是

    A. 高热量、高蛋白、富含维生素,鼓励饮水

    B. 高热量、低蛋白、富含维生素,鼓励饮水

    C. 高热量、高蛋白、富含维生素,适量饮水

    D. 低热量、高蛋白、富含维生素,适量饮水

    E. 低热量、低蛋白、富含维生素,适量饮水

13. 血液循环中,与甲状腺毒症发生直接有关的物质是

    A. 促甲状腺激素(TSH) B. 甲状腺激素(TH)

    C. 生长激素(GH) D. 促甲状腺激素释放素(TRH)

    E. 促肾上腺皮质激素释放素(CRH)

14. 甲状腺功能亢进症的病因分类中占比最多的是

    A. 弥漫性毒性甲状腺肿 B. 结节性毒性甲状腺肿

    C. 甲状腺自主高功能腺瘤 D. 桥本甲状腺功能亢进症

    E. 垂体 TSH 腺瘤

15. 甲状腺功能亢进症病人的典型表现为

    A. 疲乏无力 B. 怕热多汗 C. 多食易饥

    D. 体重减轻 E. 眼球突出

16. 甲状腺功能亢进症病人甲状腺肿大的特异性体征是

    A. 弥漫性肿大 B. 对称性肿大 C. 可触及震颤

    D. 质地较韧 E. 无压痛

17. 引起甲状腺功能亢进症最主要的原因是

    A. 感染 B. 遗传 C. 应激

    D. 精神刺激 E. 免疫功能异常

18. 甲状腺功能亢进症心脏病最常见的心律失常类型是

    A. 窦性心动过缓 B. 房性早搏 C. 室性早搏

    D. 心房颤动 E. 房室传导阻滞

19. 甲状腺功能亢进症危象最早的表现是

    A. 心率减慢 B. 食欲增加 C. 体温过高

    D. 嗜睡 E. 昏迷

20. 符合甲状腺功能亢进症病人消化系统神经兴奋性增高的表现是

    A. 肝脏肿大 B. 脾脏肿大 C. 食欲减退

    D. 腹泻 E. 返酸

21. 甲状腺功能亢进症危象最常见的诱发因素是
    A. 精神创伤　　　　　　　B. 手术　　　　　　　　C. 妊娠
    D. 感染　　　　　　　　　E. 恐惧

22. 预防甲状腺功能亢进症危象的关键是
    A. 卧床休息　　　　　　　B. 防治感染　　　　　　C. 吸氧
    D. 镇静剂应用　　　　　　E. 抗甲状腺药物应用

23. 甲状腺功能亢进症突眼严重病人的体位是
    A. 平卧位　　　　　　　　B. 头低足高位　　　　　C. 高枕卧位
    D. 俯卧位　　　　　　　　E. 侧卧位

24. 抗甲状腺药物治疗的主要不良反应是
    A. 甲状腺癌变　　　　　　　　　　　B. 甲状腺功能亢进症危象
    C. 永久性甲状腺功能减退　　　　　　D. 粒细胞减少
    E. 突眼恶化

25. 应用他巴唑治疗甲状腺功能亢进症病人,需要考虑停药的状况是
    A. 突眼加重　　　　　　　B. 食欲减退　　　　　　C. 呕吐、腹泻
    D. 全身酸痛、出汗　　　　E. 外周血白细胞计数 $< 3.0 \times 10^9$/L

26. 关于甲状腺功能亢进症病人突眼的护理,**错误**的是
    A. 配戴有色眼镜　　　　　B. 用眼药水湿润眼睛　　C. 头低平卧位
    D. 低盐饮食　　　　　　　E. 睡前涂抗生素眼膏

27. 抗甲状腺药物治疗的疗程一般为
    A. 6~12 个月　　　　　　B. 1.5~2 年　　　　　　C. 2.5~3 年
    D. 3.5~5 年　　　　　　 E. 4~6 个月

28. 库欣综合征最常见的感染部位是
    A. 支气管　　　　　　　　B. 肺部　　　　　　　　C. 腹部
    D. 肢端　　　　　　　　　E. 尿道

29. 关于库欣综合征的描述,正确的是
    A. 甲状腺激素过多　　　　B. 糖皮质激素过多　　　C. 生长激素过多
    D. 性激素过多　　　　　　E. 胰岛素过多

30. 通过增加外周组织对葡萄糖摄取、抑制糖异生,从而降低血糖的药物是
    A. 格列本脲　　　　　　　B. 格列波脲　　　　　　C. 二甲双胍
    D. 噻唑烷二酮　　　　　　E. α- 葡萄糖苷酶抑制剂

31. 应用胰岛素时,**错误**的操作是
    A. 胰岛素冷冻保存　　　　　　　　　B. 抽吸药液时避免震荡
    C. 皮下注射部位经常更换　　　　　　D. 混合注射时,先抽吸短效胰岛素
    E. 应用时注意药物有效期

32. 对正常范围内血糖不产生影响的降糖药是
    A. 二甲双胍　　　　　　　B. 格列吡嗪　　　　　　C. 罗格列酮
    D. 阿卡波糖　　　　　　　E. 瑞格列奈

33. 病情未控制且肥胖的 2 型糖尿病病人,最可能降低的是
    A. 胆固醇　　　　　　　　B. 血压　　　　　　　　C. 甘油三酯

    D. 体重指数   E. 高密度脂蛋白

34. 痛风的首发症状是

    A. 急性关节炎   B. 高尿酸血症   C. 痛风石

    D. 痛风肾   E. 关节畸形

35. 痛风特征性的临床表现为

    A. 关节畸形   B. 关节晨僵   C. 关节疼痛

    D. 痛风石   E. 关节活动障碍

36. 痛风涉及的代谢途径是

    A. 糖代谢   B. 脂肪代谢   C. 嘌呤核苷酸代谢

    D. 嘧啶核苷酸代谢   E. 氨基酸代谢

A2 型题

1. 病人,女性,18 岁,山区居民。颈部肿大 2 年,吞咽不畅 2 个月。既往无任何状。身体评估:脉搏 88 次 /min,甲状腺双侧对称性肿大,质软、无压痛,随吞咽活动,甲状腺双侧无杂音;伸舌或双手平举时未见震颤。最可能的疾病是

    A. 甲状腺功能亢进症   B. 慢性淋巴细胞性甲状腺炎

    C. 甲状舌管囊肿   D. 单纯性甲状腺肿

    E. 甲状腺癌

2. 病人,女性,28 岁。眼内异物感、胀痛、畏光、流泪、视力下降 3 个月。既往有"甲状腺功能亢进症"病史 5 年。身体评估:脉搏 118 次 /min;皮肤湿润;眼球外突、结膜充血水肿、眼睑闭合不全、眼球活动度下降;甲状腺双侧对称性肿大,质软、无压痛,随吞咽活动,甲状腺双侧触及震颤、闻及血管杂音;伸舌或双手平举可见震颤。护理措施**错误**的是

    A. 戴眼罩或墨镜   B. 生理盐水双眼湿敷   C. 抗生素眼膏涂眼

    D. 限制水、钠摄入   E. 给予头部放低

3. 病人,女性,43 岁。心悸、头晕、胸闷 3 个月,既往有"甲状腺功能亢进症"病史 20 年。以"心房颤动、心脏扩大"入院。在病情观察中,最重要的观察内容是

    A. 休息与饮食   B. 意识与精神   C. 脉搏与血压

    D. 体温与呼吸   E. 体重与尿量

4. 病人,男性,22 岁。无诱因出现心慌,怕热多汗,易饥多食,急躁易怒,乏力。体温 38.4℃,T_3、T_4 明显升高,TSH 降低。考虑病人最可能的疾病是

    A. 甲状腺功能亢进症   B. 甲状腺功能减退症   C. 库欣综合征

    D. 糖尿病   E. 先天性肾上腺皮质增生

5. 病人,女性,57 岁,家庭妇女。反复头痛、视力障碍半年,加重伴畏冷、乏力、食欲下降 3 天。以"腺垂体功能减退症"入院。孕 2 产 2,均顺产。身体评估:体温 35.4℃,脉搏 58 次 /min,血压 80/58mmHg,视觉偏盲。引起疾病的最可能原因是

    A. 产后大出血   B. 腺垂体肿瘤   C. 感染

    D. 疲劳   E. 遗传

6. 病人,女性,34 岁。血 T_3、T_4 水平降低,符合病人的体温表现为

    A. 体温正常   B. 体温偏低   C. 低热

    D. 中高热   E. 高热

7. 病人,女性,25 岁。近一周来出现畏寒、乏力、少言、动作缓慢、食欲减退及记忆力减退、

反应迟钝,入院检查后确诊甲状腺功能减退,使用激素替代治疗,首先应考虑使用

  A. 雄激素　　　　　　　　B. 甲状腺片　　　　　　　C. 肾上腺皮质激素

  D. 促甲状腺素　　　　　　E. 升压激素

 8. 病人,女性,39 岁。既往体健,近 1 个月来发现记忆力减退、反应迟钝、乏力、畏寒。身体评估:体温 35℃,心率 60 次 /min,下肢黏液水肿。血 TSH 升高,血 FT_4 降低,最可能发生的疾病是

  A. 甲状腺功能亢进症　　　B. 甲状腺功能减退症　　　C. 呆小症

  D. 痴呆症　　　　　　　　E. 肢端肥大症

 9. 病人,男性,46 岁,诊断为"甲状腺功能亢进症"。病人住院期间因家庭人员变故,出现情绪过激、食欲下降、呕吐、腹泻。身体评估:体温 40℃,脉搏 136 次 /min,血压 96/58mmHg;烦躁不安、大汗淋漓、呼吸急促;心率 145 次 /min,心律不齐。给予该病人主要的护理措施是

  A. 报告医生　　　　　　　B. 给予氧气吸入　　　　　C. 给予半坐卧位

  D. 建立静脉通道　　　　　E. 给予镇静剂

 10. 病人,女性,22 岁。心慌、多汗、易饿半年,体重下降 1 个月,以"甲状腺功能亢进症"入院。院外未进行治疗。身体评估:体型消瘦,双眼略突出,甲状腺Ⅱ度大,双上极可闻及血管杂音。血 FT_3 33.5mmol/L,FT_4 40mmol/L,TSH 0.01mU/L。病人最恰当的治疗方案是

  A. 抗甲状腺药物治疗　　　B. 手术治疗　　　　　　　C. ^{131}I 治疗

  D. 饮食治疗　　　　　　　E. 免疫抑制剂治疗

 11. 病人,女性,30 岁。心悸、胸闷、气促 2 个月。既往有"甲状腺功能亢进症"病史 3 年,曾在院外以药物治疗。身体评估:体温 37.8℃,脉搏 86 次 /min,血压 146/76mmHg;烦躁不安、皮肤湿润;甲状腺Ⅱ度肿大,局部可闻及杂音;心率 118 次 /min,心律不齐,心音强弱不等。给予病人休息体位,正确的是

  A. 平卧位　　　　　　　　B. 右侧卧位　　　　　　　C. 半坐卧位

  D. 头低足高位　　　　　　E. 左侧俯卧位

 12. 病人,女性,28 岁。受凉"感冒"后恶心、呕吐、腹泻 2 天,不省人事 1 小时。既往有"甲状腺功能亢进症"病史 1 年。身体评估:昏迷状态,体温 39.3℃,心率 120 次 /min,最适宜的降温措施是

  A. 戴冰帽　　　　　　　　B. 温水浴　　　　　　　　C. 口服阿司匹林

  D. 口服普萘洛尔　　　　　E. 静滴氢化可的松

 13. 病人,女性,38 岁,"甲状腺功能亢进症"病人,门诊服用丙硫氧嘧啶治疗,应告知病人定期检查的项目是

  A. 外周血红细胞　　　　　B. 外周血中性粒细胞　　　C. 外周血淋巴细胞

  D. 外周血嗜酸细胞　　　　E. 外周血血小板

 14. 病人,女性,26 岁,妊娠 24 周,"甲状腺功能亢进症"病人,心率 120 次 /min,血白细胞 6.4×10^9/L。最适宜的治疗是

  A. 口服他巴唑　　　　　　B. 口服普萘洛尔　　　　　C. 口服复方碘溶液

  D. 放射性 ^{131}I　　　　　　E. 手术

 15. 病人,女性,30 岁。月经量少而不规则半年。身体评估:脉搏 64 次 /min,血压 176/110mmHg、向心性肥胖、面部痤疮;甲状腺未见肿大;心率 64 次 /min,未闻心脏杂音。CT 检查示垂体占位性病变。该病人可能存在的是

       A. 糖尿病   B. 高血压   C. 月经不调

       D. 库欣综合征   E. 甲状腺功能亢进症

16. 病人,女性,28 岁,未婚。闭经、肥胖、头痛 1 年半。身体评估: 血压 160/110mmHg,向心性肥胖,满月脸,皮肤薄,有痤疮,腹壁有宽大紫纹,下肢胫前存在可凹性水肿。为明确诊断,建议的检查项目是

       A. 血浆皮质醇   B. 尿游离皮质醇

       C. 血皮质醇昼夜节律   D. 小剂量地塞米松抑制试验

       E. 大剂量地塞米松抑制试验

17. 病人,男性,60 岁。2 型糖尿病病人,口服格列美脲治疗,护士指导病人正确的服药时间是

       A. 餐后半小时   B. 餐前半小时   C. 餐中服用

       D. 餐前 5 分钟   E. 餐前 1 小时

18. 病人,男性,65 岁。以"糖尿病酮症酸中毒"入院。住院期间应用控制饮食、静脉滴注胰岛素、补液等经治疗后意识恢复,在继续治疗过程中突感心悸、饥饿、大汗、四肢无力。身体评估: 意识不清、皮肤湿冷、肌肉颤抖。应配合医生立即进行

       A. 加大胰岛素剂量   B. 加用格列本脲   C. 静脉滴注碳酸氢钠

       D. 静脉注射 50% 葡萄糖   E. 应用呼吸兴奋剂

19. 病人,男性,29 岁。初发糖尿病,准备注射胰岛素治疗,病人需注射胰岛素 20U。现有胰岛素每瓶为 10ml,含胰岛素 400U。应抽吸

       A. 0.4ml   B. 0.5ml   C. 1ml

       D. 2ml   E. 5ml

20. 病人,男性,58 岁。有糖尿病家族史,无三多一少症状,空腹血糖 6.5mmol/L,为排除糖尿病,建议检查的项目是

       A. 空腹血糖   B. 餐后血糖   C. 24 小时尿糖定量

       D. 葡萄糖耐量试验   E. 糖化血红蛋白测定

21. 病人,男性,45 岁。2 型糖尿病病人,肥胖体型,糖尿病症状不明显。空腹血糖 7.6mmol/L,餐后 2 小时血糖 12mmol/L。建设首先考虑的药物是

       A. 二甲双胍   B. 格列本脲   C. 罗格列酮

       D. 瑞格列奈   E. 阿卡波糖

22. 病人,男性,18 岁。1 型糖尿病应用普通胰岛素治疗的病人,并发肺炎后,出现食欲明显减退、发热及呕吐。在治疗上除应用抗生素治疗外,对糖尿病的治疗调整正确的是

       A. 停用胰岛素   B. 增加普通胰岛素用量   C. 改用长效胰岛素

       D. 改用磺脲类药物   E. 改用双胍类药物

23. 病人,男性,48 岁。2 型糖尿病病人,发生酮症酸中毒经注射胰岛素及静滴生理盐水后,血糖降低、失水纠正、尿量增多,此时应注意防止

       A. 低钠血症   B. 低钾血症   C. 低钙血症

       D. 低血糖   E. 低血压

24. 病人,女性,77 岁。有糖尿病病史 30 余年,视物不清 1 年,伴双足疼痛。身体评估:右足踇趾干黑、左足跟溃疡。该病人的糖尿病并发症病变主要是

       A. 大血管病变   B. 微血管病变   C. 中枢神经病变

　　D. 自主神经病变　　　　　E. 迷走神经病变

25. 病人,男性,52 岁。近 2 年来出现关节炎症状和尿路结石,进食肉类食物时,病情加重,诊断为痛风。病人在应用药物治疗时,需要多饮水的药物是

　　A. 吲哚美辛　　　　　B. 糖皮质激素　　　　　C. 布洛芬

　　D. 苯溴马隆　　　　　E. 塞来昔布

26. 病人,女性,48 岁。反复左脚第 1 跖趾关节疼痛,诊断为痛风,关于饮食护理**不恰当**的是

　　A. 控制每日的总热量　　　　　　　　　B. 禁酒、禁烟

　　C. 进食动物内脏、鱼、虾、蟹　　　　　D. 多饮水,每日饮水量在 2 000ml 以上

　　E. 增加蔬菜、柑橘等碱性食物的摄入

27. 病人,男性,42 岁。因急性关节炎就诊,入院后诊断为痛风,护士指导病人可进食的食物是

　　A. 动物内脏　　　　　B. 鱼虾类　　　　　C. 菠菜

　　D. 蘑菇　　　　　E. 柑橘

28. 病人,男性,62 岁。右侧跖骨、踝关节红肿疼痛,诊断为痛风性关节炎,首选的治疗药物是

　　A. 布洛芬　　　　　B. 美洛昔康　　　　　C. 秋水仙碱

　　D. 糖皮质激素　　　　　E. 吲哚美辛

A3/A4 型题

(1~3 题共用题干)

　　病人,男性,18 岁。因"个子矮 11 年"就诊。头位足月顺产,出生体重 2.8kg,身长 50cm,母乳喂养 1 年,出牙、学说话、智力与同龄人无差异。其父母身材中等,非近亲婚育,无身材矮小家族史。病人饮食可,主动锻炼少,无胡须、晨勃遗精,身高 115cm,骨龄 7 岁,生长激素刺激试验峰值 5.8ng/ml(大于 10ng/ml 为正常)。

1. 病人最符合的临床疾病是

　　A. 性腺激素缺乏症　　B. 腺垂体功能亢进症　　C. 库欣综合征

　　D. 生长激素部分缺乏症　　E. 甲状腺激素缺乏症

2. 病人目前存在的最主要的护理诊断 / 问题是

　　A. 活动无耐力　　　　B. 潜在并发症:垂体危象　　C. 自我形象紊乱

　　D. 性功能障碍　　　　E. 有生长比例失调的危险

3. 若该病人不及时遵医嘱采用生长激素治疗,成年后最可能发展为

　　A. 肢端肥大症　　　　B. 巨人症　　　　　C. 呆小症

　　D. 性腺功能减退　　　E. 侏儒症

(4~6 题共用题干)

　　病人,男性,58 岁。2 个月前曾因颅脑外伤住院,近 1 周遗忘明显、反应迟钝、怕冷、乏力、厌食。身体评估:体温 35.5℃,心率 64 次 /min,面色苍白、乳晕色素浅淡。血促肾上腺皮质激素(ACTH)、促甲状腺素(TSH)、甲状腺素(FT$_4$)、三碘甲状腺原氨酸(FT$_3$)均降低。

4. 病人最符合的临床疾病是

　　A. 低血糖症　　　　　B. 单纯性甲状腺肿　　　　C. 原发性甲状腺功能减退症

　　D. 甲状腺功能亢进症　　E. 腺垂体功能减退症

5. 病人最恰当的治疗措施是

    A. 手术治疗   B. 糖皮质激素冲击治疗   C. 病因和激素替代治疗

    D. 高压氧舱治疗   E. 免疫抑制剂治疗

6. 为病人提供的护理措施,正确的是

    A. 调整病室温度至37℃,使病人体温回升

    B. 嘱病人少食粗纤维食物,避免消化不良

    C. 为避免黏液性水肿,指导病人低盐饮食

    D. 遵医嘱用药,不任意减量或增量

    E. 若突然出现高热,应及时予以药物降温

(7~8 题共用题干)

病人,女性,40 岁。确诊为甲状腺功能亢进症 5 年,应用口服药物治疗。

7. 在治疗过程中,应提示病人定期检查

    A. 外周血红细胞   B. 外周血粒细胞   C. 外周血血小板

    D. 外周血淋巴细胞   E. 外周血嗜酸细胞

8. 对该病人的饮食护理指导正确的是

    A. 高热量、低蛋白、高维生素、低碘、忌浓茶

    B. 低热量、低蛋白、低维生素、低碘、忌浓茶

    C. 高热量、高蛋白、高维生素、低碘、忌浓茶

    D. 高热量、低蛋白、低维生素、高碘、忌浓茶

    E. 高热量、低蛋白、高维生素、高碘、忌浓茶

(9~10 题共用题干)

病人,女性,32 岁。畏热、心慌、易饿、体重减轻 2 年,加重伴胸闷半年,发热、厌食、呕吐、大汗 1 天。曾在院外以"甲状腺功能亢进症"服用甲巯咪唑(他巴唑)半年,症状控制后自行停药。身体评估:体温 39.8℃,心率 130 次 /min,情绪烦躁,甲状腺Ⅱ度肿大,可闻及杂音,双手细微震颤。

9. 病人的主要护理诊断 / 问题是

    A. 体液不足   B. 知识缺乏   C. 体温过高

    D. 活动无耐力   E. 组织完整性受损

10. 最主要的观察内容是

    A. 体温与呼吸变化   B. 体温与心率变化   C. 呼吸与心率变化

    D. 脉搏与心率变化   E. 脉搏与呼吸变化

(11~12 题共用题干)

病人,女性,46 岁,已婚。眼内异物感、畏光、视力下降 2 周。既往有"甲状腺功能亢进症合并心房颤动"病史 3 年,在院外行抗甲状腺药物治疗,效果不理想。生育一子一女,健康。身体评估:脉搏 98 次 /min,眼球突出不明显;甲状腺Ⅱ度肿大,质软,闻血管杂音,随吞咽上下移动,局部可闻及杂音;心率 118 次 /min,心律不绝对不齐,心音强弱不等。

11. 建议适宜的治疗是

    A. 甲状腺次全切除术   B. 抗甲状腺药物   C. 普萘洛尔

    D. 放射性 ^{131}I   E. 碘剂

12. 所选择的治疗远期最常见的并发症是

　　A. 突眼加重　　　　　　　　　　　　　　B. 甲状腺癌

　　C. 甲状腺功能减退　　　　　　　　　　　D. 甲状腺功能亢进症危象

　　E. 白细胞减少症

（13~15 题共用题干）

　　病人，女性，40 岁。脾气急躁、怕热易出汗、多食、乏力、消瘦、手抖 2 个月，"感冒" 后心悸、伴腹泻 3 天入院。身体评估：体温 39.2℃，脉搏 118 次 /min，呼吸 28 次 /min，血压 136/68mmHg；烦躁不安、大汗淋漓；甲状腺呈弥漫性肿大、质软，闻及血管杂音；心率 118 次 /min，心律整齐，第一心音增强，心尖部闻及Ⅰ度收缩期杂音。

13. 病人最可能存在的疾病是

　　A. 甲状腺功能亢进症　　　　　　　　　　B. 地方性甲状腺肿

　　C. 生理性甲状腺肿　　　　　　　　　　　D. 甲状腺功能亢进症心脏病

　　E. 甲状腺功能亢进症甲亢危象

14. 遵医嘱给予病人丙硫氧嘧啶 1 小时后，为抑制 TH 释放可再加服的药物是

　　A. 复方碘口服溶液　　　　B. 10% 葡萄糖液　　　　C. 甲亢平

　　D. 普萘洛尔　　　　　　　E. 氢化可的松

15. 针对病人体温 39.2℃的处理，应禁用

　　A. 冰敷　　　　　　　　　B. 酒精擦浴　　　　　　C. 温水擦浴

　　D. 口服阿司匹林　　　　　E. 口服异丙嗪 + 哌替啶

（16~19 题共用题干）

　　病人，女性，18 岁，学生，未婚。乏力、怕热、多汗、多食、消瘦、易怒半年，心慌、气促 1 个月。以 "甲状腺功能亢进症" 入院。身体评估：体型消瘦，双眼略突出，甲状腺Ⅱ度大，双上极可闻及血管杂音；双手平举可见细震颤。血 FT_3 33.5mmol/L，FT_4 40mmol/L，TSH 0.01mU/L。

16. 病人最恰当的治疗方案是

　　A. 抗甲状腺药物治疗　　　B. 手术治疗　　　　　　C. ^{131}I 治疗

　　D. 口服复方碘溶液　　　　E. 免疫抑制剂治疗

17. 为防治用药的主要不良反应，用药的最初 2~3 个月内，病人应定期检查

　　A. 呼吸　　　　　　　　　B. 心率　　　　　　　　C. 血常规

　　D. 肾功能　　　　　　　　E. 肝功能

18. 病人服药 3 个月后，反复出现上呼吸道感染，最可能发生的药物副作用是

　　A. 中毒性肝炎　　　　　　B. 粒细胞减少　　　　　C. 胃肠道反应

　　D. 狼疮样作用　　　　　　E. 免疫功能损害

19. 病人面临高考压力，出现失眠、烦躁，护理措施正确的是

　　A. 告知病人及其亲属接受其长期的情绪改变

　　B. 鼓励病人亲属多来医院看望，多与其交谈

　　C. 保持病室宽敞明亮、光照强，以利于其学习

　　D. 告知病人通过玩游戏转移注意力、放松心情

　　E. 与病人共同探讨控制和缓解情绪的方法

（20~21 题共用题干）

　　病人，女性，28 岁。产后体重增加，伴月经紊乱、精神不振半年。以 "库欣综合征" 入院。病后因面貌改变而自卑，不愿与他人交流。身体评估：身高 158cm，体重 82kg，血压

152/102mmHg。精神萎靡、满月脸、向心性肥胖、面部痤疮。

20. 病人最主要的护理诊断 / 问题是
    A. 体液过多
    B. 营养失调
    C. 自我形象紊乱
    D. 有感染的危险
    E. 潜在并发症：骨折

21. 首优的护理措施是
    A. 给予头高足低卧位
    B. 给予高热量、高蛋白、高纤维素饮食
    C. 给予安慰与心理疏导
    D. 鼓励病人加强锻炼
    E. 血糖正常后可停用降糖药物

（22~23 题共用题干）

病人，女性，35 岁。已婚，妊娠 8 个月。实验室检查发现：尿糖（+++），空腹血糖 8.0mmol/L，餐后 2 小时血糖 17.6mmol/L，诊断为妊娠期糖尿病。

22. 病人最适宜的治疗是
    A. 运动治疗
    B. 手术治疗
    C. 单纯饮食控制治疗
    D. 口服降糖药治疗
    E. 胰岛素注射治疗

23. 治疗过程中，病人出现心悸、出汗、饥饿感、面色苍白、四肢冰冷，应考虑发生
    A. 呼吸道感染
    B. 低血糖反应
    C. 周围神经病变
    D. 高渗高血糖综合征
    E. 糖尿病酮症酸中毒

（24~25 题共用题干）

病人，男性，65 岁。因糖尿病 9 年而长期接受胰岛素治疗，尿糖基本控制在 +~++。前一晚多食后，第 2 天上午尿糖定性试验为 +++，自行增加了 12U 胰岛素，1 小时后未及时进餐，突然感到心悸、饥饿、出冷汗、手抖、视物模糊，随即呼之不应答。

24. 病人送来医院后，为明确诊断，宜立即进行的检查是
    A. 血糖
    B. 尿糖
    C. 血酮
    D. 尿酮
    E. 血 pH

25. 在等待检查结果的同时，应给予准备
    A. 静脉滴注小剂量胰岛素
    B. 静脉注射 50% 葡萄糖 100ml
    C. 静脉滴注复方氯化钠溶液
    D. 静脉滴注 5% 碳酸氢钠 100ml
    E. 静脉推注氯化钾

（26~27 题共用题干）

病人，女性，62 岁。有痛风病史 5 年，曾多次住院治疗，因担心疾病预后，思想负担重，情绪低落。

26. 护士给病人进行疾病知识宣教，正确的是
    A. 疼痛会影响进食
    B. 疼痛会影响睡眠
    C. 痛风是一种终身性疾病
    D. 疾病反复发作会导致关节畸形
    E. 积极坚持规范的治疗可维持正常的生活

27. 病人经过治疗，症状缓解，健康指导正确的是
    A. 高热量饮食，补充能量
    B. 多食海鲜，增加营养
    C. 鼓励多饮水，增加尿酸排泄
    D. 尽量使用小肌群完成运动
    E. 加强肿胀关节活动

B 型题

（1~4 题共用备选答案）

    A. 高热量、高蛋白、高维生素、低碘饮食

    B. 低热量、低嘌呤食物饮食，增加饮水

    C. 低热量、高纤维素的清淡饮食，定时、定量进餐

    D. 低热量、高蛋白、低钠、高钾、低碳水化合物

    E. 高热量、高蛋白、高维生素、高纤维饮食，适量补充钠盐

1. 甲状腺功能亢进症病人饮食原则

2. 库欣综合征病人饮食原则

3. 痛风病人饮食原则

4. 糖尿病病人饮食原则

（5~7 题共用备选答案）

    A. 催乳素分泌过多　　　　B. 生长激素分泌过多　　　　C. 抗利尿激素分泌过多

    D. 皮质醇分泌过多　　　　E. 醛固酮分泌过多

5. 可引起肢端肥大症的是

6. 可引起向心性肥胖的是

7. 常引起高血压及低血钾的是

（8~10 题共用备选答案）

    A. 甲状腺素、三碘甲状腺原氨酸升高　　　　B. 促甲状腺素分泌不足

    C. 促肾上腺皮质激素缺乏　　　　D. 泌乳素不足

    E. 生长激素升高

8. 符合性腺功能减退表现的是

9. 符合甲状腺功能减退表现的是

10. 符合肾上腺皮质功能减退表现的是

（11~15 题共用备选答案）

    A. 丙基硫氧嘧啶　　　　B. 甲状腺素片　　　　C. 甲巯咪唑

    D. 复方碘口服溶液　　　　E. 氢化可的松

11. 甲状腺功能亢进病人手术治疗，术前为使腺体缩小变硬，减少术中出血，服用

12. 甲状腺功能亢进症病人用他巴唑治疗，突眼加重时可加用

13. 妊娠伴发甲亢或哺乳期，抗甲状腺药物治疗，优先选用

14. 慢性肝病伴发甲亢，抗甲状腺药物治疗，倾向优先选择

15. Graves 眼（眶）病（GO），眼眶放射治疗常联合使用

（16~17 题共用备选答案）

    A. 口服降糖药　　　　B. 体育锻炼　　　　C. 控制饮食

    D. 注射胰岛素　　　　E. 降糖食品

16. 属于 1 型糖尿病主要治疗、预防和控制糖尿病必不可少的措施，也是年长者、肥胖型、少症状轻型病人的主要治疗措施。

17. 符合所有糖尿病病人治疗的是

（18~19 题共用备选答案）

    A. 尿糖测定　　　　B. 空腹血糖测定　　　　C. 口服葡萄糖耐量试验

  D. 血胰岛素测定   E. 糖化血红蛋白测定

18. 诊断糖尿病首选的检查方法是

19. 为明确诊断,对于血糖高于正常范围而又未达到糖尿病诊断标准者须进行的检查方法是

（20~22 题共用备选答案）

  A. 秋水仙碱   B. 别嘌呤醇   C. 地塞米松
  D. 布洛芬   E. 丙磺舒

20. 应减少静脉给药,在静脉给药时切勿漏出血管外,以免组织坏死的药物是

21. 易出现皮疹、发热、胃肠道反应等,药物应从小剂量开始逐步递增。用药期间,嘱病人多饮水,加服碳酸氢钠等碱性药的药物是

22. 用药期间,需要注意观察有无活动性消化性溃疡或消化道出血的药物是

（二）填空题

1. 内分泌系统是由_____和分布于人体各组织的激素分泌细胞（或细胞团）以及它们所分泌的激素组成。

2. 内分泌腺主要包括_____、_____、甲状腺、甲状旁腺、肾上腺、性腺和胰岛。

3. 身体外形改变多与垂体疾病、_____、甲状旁腺疾病、_____或部分代谢性疾病有关。

4. 体重指数（body mass index, BMI）$\geq$ _____ kg/m^2 为肥胖。

5. 影响毛发脱落的激素主要是_____激素。

6. 青春期前开始的性激素或促性腺激素分泌过早、过多则为_____。

7. 由垂体本身病变引起者为_____腺垂体功能减退症；由调节腺垂体的下丘脑以上神经病变或垂体门静脉系统障碍引起者,称_____腺垂体功能减退症。

8. _____是成人腺垂体功能减退症最常见的病因。

9. 腺垂体功能减退症的起病方式及临床表现视病因、垂体破坏程度与功能状况而定。一般腺垂体组织破坏_____以上出现垂体功能减退症状,破坏_____以上症状明显,破坏_____以上症状严重。

10. 腺垂体功能减退症激素替代治疗时,糖皮质激素治疗最为重要,应先于_____的补充,以免诱发_____。

11. 垂体危象高热者用物理降温法,并及时去除诱发因素,慎用_____降温。

12. 甲状腺功能亢进症危象发病原因可能与_____神经兴奋,垂体-肾上腺皮质轴应激反应减弱,短时间内大量_____释放入血有关。

13. 目前甲状腺功能亢进症的主要治疗方法包括_____、放射性碘及_____治疗三种。

14. 常用的抗甲状腺药物有_____和_____两类。

15. 目前库欣综合征常用的治疗方法有_____、_____、_____,其中_____为治疗库欣综合征的首选方法。

16. _____、_____、_____是库欣综合征的典型外形改变。

17. _____是库欣综合征的定性诊断试验。

18. 1型糖尿病死亡的主要原因是_____,2型糖尿病死亡的主要原因是_____。

19. 一般将血糖_____作为低血糖的诊断标准,而接受药物治疗的糖尿病病人只要血

糖水平_____,就属低血糖范畴。

20._____是监测糖尿病病情变化和治疗效果的主要指标,对于血糖高于正常范围而又未达到糖尿病诊断标准者,须进行_____。

21. 痛风是_____代谢紊乱和 / 或尿酸排泄障碍所致,_____为痛风的生化学标志。

22._____为痛风的首发症状,_____为痛风的特征性损害。

23. 痛风病人避免进食_____和_____食物,鼓励进食_____食物,如各类蔬菜。

（三）名词解释

1. 代谢性疾病
2. 内分泌系统疾病
3. 腺垂体功能减退症
4. 希恩综合征
5. 垂体卒中
6. 甲状腺毒症
7. 甲状腺功能亢进症
9. 库欣综合征
10. 糖尿病酮症酸中毒
11. 痛风石
12. 痛风性肾病

（四）简答题

1. 简述针对自我形象紊乱的护理措施。
2. 简述垂体功能减退性危象发生的诱因。
3. 简述垂体功能减退性危象的临床类型及典型表现。
4. 简述弥漫性毒性甲状腺肿病人甲状腺肿的特点。
5. 简述甲状腺功能亢进症危象的主要诱因。
6. 简述甲状腺功能亢进症危象的临床表现。
7. 简述库欣综合征病人的病史收集要点。
8. 简述库欣综合征病情观察的主要内容。
9. 简述糖尿病治疗原则及主要护理措施。
10. 简述胰岛素治疗糖尿病的适应证。
11. 简述痛风病人的饮食护理要点。

（五）案例分析题

1. 病人,女性,33 岁。怕热、多汗、多食、体重下降,伴突眼、脖子粗、脾气暴躁、心慌气短 5 个多月,加重 2 天,大便每日 1~2 次。身体评估:身高 166cm,体重 44kg,神志清楚,体温 37.6℃,脉搏 108 次 /min,呼吸 26 次 /min,血压 116/89mmHg,律不齐,身体消瘦,全身皮肤湿润,突眼,甲状腺双侧肿大,可闻及血管杂音。

请思考:

（1）为明确诊断,提议病人选择的主要辅助检查项目是什么?

（2）该病人目前的主要护理诊断 / 问题有哪些？应采取的主要护理措施有哪些?

2. 病人,女性,54 岁。反复腹泻 1 个月余,乏力、恶心 3 天,行肠镜检查中病人神志不清、呼之不应,以"甲状腺功能减退症"入院。既往有"腺垂体功能减退症"病史 28 年,曾服用肾上腺皮质激素、优甲乐。身体评估：面色苍白、口吐白沫、口唇发绀、神志不清、呼之不应，双侧瞳孔散大、对光反射消失，体温36℃、血压0mmHg、心率50次/min、呼吸24次/min。指端血糖：2.2mmol/L。

请思考：

（1）为明确诊断，建议病人还做哪些辅助检查？

（2）列出该病人主要护理要点。

3. 病人，女性，30岁。怕热、多汗、易饥多食、体重下降伴心烦、气短1年。"感冒"后心悸、呼吸急促、四肢无力1天。身体评估：体温39.1℃，脉搏142次/min，呼吸32次/min，血压100/60mmHg。身形消瘦，神志恍惚，躁动不安；双眼眼裂增宽、眼球外突，甲状腺双侧肿大，可闻及血管杂音；心律不齐，心率大于脉率；全身皮肤湿润。实验室检查：FT_4、FT_3升高，TSH降低。

请思考：

（1）病人目前的主要护理诊断/问题有哪些？

（2）当前对该病人主要护理措施有哪些？

4. 病人，女性，38岁。因满月脸、向心性肥胖、高血压入院。病人因面貌改变而自卑，不敢与他人交流。身体评估：神志清楚，神情沮丧，血压145/90mmHg，心率82次/min。

请思考：

（1）目前病人最主要的护理诊断/问题有哪些？

（2）就病人最主要的护理诊断/问题，首先采取的护理措施和病情观察的要点是什么？

5. 病人，男性，18岁。口干、多饮、多尿，伴乏力、消瘦1年，诊断为"1型糖尿病"，给予胰岛素注射治疗。餐后未按时注射胰岛素而出现乏力、口干、头痛、频繁呕吐等症状，以"1型糖尿病，糖尿病酮症酸中毒"入院。身体评估：体型消瘦，嗜睡，呼吸深快，呼气烂苹果味；皮肤弹性差、眼球下陷、脉搏细速、血压下降、四肢厥冷。实验室检查：血糖26.2mmol/L；血酮体阳性。血气分析显示pH6.9、$PaO_2$45.0mmHg、$PaCO_2$28.5mmHg、ABE−33mmol/L。

请思考：

（1）目前最主要的护理诊断/问题有哪些？

（2）就最主要的护理诊断/问题，首先采取的护理措施和病情观察的要点有哪些？

6. 病人，男性，48岁。反复右脚跖趾关节疼痛2个月，聚餐饮酒后加重2小时。既往有"痛风"病史3年。身体评估：右足第一跖趾局部红、肿、热、痛，活动受限，耳廓触及数颗黄白色黄豆大小、质软结节。血尿酸520μmol/L。X线提示：非特异性软组织肿胀。

请思考：

（1）目前最主要的护理诊断断/问题是什么？

（2）就最主要的护理诊断/问题，应采取的护理措施和病情观察的要点有哪些？

【参考答案】

（一）选择题

A1型题

1. C 2. C 3. E 4. D 5. A 6. A 7. C 8. A 9. A 10. A 11. E 12. C
13. B 14. A 15. E 16. C 17. E 18. D 19. C 20. D 21. D 22. B 23. C 24. D

25. E　26. C　27. B　28. A　29. B　30. C　31. A　32. A　33. E　34. A　35. D　36. C

　　A2 型题

　　1. D　2. E　3. C　4. A　5. B　6. B　7. B　8. B　9. D　11. A　11. C　12. A

13. B　14. A　15. D　16. B　17. B　18. D　19. E　20. D　21. A　22. B　23. B　24. B

25. D　26. C　27. E　28. C

　　A3/A4 型题

　　1. D　2. C　3. E　4. E　5. C　6. B　7. B　8. C　9. C　10. B　11. D　12. C

13. E　14. A　15. D　16. A　17. C　18. B　10. E　20. C　21. C　22. E　23. B　24. A

25. B　26. E　27. C

　　B 型题

　　1. A　2. D　3. B　4. C　5. B　6. B　7. E　8. C　9. B　10. C　11. D　12. B

13. A　14. C　15. E　16. D　17. C　18. B　19. C　20. A　21. E　22. D

（二）填空题

1. 内分泌腺

2. 下丘脑　垂体

3. 甲状腺疾病　肾上腺疾病

4. 28

5. 糖皮质

6. 性早熟

7. 原发性　继发性

8. 垂体瘤

9. 50%　75%　95%

10. 甲状腺激素　肾上腺危象

11. 药物

12. 交感　T_3 及 T_4

13. 抗甲状腺药物　手术

14. 硫脲类　咪唑类

15. 手术治疗　放射治疗　药物治疗　经蝶窦切除垂体微腺瘤

16. 满月脸　水牛背　悬垂腹

17. 小剂量地塞米松抑制试验

18. 糖尿病肾病　糖尿病心脑血管病变

19. < 2.8mmol/L　≤ 3.9mmol/L

20. 血糖测定　葡萄糖耐量试验

21. 嘌呤　高尿酸血症

22. 急性痛风性关节炎　痛风石

23. 高嘌呤　高蛋白　碱性

（三）名词解释

1. 代谢性疾病是指机体新陈代谢过程中某一环节障碍引起的疾病,如糖尿病、痛风。

2. 内分泌系统疾病是指发生于内分泌腺的病变,包括垂体、甲状腺、肾上腺等疾病,如腺垂体功能减退症、甲亢、库欣综合征。

3. 腺垂体功能减退症是由不同病因引起腺垂体全部或大部受损,导致一种或多种腺垂体分泌激素减少或缺乏的一组临床综合征。

4. 希恩综合征是指生育期妇女因产后腺垂体缺血性坏死所致的腺垂体功能减退症。

5. 垂体瘤是成人腺垂体功能减退症最常见的病因,若垂体瘤突然出血、增大,压迫正常垂体组织和邻近神经组织,呈现急症危象,称为垂体卒中。

6. 甲状腺毒症是指血液循环中 TH 过多引起的以神经、循环、消化等系统兴奋性增高和代谢亢进为主要特征的临床综合征。

7. 甲状腺功能亢进症,简称甲亢,是由于多种原因致甲状腺功能增强,从而分泌 TH 过多所致的甲状腺毒症,以甲状腺肿大、眼征、基础代谢增加和自主神经系统功能失常为特征。

8. 库欣综合征又称皮质醇增多症,是一组因下丘脑 - 垂体 - 肾上腺轴调控失常,引起肾上腺分泌过多的糖皮质激素(主要是皮质醇)所致病症的总称。

10. 糖尿病代谢紊乱加重时,脂肪动员和分解加速,脂肪代谢的中间产物酮体(乙酰乙酸、β- 羟丁酸、丙酮)在血中积聚,大量消耗体内碱储备,若代谢紊乱进一步加剧,超过机体的处理能力,则引起代谢性酸中毒,称为糖尿病酮症酸中毒。

11. 痛风石为痛风的特征性损害,是尿酸盐沉积所致。痛风石典型部位在耳廓,也常见于反复发作的关节周围,以及鹰嘴、跟腱、髌骨滑囊等处,呈黄白色大小不一的隆起,小如芝麻,大如鸡蛋。起初质软,随着纤维化增多逐渐变硬如石。

12. 痛风性肾病为尿酸盐结晶沉积引起慢性间质性肾炎,早期仅有间歇性蛋白尿,随着病情发展,持续出现蛋白尿、夜尿增多、低比重尿、白细胞尿等,进而出现高血压、水肿、氮质血症等肾功能不全表现。

（四）简答题

1. 针对自我形象紊乱的护理措施:①提供心理支持,鼓励病人表达其感受,交谈时语言要温和,耐心倾听。②指导病人恰当修饰,甲亢突眼的病人外出可戴深色眼镜,毛发稀疏的病人外出可戴帽子。③建立良好的家庭互动关系。④促进病人进行社会交往。

2. 各种应激如感染、败血症、腹泻、呕吐、失水、饥饿、寒冷、急性心肌梗死、脑血管意外、手术、外伤、麻醉及使用镇静药、安眠药、降糖药等均可诱发垂体功能减退性危象。

3. 垂体功能减退性危象临床可呈现高热型(体温 > 40℃)、低温型(体温 < 30℃)、低血糖型、低血压循环衰竭型、水中毒型和混合型。典型表现主要为消化系统、循环系统和神经精神方面的症状,如高热、循环衰竭、休克、恶心、呕吐、头痛、神志不清、谵妄、抽搐、昏迷等生命垂危状态。

4. 弥漫性毒性甲状腺肿病人甲状腺肿的特点:多数病人有不同程度的甲状腺肿大,常为弥漫性、对称性肿大,质软、无压痛,久病者质地较韧。肿大程度与甲亢病情轻重无明显关系。甲状腺上下极可触及震颤,闻及血管杂音,为本病特异性体征。

5. 甲亢危象的主要诱因:①应激状态,如感染、手术、放射性碘治疗等。②严重躯体疾病,如心力衰竭、低血糖症、败血症、脑卒中、急腹症或严重创伤等。③口服过量 TH 制剂。④严重精神创伤。⑤手术中过度挤压甲状腺。

6. 甲亢危象的临床表现:原有的症状加重,并出现高热,体温高于39℃,心动过速,脉搏每分钟 140 次以上,常伴有心房颤动或扑动,烦躁不安、大汗淋漓、呼吸急促、食欲下降、呕吐、腹泻,病人可因大量失水导致脱水、休克、嗜睡、谵妄或昏迷,多死于心力衰竭、严重的水电解质紊乱。

7. 对库欣综合征病人进行病史收集,应询问病人是否曾患垂体疾病;有无其他部位的肿瘤,如肺癌、胰腺癌及胸腺癌等;了解病人有无激素类药物服用史等。

8. 库欣综合征病情观察的内容主要有:①监测体温、血压、心率、心律、血常规检查等变化情况,观察有无感染征象;有无左心衰竭发生。②监测血钾和心电图变化,观察有无恶心、呕吐、腹胀、乏力、心律失常等低钾血症表现;监测空腹血糖或糖耐量试验的结果,观察有无进食量增多和糖尿病表现。③监测水肿、电解质等变化,观察每日体重及 24 小时液体出入量有无变化;监测关节痛或腰背痛变化,观察有无骨折等发生。

9. 糖尿病治疗原则及主要护理措施是:强调早期、长期、综合、治疗目标及治疗方法个体化的原则。综合治疗包括糖尿病教育、饮食治疗、运动治疗、药物治疗、自我监测和心理疏导 6个方面,以及降血糖、降血压、调血脂和改变不良生活习惯 4 项措施。

10. 胰岛素治疗糖尿病的适应证:① 1 型糖尿病。② 2 型糖尿病伴急、慢性并发症或处于应激状态,如急性感染、创伤、手术前后、妊娠和分娩。③ 2 型糖尿病经饮食、运动、口服降糖药物治疗,血糖控制不满意者。④ β 细胞功能明显减退者;初诊伴有明显高血糖者;无明显诱因体重显著下降的 2 型糖尿病。⑤ 2 型糖尿病肝、肾功能不全者。

11. 痛风病人的饮食护理要点:饮食原则为控制总热量的摄入、限制高嘌呤食物、促进尿酸排出、调节饮食结构。①控制总热量的摄入。尤其肥胖病人,总热量限制在 5 020~6 276kJ/d（1 200~1 500kcal/d），蛋白质控制在 1g/（kg·d），尽量避免进食蔗糖等。②避免进食高嘌呤和高蛋白食物。指导病人进食碱性食物,如牛奶、鸡蛋、马铃薯、各类蔬菜、柑橘类水果等,使尿液的 pH 在 7.0 或以上,减少尿酸盐结晶的沉积。③调节饮食结构。鼓励病人多饮水,保证液体摄入总量达 2 500~3 000ml/d,尿量达 2 000ml 以上,增加尿酸排泄,防止结石形成;在睡前或夜间适量饮水,防止尿液浓缩。饮食宜清淡、易消化,忌辛辣和刺激性食物,严禁饮酒。

（五）案例分析题

1.（1）根据病人的病史及身体评估资料,考虑可能的疾病是甲状腺功能亢进症。为了明确诊断提议病人选择的主要辅助检查项目为 FT_4、FT_3 和 TSH 测定。如果 FT_4、FT_3 升高,TSH 降低则更有助于诊断。

（2）病人目前存在主要护理诊断/问题:①活动无耐力 与蛋白分解增加、甲状腺毒症性心脏损害有关。②营养失调:低于机体需要量 与基础代谢率增高导致代谢需求大于摄入有关。③自我形象紊乱 与甲状腺功能亢进所致的身体消瘦、突眼、脖子粗等有关。

主要护理措施:病室环境安静,通风良好,避免嘈杂,减少探视,增加休息时间,保证充足睡眠;给予高热量、高蛋白、高维生素饮食,忌浓茶、咖啡等兴奋性饮料及含碘高的食物;做好眼部护理、用药护理和病情观察;给予病人心理支持和外出时的恰当修饰指导。

2.（1）为明确诊断,建议病人进行下丘脑、垂体与靶腺激素测定。

（2）该病人主要护理要点:心电监护;保持呼吸道通畅,适时吸痰;迅速建立静脉通路,遵医嘱用药;保暖;预防感染。

3.（1）病人目前的主要护理诊断/问题:①营养失调:低于机体需要量 与代谢率增高有关。②活动无耐力 与蛋白质分解增加、肌无力等有关。③有组织完整性受损的危险 与浸润性突眼有关。④潜在并发症:甲亢危象。

（2）当前对该病人主要护理措施是围绕甲亢危象进行:①给予遮光、安静病室环境,绝对卧床休息,取半卧位。避免嘈杂,减少探视人员。②立即给予氧气吸入。③迅速建立静脉通道,遵医嘱给药。准备好抢救药品（如镇静药、血管活性药、强心药等）,及时准确给药。④密切观察病情:定时测生命体征,记录 24 小时出入量,观察神志变化,注意有无心衰、心律失常、休克等严重并发症。⑤对症护理。高热:行冰敷或酒精擦浴等物理降温和 / 或药物降温(异丙嗪 + 哌替啶),禁用阿司匹林。神志恍惚,躁动不安:使用床栏加以保护。突眼:高枕卧位、限制食盐摄入、无菌盐水纱布或眼罩保护角膜等。皮肤护理:定时翻身,预防压疮、肺炎的发生。

4.(1)根据病人满月脸、向心性肥胖,因面貌改变而自卑,不敢与他人交流的表现,目前最主要的护理诊断 / 问题为:自我形象紊乱 与皮质醇增多引起身体外观改变有关。

(2)就目前最主要的护理诊断 / 问题——自我形象紊乱,首先应采取的护理措施是:及时与病人沟通,鼓励病人说出身体外观改变的感受,解释并消除其顾虑,坚定治疗信心。病情观察的要点是病人的心理变化,病人及家属对库欣综合征的认知情况及掌握健康教育知识的程度,家属对病人的支持情况等。

5.(1)根据病人停用胰岛素治疗、没有控制饮食,出现口干、恶心呕吐,血糖 26.2mmol/L、pH6.9、$PaO_2$45.0mmHg、$PaCO_2$28.5mmHg、ABE-33mmol/L 的表现,目前最主要的护理诊断 / 问题为:体液不足。

(2)就目前最主要的护理诊断 / 问题——体液不足,首先应采取的护理措施是:①立即建立两条静脉通路,快速补液。②小剂量胰岛素静脉滴注,密切观察疗效和不良反应,根据血糖值,及时调整胰岛素给药速度。③绝对卧床休息,注意保暖,持续低流量吸氧。④严密观察病情,记录病人生命体征、神志、24 小时出入量,评估皮肤弹性及黏膜干燥程度。⑤定时监测血糖、血酮或尿酮、血电解质和渗透压等的变化。

6.(1)根据病人第 1 跖趾关节剧痛,局部红、肿、热、痛和关节活动受限的表现,目前最主要的护理诊断 / 问题为疼痛:关节痛 与尿酸盐结晶沉积在关节引起炎症反应有关。

(2)就目前最主要的护理诊断 / 问题——疼痛:关节痛 与尿酸盐结晶沉积在关节引起炎症反应有关。应采取的护理措施是:①嘱病人卧床休息,病床上安放支架支托盖被,抬高患肢,②限制高嘌呤食物摄入。③避免受累关节负重,减少患部受压,给予冰敷或 25% 硫酸镁湿敷,消除关节肿胀和疼痛。④遵医嘱给予秋水仙碱等药物治疗,观察疗效及不良反应。⑤观察关节疼痛的部位、性质及间隔时间。⑥监测尿酸水平。

第八章　风湿性疾病病人的护理

第一节　风湿性疾病常见症状、体征的护理

【学习目标】

1. 掌握风湿性疾病常见症状的概念、护理评估要点和护理措施。
2. 熟悉风湿性疾病常见症状的护理诊断/问题。
3. 了解风湿性疾病常见症状的护理目标和护理评价。
4. 学会应用护理程序对关节疼痛和肿胀、关节僵硬与活动受限、皮肤受损的病人实施整体护理。

【重点与难点】

1. 重点　关节疼痛和肿胀病人身体状况的评估及护理措施；皮肤受损病人身体状况评估、皮肤护理及用药护理。
2. 难点　关节肿痛的特点与评估要点；关节僵硬和活动受限病人的健康指导；皮肤受损病人的用药护理。

【学习要点】

关节疼痛和肿胀

（一）概述

关节疼痛是关节受累最常见的首发症状，也是风湿病病人主要的就诊原因。几乎所有的风湿性疾病均可引起不同程度的关节疼痛和肿胀，多由关节腔积液或滑膜肥厚所致，是滑膜炎或周围组织炎的重要体征。

（二）重要知识点

1. 护理评估　①疼痛的诱因、病因，关节肿痛部位与持续的时间、起病特点、起病年龄、疼痛程度，缓慢还是急骤发作，有无缓解因素或方法。②四肢关节和脊柱有无压痛、触痛、肿胀、局部发热、活动及功能受限的程度，受累部位是大关节还是小关节、是多关节还是单关节，有无晨僵及晨僵持续时间，有无其他伴随症状。③发病后的心理反应，病人对治疗和护理的需求及

病人家属对病人的关心程度。④自身抗体测定、滑液检查及关节X线检查结果。

2. 常见护理诊断/问题 ①慢性疼痛 与关节的炎性反应有关。②焦虑 与疼痛反复发作、病情迁延不愈有关。

3. 护理措施 ①协助病人采取舒适体位,保持患侧关节功能位置。②观察受累关节的数量、部位、肿胀及疼痛程度。③遵医嘱用药止痛以及合理应用非药物止痛措施,观察药物疗效和不良反应。④建立良好护患关系,缓解病人焦虑情绪。

4. 健康指导 ①向病人介绍引起疾病的病因与诱因。②学会合理应用非药物止痛措施,如用转移注意力、冷热敷、红外线理疗等方法缓解疼痛。③按医嘱正确使用药物止痛。

关节僵硬和活动受限

（一）概述

关节僵硬和活动受限是指病人在晨起、静止一段时间和休息后,当准备活动时出现的一种关节局部的不适状态,有黏着感或关节僵直感,晨起时表现最明显,故又称为晨僵。晨僵是判断滑膜关节炎症活动的客观指标,其持续时间与炎症程度相一致。轻度关节僵硬可在活动后减轻或消失,重者需1小时至数小时才能缓解。

（二）重要知识点

1. 护理评估 ①发病起始时间、特点及发病年龄,诱发因素,有无自理能力受限等。②关节活动受限的程度,晨僵持续时间、部位及缓解方式,皮肤有无发红及破损等。③病人发作后心理反应及对该病知识的掌握程度。④关节X线检查、关节镜检查、自身抗体测定、肌肉活检检查结果。

2. 常见护理诊断/问题 躯体活动障碍 与关节疼痛、僵硬及关节、肌肉功能障碍等有关。

3. 护理措施 ①急性期关节肿痛时,嘱病人适当限制活动,夜间睡眠时患侧关节保暖,预防晨僵;缓解期,坚持每天定时做被动性与主动性交替的全关节活动,逐步从主动性关节活动过渡到功能性关节活动。②协助病人做好生活护理,鼓励病人使用健侧手臂从事力所能及的活动。③观察关节活动功能情况,有无关节受限或畸形,患肢的病情有无加重,观察药物疗效及不良反应。④定期做肢体按摩,预防感染及便秘等并发症。⑤注意安慰病人,介绍成功案例,使其保持乐观心态。

4. 健康指导 ①注意关节部位的保暖,并运用理疗方法保护关节,帮助关节畸形病人使用辅助工具。②功能训练是促进功能康复的关键,但要根据病情变化调整功能训练的方法。③急性病变早期,如关节肿痛时,应多休息,限制关节活动,保持关节功能位。④缓解期,根据病情特点制订适宜的康复功能训练计划,加强治疗性关节功能训练。⑤及时跟进康复训练的进程及效果反馈。

皮 肤 受 损

（一）概述

皮肤受损是风湿性疾病的常见症状,主要表现为皮疹、红斑、水肿、溃疡及皮下结节等,多为血管炎性反应所引起。其中系统性红斑狼疮病人最具特征性的表现为面部蝶形红斑,伴口腔、鼻黏膜溃疡或糜烂;类风湿关节炎表现为有皮下结节。

（二）重要知识点

1. 护理评估 ①皮肤受损的起始时间、演变特点、诱发因素,对活动能力有无影响等。

②皮肤受损的部位、面积大小、形状,有无口腔、鼻、指尖和腿部的溃疡,有无出血,有无雷诺现象及特异性皮肤表现等。③病人患病后心理反应及对该病知识的掌握程度。④免疫学检查、皮肤狼疮带试验、皮肤及肌肉活检检查结果。

2. 常见护理诊断/问题 皮肤完整性受损 与血管炎性反应及应用免疫抑制剂等因素有关。

3. 护理措施 ①天气寒冷时,注意保暖;尽量减少户外活动或工作,外出时戴帽子、口罩,穿保暖衣服、袜子等。②观察皮肤损害情况,有无皮疹、红斑、水肿及溃疡等发生。③遵医嘱合理用药治疗,观察药物疗效及不良反应。④保持皮肤清洁、干燥,避免接触刺激性物品,忌用碱性肥皂,皮疹、红斑或光敏感者,外出时采取防护措施。⑤及时与病人进行沟通,帮助病人提高解决问题能力。

4. 健康指导 ①指导病人在寒冷天气注意保暖,尤其保护肢体末梢的温度。②有皮疹、红斑或光敏感者,外出采取遮阳措施,如穿长袖衣服、戴太阳帽、打伞等,避免阳光直射裸露的皮肤。③避免皮肤接触刺激性的化学物品等。④服用免疫抑制剂期间,嘱育龄女性避孕。

(吕 霞)

第二节 系统性红斑狼疮病人的护理

【学习目标】

1. 掌握系统性红斑狼疮病人的身体状况和皮肤护理措施。
2. 熟悉系统性红斑狼疮的治疗要点。
3. 学会应用护理程序对系统性红斑狼疮病人实施整体护理。
4. 具备熟练为系统性红斑狼疮病人进行健康指导的能力。

【重点与难点】

1. 重点 系统性红斑狼疮病人的护理评估及护理诊断/问题、治疗原则及护理措施。
2. 难点 系统性红斑狼疮病人的身体状况评估要点、辅助检查及治疗原则。

【学习要点】

（一）概述

系统性红斑狼疮（systemic lupus erythematosus,SLE）是一种慢性系统性自身免疫性结缔组织疾病,出现全身多系统、多器官损害。病人体内产生以抗核抗体为主的大量不同的自身抗体。SLE 主要的致病因子有遗传、性激素、感染、药物、紫外线、环境等。最具特性的皮肤改变是蝶形红斑。肾损害是系统性红斑狼疮病人最常见的表现,几乎所有病人均出现肾组织的病理损害,主要表现为蛋白尿、血尿、管型尿、肾性高血压、肾功能不全等。应指导 SLE 病人进行有效的皮肤护理。

（二）重要知识点

1. 护理评估 ①起病情况,诱发因素,了解皮肤的完整性情况。②发病后的主要表现、皮肤与黏膜损害程度、骨关节与肌肉受累表现、泌尿及其他多系统、多器官损害情况。③病人发病后心理反应及家属对病人支持程度。④实验室、免疫学及影像学检查结果。

2. 常见护理诊断/问题　①皮肤完整性受损　与疾病所致的血管炎性反应等因素有关。②自我形象紊乱　与疾病所致身体外观改变有关。③潜在并发症：慢性肾衰竭。④焦虑　与病情久治不愈、容貌改变、生活工作受挫有关。

3. 护理措施　①急性活动期，应卧床休息；缓解期，鼓励病人逐渐增加活动量。给予高蛋白、高维生素、高热量、低脂肪饮食，忌食含有补骨脂素的食物，肾功能不全者给予低盐、优质低蛋白饮食，限制水钠的摄入。②保持皮肤清洁、干燥，每天用温水擦洗，忌用碱性肥皂；外出时避免阳光直射在裸露皮肤上；避免皮肤接触刺激性物品，如染发烫发剂、定型发胶、某些外用药等；皮疹或红斑处，遵医嘱合理用抗生素治疗，做好局部患处的清创换药处理。③疼痛轻者合理应用非药物止痛措施，疼痛加重者可遵医嘱用药止痛，常用非甾体类抗炎药、糖皮质激素等。④在用药过程中要注意观察疗效和不良反应。⑤监测生命体征、体重及腹围，严密观察水肿的程度、尿量、尿色及尿液检查结果的变化。⑥主动与病人进行沟通，帮助其转变角色，鼓励家属给予病人情感支持，使其增强自尊心及自信心。

4. 健康指导　①指导病人及家属严格遵医嘱用药，详细讲解药物的名称、剂量、给药时间和方法，观察药物疗效和不良反应等。②避免一切可能的诱发因素，避免接受各种预防接种，育龄期妇女应避孕。③指导病人进行皮肤护理。

（吕　霞）

第三节　类风湿关节炎病人的护理

【学习目标】

1. 掌握类风湿关节炎病人的身体状况和护理措施。
2. 熟悉类风湿关节炎的治疗要点。
3. 学会应用护理程序对类风湿关节炎病人实施整体护理。
4. 能够熟练地为类风湿关节炎病人进行健康指导。

【重点与难点】

1. 重点　类风湿性关节炎病人的护理评估及护理诊断/问题、治疗原则及护理措施。
2. 难点　类风湿性关节炎病人的身体状况评估要点、辅助检查及治疗原则。

【学习要点】

（一）概述

类风湿关节炎（rheumatoid arthritis，RA）是一种主要侵及周围关节，以慢性、对称性、周围性多关节炎性病变为主要特征的全身性自身免疫性疾病。临床表现为受累关节肿痛、功能受限，当软骨和骨质出现炎症破坏时，出现关节畸形和功能障碍。病情呈反复发作且持续过程。

60%~70% 病人血清中出现类风湿因子。类风湿关节炎的关节表现主要侵犯四肢周围小关节，尤其是手指关节，如腕、掌指和近端指间关节，其次是趾、膝、踝、肘、肩等关节，也可累及颌关节和颈椎。典型表现为多关节、对称性损害。晨僵是观察 RA 活动的重要指标之一，关节痛与压痛是最早出现的症状，受累关节多呈梭状指，还有关节畸形和功能障碍。类风湿结节是本病较常见的关节外表现，也是类风湿关节炎的特异性皮肤表现。

（二）重要知识点

1. 护理评估　①起病情况，诱发因素，有无关节以外的表现。②发病后的关节及关节外表现，晨僵持续时间，关节疼痛部位及程度，有无关节畸形或功能障碍，其他伴随症状等。③病人发病后心理反应及家属对病人支持程度。④类风湿因子、关节 X 线、关节滑液、血液检查结果。

2. 常见护理诊断 / 问题　①慢性疼痛　与关节炎性反应有关。②有失用综合征的危险　与关节炎反复发作、疼痛和关节骨质破坏、畸形有关。③悲伤　与疾病久治不愈、关节可能致残而影响生活质量有关。

3. 护理措施　①作息时间规律，不宜长期绝对卧床。急性活动期应卧床休息，采取舒适体位，适当限制关节活动并保护关节功能。②观察关节表现及关节外症状。③在用药过程中要注意观察疗效和不良反应。④做好晨僵护理，保护关节功能，防止关节畸形和肌肉萎缩，进行关节功能训练。⑤以和蔼的态度与病人进行沟通，恰当给予疏导、解释和鼓励，与病人共同讨论制订康复目标。

4. 健康指导　①向病人和家属解释病情及治疗方案，加强营养，合理膳食。②避免各种诱因，如感染、寒冷、潮湿、过劳等，注意保暖；定期复查，及时调整治疗方案。③根据病人关节活动的受限程度，协助病人完成日常生活活动，并训练日常生活自理能力。

（吕　霞）

【测试练习】

（一）选择题

A1 型题

1. 风湿性疾病是指

　A. 累及软组织的一类疾病

　B. 累及骨、关节及周围软组织的一类疾病

　C. 累及肌肉、肌腱、韧带的一类疾病

　D. 累及关节的一类疾病

　E. 累及关节、肾脏、皮肤的一类疾病

2. 系统性红斑狼疮最典型的皮肤损害是

　A. 环形红斑　　　　　　B. 瘀点、瘀斑　　　　　　C. 面部蝶形红斑

　D. 网状青斑　　　　　　E. 雷诺现象

3. 风湿性疾病关节受累最常见的首发症状是

　A. 关节红肿　　　　　　B. 关节热胀　　　　　　C. 关节疼痛

　D. 关节畸形　　　　　　E. 关节晨僵

4. 系统性红斑狼疮病人应用糖皮质激素时，**不正确**的是

A. 维持用药时间较长　　　　　　　　B. 通常采用泼尼松

C. 病情好转后缓慢逐渐减量　　　　　D. 每日或隔日顿服

E. 用药剂量应逐渐加大

5. 系统性红斑狼疮病人最易累及的器官是

A. 肾脏　　　　　　　　B. 肝脏　　　　　　　　C. 肺部

D. 心脏　　　　　　　　E. 末梢神经

6. 系统性红斑狼疮皮肤损害时应重点观察的部位是

A. 胸部　　　　　　　　B. 背部　　　　　　　　C. 腹部

D. 下肢　　　　　　　　E. 暴露部位

7. 系统性红斑狼疮病人皮肤护理**错误**的是

A. 出门穿长袖衣裤遮光　　B. 每日三次 30℃水湿敷红斑　　C. 碱性肥皂水清洁脸

D. 餐后消毒液漱口　　　　E. 避免使用化妆品

8. 类风湿性关节炎关节病变的特点是

A. 大关节受累　　　　　　　　　　　　B. 游走性疼痛

C. 多数不出现关节畸形　　　　　　　　D. 主要累及小关节的对称性多关节炎

E. 关节肿胀

9. 类风湿性关节炎活动期的标志是

A. 自发痛　　　　　　　B. 梭状指　　　　　　　C. 晨僵

D. 压痛　　　　　　　　E. 畸形

10. 类风湿性关节炎较特异的皮肤表现是

A. 皮肤紫癜　　　　　　B. 皮肤疖痛　　　　　　C. 皮肤湿疹

D. 皮肤丘疹　　　　　　E. 皮肤结节

11. 类风湿性关节炎手指畸形的突出表现为

A. 匙状指　　　　　　　B. 杵状指　　　　　　　C. 梭状指

D. 锤状指　　　　　　　E. 蜘蛛指

A2 型题

1. 病人,女性,31 岁。患系统性红斑狼疮,病史 2 年。近日体温升高,关节红肿有压痛,出现面部红斑、蛋白尿而入院治疗,**不妥**的处理是

A. 指导激素治疗　　　　B. 安排在背阳的病室　　　C. 加强户外锻炼

D. 慎用阿司匹林　　　　E. 经常用清水洗脸

2. 病人,女性,36 岁。因发热、关节疼痛,以类风湿性关节炎住院。护理措施**错误**的是

A. 注意休息　　　　　　B. 适当理疗　　　　　　C. 限制关节活动

D. 遵医嘱用药　　　　　E. 同情理解病人

3. 病人,女性,36 岁。因风湿性关节炎引起关节疼痛,在服用阿司匹林时,护士嘱其饭后服用的目的是

A. 减少对消化道的刺激　　B. 提高药物的疗效　　　C. 降低药物的毒性

D. 减少对肝的损害　　　　E. 避免尿少时析出结晶

4. 病人,女性,20 岁,学生。双肘、腕、手指近端指间关节肿痛 3 年,加重 2 个月,以 "类风湿关节炎" 入院。经休息、药物治疗后病情缓解,出院前的健康指导正确的是

A. 卧床休息,避免疲劳　　B. 限制关节活动　　　　C. 鼓励日光浴

D. 保持关节功能位　　　E. 关节功能锻炼由强至弱

5. 病人,女性,26 岁。膝关节疼痛 7 个月,面颊部对称性红斑 2 个月,反复发作口腔溃疡,以"系统性红斑狼疮"入院。饮食护理正确的是

    A. 高热量、低蛋白、低维生素、低脂肪饮食

    B. 低热量、低蛋白、低维生素、低脂肪饮食

    C. 高热量、低蛋白、高维生素、高脂肪饮食

    D. 低热量、低蛋白、高维生素、高脂肪饮食

    E. 高热量、高蛋白、高维生素、低脂肪饮食

6. 病人,女性,23 岁,干部。发热、关节疼痛 1 个月余。身体评估:体温 37.8℃,精神萎靡;面部蝶形水肿性红斑,色紫红,边缘模糊,稍高出皮面,表面见鳞屑;右膝、左踝关节轻度红肿,有压痛,无畸形。实验室检查:尿蛋白(+),颗粒管型(+),WBC3.5×10⁹/L,ANA(+),狼疮细胞(−)。该病人最主要的护理诊断/问题是

    A. 体温过高　　　　　B. 皮肤完整性受损　　　　　C. 失用性综合征

    D. 知识缺乏　　　　　E. 绝望

7. 病人,女性,20 岁。乏力、发热 1 周。起病前曾因睡眠不好自服用氯丙嗪。身体评估:体温 38℃,面部蝶形红斑,口腔有白色点状物质。实验室检查:Sm 抗体阳性,抗双链 DNA 抗体阳性。入院后进行口腔护理,漱口液选用正确的是

    A. 1%~4% 碳酸氢钠溶液　　B. 2%~3% 硼酸溶液　　　　C. 1%~3% 过氧化氢溶液

    D. 0.1% 醋酸溶液　　　　　E. 0.08% 甲硝唑溶液

8. 病人,女性,28 岁。因"系统性红斑狼疮"入院。住院后进行大剂量甲基强的松龙冲击治疗,在用药期间,护士应特别注意预防

    A. 高血压　　　　　　B. 骨髓抑制　　　　　　C. 骨质疏松

    D. 继发感染　　　　　E. 消化道出血

9. 病人,女性,30 岁。因发热、关节疼痛,以"类风湿性关节炎"住院。护理措施**错误**的是

    A. 注意休息　　　　　B. 热敷、理疗　　　　　C. 限制关节活动

    D. 遵医嘱用药　　　　E. 同情理解病人

10. 病人,男性,37 岁。双手掌指关节肿胀疼痛 3 年,晨起有黏着感,活动后渐缓,查血类风湿因子(+),诊断为"类风湿性关节炎",有助于保持关节功能的是

    A. 卧床休息　　　　　　　　　　　B. 进食高热量、高蛋白饮食

    C. 小夹板固定关节　　　　　　　　D. 长期服抗生素防感染

    E. 坚持进行关节功能锻炼

11. 病人,女性,40 岁。反复手指关节肿痛 2 年,"感冒"后关节疼痛加重、晨僵,伴乏力 2 天。身体评估:体温 39℃,双侧腕、掌指关节红、肿、热,呈梭状;双肘关节鹰嘴皮下触及数颗结节,质硬、无压痛。可缓解发热、关节肿痛和晨僵最常用的药物是

    A. 雷公藤　　　　　　B. 环孢素　　　　　　C. 阿司匹林

    D. 甲氨蝶呤　　　　　E. 环磷酰胺

12. 病人,女性,36 岁。"类风湿性关节炎"病人,提示病情活动的实验室检查重要指标是

    A. 血红蛋白　　　　　B. 白细胞　　　　　C. C 反应蛋白

    D. 抗核抗体　　　　　E. CH50

A3/A4 型题

（1~2 题共用题干）

病人，女性，21 岁。腕、踝关节疼痛，伴脱发 1 年，海边游泳后面部出现紫红斑 1 周。身体评估：头发稀疏，面颊及颈部均有不规则圆形红斑，口腔有溃疡灶。

1. 入院后血清抗 Sm 抗体阳性，应考虑的疾病是
   A. 风湿性关节炎　　　　　B. 系统性红斑狼疮　　　　C. 类风湿性关节炎
   D. 脂溢性皮炎　　　　　　E. 痛风

2. 对该病人脱发护理时，易加重脱发的措施是
   A. 温水洗发　　　　　　　B. 每周洗发两次　　　　　C. 洗发时边洗边按摩
   D. 梅花针轻刺头皮　　　　E. 烫发

（3~4 题共用题干）

病人，女性，30 岁，农民。面部水肿，伴疲倦、乏力半个月。身体评估：双侧面颊和鼻梁部蝶形红斑，表面光滑，指掌部可见充血红斑。实验室检查：血沉 65mm/L，尿蛋白（+++），抗核抗体（+），抗 Sm 抗体（+）。Hb 和血 WBC 正常。

3. 针对病情，目前护士应重点观察的是
   A. 肾功能变化　　　　　　B. 有无消化道出血　　　　C. 体温变化
   D. 血红蛋白变化　　　　　E. 血白细胞变化

4. 重点的护理措施是
   A. 皮肤护理　　　　　　　B. 饮食护理　　　　　　　C. 关节护理
   D. 运动指导　　　　　　　E. 知识指导

B 型题

（1~2 题共用备选答案）

   A. 免疫抑制剂　　　　　　B. 抗疟药　　　　　　　　C. 抗生素
   D. 糖皮质激素　　　　　　E. 非甾体类抗炎药

1. 系统性红斑狼疮治疗的首选药物是

2. 类风湿性关节炎非特异性对症治疗的首选药物是

（3~4 题共用备选答案）

   A. 抗核抗体 ANA　　　　　B. 抗 dsDNA 抗体　　　　C. 抗 Sm 抗体
   D. C_3 降低　　　　　　　E. IgG 降低

3. 系统性红斑狼疮的标志性抗体

4. 提示狼疮活动性的指标

（5~6 题共用备选答案）

   A. 预防感染　　　　　　　B. 卧床休息，适当限制关节活动　　　C. 避免精神刺激
   D. 指导关节功能锻炼　　　E. 避免寒冷、潮湿

5. 类风湿关节炎缓解期护理最重要的是

6. 类风湿关节炎急性活动期应注意

（二）填空题

1. _____常是风湿病病人就诊的主要原因，为受累关节的首发症状。

2. 风湿性疾病特点均呈现_____和_____交替的_____病程。

3. 风湿性疾病病人急性期关节肿痛时，嘱病人适当_____，夜间睡眠时_____侧关

节保暖,预防晨僵。

4. 系统性红斑狼疮病人最具特征性的皮肤损害为_____,其好发部位常在病人的_____部。

5. 系统性红斑狼疮病人发生关节痛,常受累的部位分布在_____,呈_____分布。

6. 因寒冷、情绪激动等原因的刺激,导致突然肢端暴露部位的皮肤苍白继而青紫再发红并伴有局部发冷、疼痛等表现,此为_____现象。

7. 类风湿关节炎的关节病变典型表现为_____、_____损害。

8. 类风湿关节炎病人的关节 X 线检查以_____X 线摄片最有价值。

9. 对于类风湿关节炎病人,要及时指导其保护关节_____及保持关节处于_____。

（三）名词解释

1. 风湿病

2. 晨僵

3. 系统性红斑狼疮（SLE）

4. 狼疮性肾炎

5. 类风湿关节炎

6. 类风湿结节

（四）简答题

1. 风湿性疾病病人的关节疼痛特点有哪些?

2. 如何对晨僵病人进行关节的功能锻炼指导?

3. 试述系统性红斑狼疮病人的饮食指导。

4. 试述系统性红斑狼疮病人的皮肤护理。

5. 对类风湿关节炎病人的关节功能保护要点有哪些?

6. 关节晨僵病人的护理要点有哪些?

（五）案例分析题

1. 病人,女性,32 岁,对称性全身小关节肿痛反复发作 5 年,"感冒"后加重 2 天伴晨僵。身体评估:体温 37.2℃,双腕、掌指、膝关节肿痛,活动障碍。实验室检查:血沉 70mm/h,白细胞 4.1×10^9/L,红细胞计数 3.7×10^9/L,血红蛋白 110g/L,C 反应蛋白增高,RF（+）,尿蛋白（−）。

请思考:

（1）该病人的主要护理诊断 / 问题有哪些?

（2）护士应采取的护理措施有哪些?

2. 病人,女性,28 岁,已婚。3 个月前发现全身小关节开始出现疼痛,而且面部出现红斑,日晒后明显加重,开始未引起重视,听同事说可能是系统性红斑狼疮,查阅相关资料后,感到非常害怕,由丈夫陪同来医院就诊。

请思考:

（1）还需要收集哪些方面的护理评估资料?

（2）若为系统性红斑狼疮,应该如何对病人进行健康指导?

3. 病人,女性,31 岁,工人。反复关节肿痛,伴晨僵 1 年。加重 3 天。身体评估:体温 37.8℃,双侧腕及掌指关节呈梭状肿胀、压痛,双侧肘关节鹰嘴、足跟腱鞘等部位皮下触及大小不一的质硬、无压痛结节。实验室检查:血沉 70mm/h,白细胞总数 4.10×10^9/L,红细胞计数 3.6×10^{12}/L,血红蛋白 110g/L,C3、C4 均增高,RF（+）,尿蛋白（−）。

请思考:护士应对病人采取哪些护理措施?

【参考答案】

(一)选择题

A1 型题

1. B 2. C 3. C 4. E 5. A 6. E 7. C 8. D 9. C 10. E 11. C

A2 型题

1. C 2. C 3. A 4. C 5. E 6. B 7. A 8. D 9. C 10. E 11. E 12. C

A3/A4 型题

1. B 2. E 3. A 4. A

B 型题

1. D 2. E 3. C 4. D 5. D 6. B

(二)填空题

1. 关节疼痛

2. 发作 缓解 慢性

3. 限制活动 患

4. 蝶形红斑 颧颊部

5. 近端指间 对称性

6. 雷诺

7. 多关节 对称性

8. 手指和腕关节

9. 功能 功能位

(三)名词解释

1. 风湿性疾病简称风湿病,是指病变累及骨、关节及其周围软组织,如肌肉、滑膜、肌腱、神经等的一类疾病的总称。其主要临床表现有关节疼痛、肿胀、功能障碍,部分病人可出现脏器功能损害,甚至功能衰竭等。

2. 关节僵硬和活动受限是指病人在晨起或静止一段时间和休息后,当准备活动时出现的一种关节局部的不适状态、有黏着感或关节僵直感,晨起时表现最明显,故又称为晨僵。

3. 系统性红斑狼疮(SLE)是一种慢性系统性自身免疫性结缔组织疾病,出现全身多系统、多器官损害。

4. 狼疮性肾炎是系统性红斑狼疮的肾脏损害,表现为急慢性肾炎、肾病综合征、远端肾小管酸中毒和尿毒症等。

5. 类风湿关节炎是一种主要侵及周围关节,以慢性、对称性、周围性多关节炎性病变为主要特征的全身性自身免疫性疾病。

6. 类风湿结节是类风湿关节炎较常见的关节外表现,也是类风湿关节炎的特异性皮肤表现,提示病情活动。

(四)简答题

1. 不同风湿性疾病所致的关节疼痛和肿胀的部位与性质有差别。①类风湿关节炎:影响腕、掌指、近端指间关节等小关节,多呈对称性分布,持续性疼痛。②系统性红斑狼疮:侵犯四肢关节,以指、腕、肘、膝关节常见,呈对称性多关节炎,疼痛、肿胀、日晒后加重,出现晨僵。

③强直性脊柱炎：以骶髂关节、髋、膝、踝关节受累最为常见，多为不对称性，呈持续性疼痛。④风湿性关节痛：多为游走性。⑤痛风：常累及单侧第一跖趾关节，疼痛较固定、剧烈。

2. 指导晨僵病人进行关节的功能锻炼指导：①告知病人及家属，功能训练是促进功能康复的关键，要根据病情变化调整功能训练的方法。②急性病变早期，如关节肿痛时，应多休息，限制关节活动，保持关节功能位。③缓解期，根据病情特点制订适宜的康复功能训练计划，加强治疗性关节功能训练，每天遵医嘱进行关节功能锻炼，防止关节、肌肉的萎缩及失用；通过徒手锻炼或利用各种康复器械进行关节功能训练，如关节体操、肌力练习和有氧运动等；训练宜循序渐进，由单个关节活动过渡到多个关节活动，再由关节活动过渡到肢体的活动，继而由肢体功能活动过渡到功能康复；训练过程中观察病人的耐受情况，若出现不适，宜减少活动量。④及时跟进康复训练的进程及效果反馈。

3. 系统性红斑狼疮病人的饮食指导：给予高蛋白、高维生素、高热量、低脂肪饮食，以软食为主，少食多餐，忌食冷冻食品和饮料，忌食含有补骨脂素的食物，如芹菜、无花果、香菜，戒烟酒、忌咖啡。肾功能不全者给予低盐、优质低蛋白饮食，限制水钠的摄入，记录24小时出入液量；意识障碍者，鼻饲流质饮食，必要时遵医嘱静脉补充营养。

4. 系统性红斑狼疮病人的皮肤护理：注重个人卫生，勤剪指甲，但勿过短；保持皮肤清洁、干燥，每天用温水擦洗，忌用碱性肥皂；皮疹、红斑或光敏感者，外出时采取防护措施，如避免阳光直射在裸露皮肤上、忌日光浴等；皮疹或红斑处，遵医嘱合理用抗生素治疗，做好局部患处的清创换药处理；避免皮肤接触刺激性物品，如染发烫发剂、定型发胶、某些外用药等；血小板偏低易出血者，刷牙时用软毛牙刷，切勿用手挖鼻腔；建议脱发病人留短发，或戴头巾、帽子、假发等。

5. 对类风湿关节炎病人的关节功能保护要点：①保护关节功能和保持关节处于功能位，防止关节畸形和肌肉萎缩，如膝下放平枕，使膝关节保持伸直位；足下放置足踏板，避免垂足；②患侧肢体关节运动，从被动运动向主动运动过渡，循序渐进，做肢体屈伸、散步、手部抓握、提举、搓揉等活动，强度逐步提高，以病人能耐受为度。症状基本控制后，鼓励病人下床活动，必要时提供辅助用具。③配合采用热疗法（红外线）、电疗法（如音频电疗法、干扰电疗法、调制中频电疗法）、高频电疗法（如短波、超短波、微波疗法）等，结合中医按摩、推拿等方式，增加局部血液循环，松弛肌肉，活络关节，达到改善病变关节功能的目的。

6. 对关节晨僵病人的护理要点：①早晨起床后用温水擦浴或用热水浸泡僵硬的关节，再活动关节，然后下床活动；夜间睡眠时注意患病关节的保暖，戴弹力手套，以减轻晨僵程度。②加强患侧关节的功能锻炼及理疗。

（五）案例分析题

1.（1）该病人的主要护理诊断/问题有：①慢性疼痛　与关节的炎性反应有关。②躯体活动障碍　与关节疼痛、僵硬及关节、肌肉功能障碍等有关。

（2）护士应采取的护理措施有：①鼓励病人卧床休息，减少活动，协助病人采取舒适体位，保持双侧关节处于功能位置，晨起时洗温水浴或用热水浸泡关节。②观察疼痛关节的数量、部位、肿胀及疼痛程度。观察关节活动范围有无受限，有无关节畸形。观察病人治疗效果，了解病情转归。③遵医嘱用药物止痛，服药后观察药物疗效和不良反应。④合理应用非药物止痛措施，如冷敷、热敷，通过看电视、听音乐转移注意力，根据病情选择使用红外线或采用中医方法按摩推拿关节等。⑤及时了解病人内心的感受，与病人多沟通，给予病人情感支持。⑥告知病人疼痛是人体的一种应激状态，止痛应采取积极的态度。

2.（1）还需要收集以下方面的护理评估资料：①了解病人起病情况；与本病有关的诱发因素，如病毒感染、日光过敏、妊娠、饮食与药物、精神刺激等；是否有月经紊乱、流产史等；询问其家族史、个人生活史；了解发病时皮肤的完整性情况，有无脱发等。②了解发病后病人的全身症状，有无发热、乏力等表现；皮肤黏膜损害的程度；有无累及骨关节、泌尿、循环、呼吸、消化、神经、血液等其他系统。③评估病人及家属对疾病的认识及对保健知识的掌握程度，评估家属对病人的支持程度。④辅助检查：了解病人相关实验室检查、免疫学检查或影像学检查的结果。

（2）若为系统性红斑狼疮，对病人进行健康指导的内容包括：①指导病人及家属严格遵医嘱用药，详细讲解所用药物的名称、剂量、给药时间和方法等，不得擅自改变药物剂量或突然停药，并教会病人观察药物疗效和不良反应，细心观察疾病变化，定期复诊。②指导病人避免一切可能的诱发因素，如阳光照射、妊娠、分娩、药物及手术等。外出时戴宽边帽子，穿长袖上衣及长裤。避免接受各种预防接种。育龄期妇女应避孕，特别是活动期且伴有心、肺、肾功能不全者，禁忌妊娠。③指导病人进行皮肤护理。注重个人卫生，勤剪指甲，但勿过短。切忌挤压皮肤斑丘疹。宜用温水洗脸，选用偏酸或中性肥皂，正确使用护肤品。避免皮肤接触刺激性物品。刷牙时用软毛牙刷。切勿用手挖鼻腔。

3. 护士应对病人采取的护理措施：①安排规律的作息时间，卧床休息，减少体力消耗，适当限制关节活动并保护关节功能；待症状缓解后有计划地对病人进行关节功能的康复活动。②观察关节疼痛部位、范围、关节活动受限程度及有无关节畸形，晨僵的程度及变化，有无关节外症状等。③遵医嘱使用非甾体类抗炎药、抗风湿药或糖皮质激素，观察药物疗效及不良反应。④晨起后用温水擦浴或用热水浸泡僵硬关节。保护关节功能，防止关节畸形。⑤鼓励家属、亲友等给予病人精神支持和经济支持，家属与病人共同讨论制订治疗与康复目标。⑥向病人和家属解释病情及治疗方案，合理饮食，避免各种诱因，训练病人自理能力。

第九章　神经系统疾病病人的护理

第一节　神经系统疾病常见症状、体征的护理

【学习目标】

1. 掌握神经系统疾病常见症状、体征的概念、护理评估和护理措施。
2. 熟悉神经系统疾病常见症状、体征的常见护理诊断／问题。
3. 了解神经系统疾病常见症状、体征的护理目标和护理评价。
4. 学会运用护理程序对头痛、意识障碍、言语障碍、感觉障碍和运动障碍的病人实施整体护理。

【重点与难点】

1. 重点　神经系统疾病常见症状的护理评估、护理措施。
2. 难点　感觉障碍的定位诊断。

【学习要点】

头　痛

评估头痛的发生急缓、部位、性质、程度、发生时间与持续时间、诱发加重或缓解的因素；评估生命体征、意识是否清楚、面部有无表情等；评估瞳孔是否等大等圆，对光反射是否灵敏；评估头部有无外伤等。

（一）概述

头痛指眉以上至下枕部之间的头颅疼痛，为临床常见症状之一。颅内的血管、神经和脑膜，以及颅外的脑膜、血管、头皮、颈肌、韧带等均为疼痛的敏感结构，凡这些敏感结构受挤压、牵拉、移位，出现炎症、血管的扩张或痉挛、肌肉的紧张性收缩等，均可引起头痛。

（二）重要知识点

1. 护理评估　①询问病人有无颅内、外疾病病史。②了解病人有无诱发因素，如用力、低头、咳嗽、打喷嚏等。③评估头痛的发生急缓、部位、性质、程度、发生时间与持续时间、诱发加重或缓解的因素。④评估生命体征、意识是否清楚、面部有无表情等。⑤病人出现症状后的心

理反应。⑥辅助检查结果。

2. 常见护理诊断/问题 ①疼痛:头痛 与颅内外血管舒缩功能障碍或脑器质性病变等因素有关。②焦虑 与头痛不适、失眠、担忧预后有关。

3. 护理措施 ①减少可能诱发或加重病人头痛的因素,器质性头痛者应绝对卧床休息。②密切监测生命体征、意识状态及瞳孔变化;观察有无脑疝的先兆表现。③采取减轻头痛的方法,如指导病人做缓慢深呼吸、听轻音乐等,必要时遵医嘱使用止痛药。④颅内压增高时嘱病人绝对卧床休息,抬高床头 15°~30°,减轻脑水肿。⑤病人出现症状后的心理反应。⑥辅助检查结果。

4. 健康指导 ①告知病人可能诱发或加重头痛的因素,如情绪紧张。②指导病人遵医嘱正确服药,不可滥用止痛药物,以防产生药物依赖性。

意 识 障 碍

(一)概述

意识是对外界环境及自身状态的识别和观察能力。意识障碍是对外界环境刺激缺乏反应的一种精神状态。意识障碍分一过性意识障碍(即晕厥)和持续性意识障碍两种。持续性意识障碍又分为一般类型和特殊类型。临床上通过病人言语反应、针刺激的痛觉反应、瞳孔对光反射、吞咽反射、角膜反射等来判断意识障碍的程度。

(二)重要知识点

1. 护理评估 ①询问病人有无颅内感染、急性脑血管病、颅内占位、颅脑外伤等颅脑病变。②评估意识障碍的临床类型及临床特点。③检查瞳孔是否等大等圆、光反射是否灵敏。④病人有无肢体瘫痪,皮肤有无破损、发绀,脑膜刺激征是否为阳性等。⑤病人出现症状后家属的心理反应。⑥辅助检查结果。

2. 常见护理诊断/问题 ①意识障碍 与脑组织受损、功能障碍有关。②潜在并发症:压疮、感染、营养失调等。

3. 护理措施 ①提供安静、舒适的环境;给予高热量、高维生素饮食,补充足够的水分。②保持床单整洁、干燥,定时给予翻身、拍背,按摩骨突受压处。③严密观察生命体征及瞳孔变化、有无呕吐等。④保持呼吸道通畅,痰多有窒息危险或病情严重者,做好气管切开及使用呼吸机的准备。⑤进行意识功能训练。⑥帮助病人建立战胜疾病的信心。

4. 健康指导 ①指导家属做好病人的日常生活护理,教会其方法和注意事项。②根据原发疾病特点,进行相关疾病指导。③避免加重意识障碍的因素,采取有效措施,积极预防并发症。

言 语 障 碍

(一)概述

言语障碍分为失语症和构音障碍。失语症是由于脑损害所致的语言交流能力障碍,是优势大脑半球损害的重要症状之一。常见的失语症类型有 Broca 失语、Wernicke 失语、传导性失语、命名性失语和完全性失语。构音障碍则是因为神经、肌肉的器质性病变,造成发音器官的肌无力及运动不协调所致,表现为发音困难,发音不清,声音、音调及语速异常。

(二)重要知识点

1. 护理评估 ①了解病人以往和目前的语言能力。②了解病人言语障碍的程度及残存能力、言语障碍的类型和特点。③评估意识水平、精神状态及行为表现,有无视觉、听觉缺损,是否能自动书写等。④了解口、咽、喉等发音器官有无肌肉瘫痪及共济运动障碍。⑤病人出现症状后的心理反应。⑥辅助检查结果。

2. 常见护理诊断/问题　语言沟通障碍　与大脑语言中枢病变或发音器官的神经肌肉受损有关。

3. 护理措施　①制订语言康复训练计划,耐心指导病人,循序渐进。②鼓励病人克服羞怯心理,提供简单有效的双向沟通方式。

4. 健康指导　①指导病人放松身心,坚持语言康复训练,循序渐进。②鼓励家属与病人多交谈,采取适宜方法耐心、缓慢、清楚地进行语言训练。

感 觉 障 碍

(一)概述

感觉是指各种形式的刺激作用于人体各种感受器后在人脑中的直接反映。各种感觉都有自己的传导通路,从神经末梢、周围神经、后角细胞、传导束至大脑皮质感觉区的传导通路上,任何一处受损均引起感觉异常,称为感觉障碍。人体感觉分为浅感觉(痛觉、温度觉和触觉)、深感觉(运动觉、位置觉和振动觉)和复合感觉(两点辨别觉、实体觉)等。临床上将感觉障碍分为抑制性症状和刺激性症状两类。不同部位的损害产生不同类型的感觉障碍,典型感觉障碍的类型具有特殊的定位诊断价值。

(二)重要知识点

1. 护理评估　①询问病人有无神经系统的感染、血管病变、药物及毒物中毒等病史。②询问病人有无情绪激动、睡眠不足、过度疲劳等诱发因素。③了解病人是否有肢体运动障碍及其类型,肌力情况。④评估病人感觉障碍的部位、类型、范围及性质。⑤病人出现症状后的心理反应。⑥辅助检查结果。

2. 常见护理诊断/问题　①感知觉紊乱　与脑、脊髓病变及周围神经受损有关。②有损伤的危险　与神经受损导致感觉障碍有关。

3. 护理措施　①保持床单位整洁、干燥;避免高温或过冷刺激,慎用热水袋或冰袋。②加强感知觉训练,促进本体感觉的恢复。③加强与病人的沟通,使病人逐渐适应角色转变。

4. 健康指导　①指导病人坚持做感知觉训练,循序渐进。②建立感知觉训练与日常生活能力训练一体化的理念。

运 动 障 碍

(一)概述

人体运动分为随意运动和不随意运动。随意运动指有意识、能随着自己的意志而执行的动作,由锥体系统及其所支配的下运动神经元来完成;不随意运动是不受意志控制而自发的动作,由锥体外系及小脑所控制。运动系统中任何部位受损都可引起运动障碍,如瘫痪、共济失调、僵硬、不随意运动等。肢体因肌力下降而出现的运动障碍称为瘫痪,肌力完全丧失而不能运动者为完全性瘫痪,保存部分运动功能者为不完全瘫痪。瘫痪的几种常见形式包括单瘫、偏瘫、交叉性瘫痪、截瘫、四肢瘫和局限性瘫痪。

(二)重要知识点

1. 护理评估　①询问病人既往有无脑和脊髓的占位性病变、感染、脑血管病等病史。②评估病人的肌肉容积、肌张力和肌力情况,以及是否存在不自主运动或共济失调。③评估瘫痪的性质和临床类型。④评估僵硬、不随意运动和共济失调的特点。⑤病人出现症状后的心理反应;⑥辅助检查结果。

2. 常见护理诊断/问题 ①躯体活动障碍 与运动神经元受损引起瘫痪有关。②潜在并发症:压疮、感染、肌肉萎缩、关节畸形等。

3. 护理措施 ①加强病人的日常生活护理,如将日常用品和呼叫器置于病人健侧手可及处。②监测病人运动和感觉障碍的平面是否上升,皮肤有无破损。③病情稳定后,与病人和家属共同制订康复训练计划,及早做肢体按摩及被动运动。④告知病人康复训练的原则、内容及注意事项。⑤鼓励病人表达自己的感受,增强自我照顾的能力与信心。

4. 健康指导 ①建立健康的生活方式,避免诱发因素。②指导病人坚持肢体康复训练,注意防止跌倒、坠床和烫伤。③每天用温水擦浴 2~3 次,促进血液循环和感觉恢复,增进睡眠。

(刘雨佳)

第二节 急性炎症性脱髓鞘性多发性神经病病人的护理

【学习目标】

1. 掌握急性炎症性脱髓鞘性多发性神经病病人的身体状况和实验室检查特点。
2. 了解急性炎症性脱髓鞘性多发性神经病病人的病因和治疗原则。
3. 学会应用护理程序对急性炎症性脱髓鞘性多发性神经病病人实施整体护理。
4. 能够熟练地为急性炎症性脱髓鞘性多发性神经病病人进行健康指导。

【重点与难点】

1. 重点 急性炎症性脱髓鞘性多发性神经病病人的身体状况、脑脊液检查特点及护理措施。
2. 难点 急性炎症性脱髓鞘性多发性神经病的发病机制、药物治疗。

【学习要点】

(一)概述

急性炎症性脱髓鞘性多发性神经病又称吉兰-巴雷综合征,是以周围神经和神经根的脱髓鞘,以及小血管周围淋巴细胞及巨噬细胞的炎性反应为病理特点的自身免疫性疾病。临床特点为急性、对称性、弛缓性肢体瘫痪及脑脊液蛋白-细胞分离现象,病情严重者出现延髓和呼吸肌麻痹而危及生命。本病病因及发病机制不清,但多数病人病前 1~4 周有上呼吸道、肠道感染病史或疫苗接种史。

(二)重要知识点

1. 护理评估 ①询问病前有无非特异性病毒感染或免疫接种史。②了解既往健康状况。③询问病人 1~4 周前有无咽痛、咳嗽等呼吸道感染表现。④辅助检查结果。⑤疾病治疗原则。

2. 常见护理诊断 / 问题　①低效性呼吸型态。②躯体活动障碍。③恐惧。

3. 护理措施　①提供安静、舒适、光线柔和的环境。②给予高热量、高维生素、易消化饮食,吞咽困难者喂食速度要慢,避免发生呛咳。③保持呼吸道通畅,预防并发症,呼吸肌轻度麻痹者给予鼻导管吸氧。④密切观察病情,注意呼吸的频率、节律、深度的改变,病人有无呼吸困难、缺氧等表现。⑤监测动脉血氧分压和血氧饱和度。⑥加强心理护理。

4. 健康指导　①指导病人建立健康的生活方式。②避免受凉、感冒、疲劳和创伤等诱因。③指导病人保持床单位整洁、干燥、无渣屑,减少对皮肤的机械性刺激。④指导病人及家属掌握与本病相关的知识及自我护理方法。⑤及早进行肢体功能锻炼,由被动运动开始,逐步转向主动运动,以争取早日康复。

（刘雨佳）

第三节　急性脑血管疾病病人的护理

【学习目标】

1. 掌握脑血管疾病的预防、危险因素;常见脑血管疾病病人的护理诊断 / 问题、护理措施、健康指导。
2. 熟悉常见脑血管疾病的临床表现、诊断要点和救治原则;脑卒中常见并发症的观察。
3. 学会应用护理程序对急性脑血管病病人实施整体护理。
4. 能正确评估病人的身心状况,根据护理诊断 / 问题制订合理的护理措施并进行健康指导。

【重点与难点】

1. 重点　脑血管疾病的危险因素;脑梗死早期溶栓的意义及护理配合;不同部位脑出血的临床表现及治疗要点;脑疝的病情评估、急救措施、补液原则。
2. 难点　脑出血与蛛网膜下腔出血的鉴别;出血性脑卒中与缺血性脑卒中的鉴别;院内感染的预防。

【学习要点】

（一）概述
1. 脑血管疾病　指在脑血管病变或血流障碍的基础上发生的局限性或弥漫性脑功能障碍。
2. 脑卒中　指各种原因引起的脑血管疾病急性发作,造成脑局部血液循环障碍所导致的神经功能缺损综合征,症状持续时间至少 24 小时以上,包括脑梗死、脑出血、蛛网膜下腔出血等。脑卒中是单病种致残率最高的疾病。本病的高发病率、高死亡率和高致残率给社会、家庭带来沉重的负担和痛苦。
3. 重要知识点
（1）脑血管疾病分类

1）依据症状持续时间：时间不足 24 小时，称为短暂性脑缺血发作；超过 24 小时，称为脑卒中。

2）依据发病急缓：分为急性脑血管疾病和慢性脑血管疾病，前者包括短暂性脑缺血发作、脑梗死、脑血栓、脑出血、蛛网膜下腔出血；后者包括脑血管硬化症和血管性痴呆。

3）依据病理性质：分为缺血性卒中和出血性卒中。前者又称为脑梗死，包括脑血栓形成和脑栓塞，后者包括脑出血和蛛网膜下腔出血。

（2）脑血管疾病危险因素

1）不可干预因素如年龄、性别、性格、种族、家族史、气候。55 岁以后发病率明显增加。男性脑卒中发病率高于女性。家族直系亲属中，有脑卒中史的子女发病风险增加。

2）可干预因素：高血压、糖尿病、心脏病、高血脂、高同型半胱氨酸血症、吸烟、酗酒、体力活动少、高盐饮食、高脂饮食、超重、感染等。高血压是各类脑卒中最重要的独立危险因素，糖尿病、吸烟、酗酒均为重要的危险因素。

（3）一级预防是发病前预防；二级预防是疾病发生后积极治疗，防止病情加重；三级预防为在疾病发生且造成残疾后，积极进行功能康复训练。

（二）缺血性脑血管疾病

1. 短暂性脑缺血发作

（1）概述：短暂性脑缺血发作是由于颅内动脉病变致脑动脉一过性供血不足引起的短暂性、局灶性脑和视网膜功能障碍，表现为供血区神经功能缺失的症状和体征。每次发作持续数分钟，多在 1 小时内恢复，24 小时之内完全恢复，不遗留神经功能缺失症状，但反复发作。

（2）重要知识点

护理评估：①诱发因素。②脑血栓形成、脑栓塞临床表现。③病人发病后心理反应。④辅助检查结果。⑤治疗原则：消除病因、减少及预防复发、保护脑功能。

2. 脑梗死

（1）概述：脑梗死又称缺血性脑卒中，是指由于脑部血液供应障碍，缺血、缺氧引起的局限性脑组织的缺血性坏死或脑软化，占脑卒中的 70%~80%。临床常见脑血栓形成和脑栓塞。

（2）重要知识点

护理评估：①诱发因素。②颈内动脉系统、椎-基底动脉系统临床表现。③病人发病后心理反应。④辅助检查结果。⑤治疗原则：脑血栓形成应遵循超早期、个体化、整体化的治疗原则；脑栓塞急性期采用综合治疗，尽量恢复脑部血液循环。

3. 缺血性脑卒中疾病常见护理诊断 / 问题 ①躯体活动障碍。②语言沟通障碍。③吞咽障碍。④焦虑。⑤潜在并发症：颅内压增高、脑疝等。

4. 缺血性脑血管疾病常见护理措施 ①一般护理：急性期卧床休息，宜采取平卧位；恢复期病人尽量鼓励其独立完成生活自理活动；给予低脂、低盐、低胆固醇、高维生素饮食，必要时给予鼻饲饮食。②TIA 病人密切观察眩晕、复视、失明及共济失调等表现；脑梗死病人密切观察生命体征、意识状态、瞳孔、肌张力、腱反射的改变；判断有无脑水肿、颅内压增高征象。③用药护理：注意观察药物不良反应。④通过介绍经验，鼓励病人增强生活的勇气与信心。

5. 缺血性脑血管疾病常见健康指导 ①避免肥胖、吸烟、酗酒等不良生活方式；积极治疗高血压、糖尿病、高血脂等原发疾病。②选择低盐、低脂、足量蛋白质和丰富维生素饮食，限制钠盐和甜食的摄入量；避免长期精神紧张，防止跌倒。③预防复发：指导病人动态监测血压、血糖、血脂变化和心脏功能情况，定期进行门诊检查。④康复指导：急性期后尽早开始肢体功能锻炼,一般在病情平稳后 72 小时开始康复训练。

（三）出血性脑血管疾病

1. 脑出血

（1）概述:脑出血是指原发性非外伤性脑实质内出血。

（2）重要知识点

护理评估:①诱发因素。②出血部位和出血量不同,临床表现各异。③病人发病后心理反应。④辅助检查结果。⑤治疗原则为安静卧床、降低颅内压、调整血压、防止继续出血和并发症发生,挽救生命,降低死亡率、致残率,减少复发。脑出血病情稳定后,宜进行康复治疗。

2. 蛛网膜下腔出血

（1）概述:蛛网膜下腔出血是多种病因所致脑底部或脑、脊髓表面血管破裂的急性出血性脑血管病,血液直接流入蛛网膜下腔。

（2）重要知识点

护理评估:①诱发因素。②典型临床表现及常见并发症。③病人发病后心理反应。④辅助检查结果。⑤治疗原则为防止再出血,降低颅内压,防止血管痉挛,减少并发症,治疗原发病和预防复发。

3. 出血性脑血管疾病常见护理诊断/问题 ①急性意识障碍。②躯体活动障碍。③疼痛:头痛。④语言沟通障碍。⑤潜在并发症:脑疝、再出血、上消化道出血等。

4. 出血性脑血管疾病常见护理措施 ①一般护理:脑出血病人绝对卧床休息 4~6 周,抬高床头 15°~30°,以减轻脑水肿,发病后 24~48 小时内避免搬动;瘫痪侧肢体置于功能位,出现面瘫者,取面瘫侧朝上侧卧位;急性脑出血发病 24 小时内禁食;生命体征平稳、无颅内压增高和严重消化道出血时,给予高蛋白、高维生素、清淡、易消化、营养丰富的流质或半流质饮食;昏迷或吞咽障碍者,给予鼻饲饮食。②密切监测生命体征、意识、瞳孔的变化;观察头痛的性质、部位、时间、频率、强度等,③脑疝护理:严密观察脑疝的先兆表现,一旦出现,立即报告医生;一旦有脑疝出现迅速给予高流量吸氧,建立静脉通路,遵医嘱快速给予脱水、降颅压药物;备好气管切开包、脑室穿刺引流包、监护仪、呼吸机和抢救药物等。④通过介绍经验,鼓励病人增强生活的勇气与信心。

5. 脑血管疾病常见健康指导 ①疾病知识指导:见缺血性脑血管疾病常见健康指导。②建立健康的生活方式,保证充足睡眠,适当运动,避免体力或脑力的过度劳累和突然用力过猛。养成定时排便的习惯,保持大便通畅。女性 1~2 年内,避免妊娠及分娩。

（唐艳妮）

第四节 帕金森病病人的护理

【学习目标】

1. 掌握帕金森病病人的身体状况、护理措施及健康指导。

2. 熟悉帕金森病临床特征、常用治疗药物。

3. 了解帕金森病的病因与发病机制。

4. 学会应用护理程序对帕金森病病人实施整体护理。

5. 能正确评估病人的身心状况,根据护理诊断/问题制订适当的护理措施并进行健康指导。

6. 具有良好的专业基础,能积极配合医生指导治疗。

【重点与难点】

1. 重点 帕金森病人运动障碍的护理。
2. 难点 帕金森病药物长期治疗综合征的观察与处理。

【学习要点】

(一)概述

帕金森病又称震颤麻痹,临床上以静止性震颤、运动迟缓、肌强直和姿势步态异常为主要特征,是中老年常见的神经系统变性疾病,主要病理改变是黑质多巴胺(DA)能神经元变性坏死和路易小体形成。高血压脑动脉硬化、脑炎、外伤、中毒、基底核附近肿瘤,以及药物等所产生的震颤、强直等症状,称为帕金森综合征。本病多见于中老年人。

(二)重要知识点

1. 护理评估 ①询问相关疾病病史。②发病后的主要表现,有无静止性震颤、步行障碍、肌强直和运动迟缓。③病人发病后心理反应。④辅助检查结果。⑤疾病治疗原则。

2. 常见护理诊断/问题 ①躯体活动障碍。②自尊低下。

3. 护理措施 ①行动不便、起坐困难者,配备辅助设施;给予高热量、高维生素、高纤维素、低盐、低脂、适量优质蛋白的易消化饮食;注意安全护理。②用药过程注意观察疗效和不良反应。③康复训练:做好语言沟通训练及肢体运动训练。④及时了解病人疾病信息,做出正确指导,使病人身心放松、情绪稳定。

4. 健康指导 ①指导病人坚持主动运动,保持最大范围关节活动。②教会病人观察和处理不良反应;用药过程可能出现的"开-关现象""剂末现象"及应对方法。③安全生活指导,防止受伤。④保证时间充足和环境安静,不催促、不打扰进餐。

(唐艳妮)

第五节 癫痫病人的护理

【学习目标】

1. 掌握癫痫病人的身体状况、主要护理措施及健康指导。
2. 熟悉癫痫大发作临床表现、癫痫病人治疗原则及脑电图检查的临床意义。
3. 学会应用护理程序对癫痫病人实施整体护理。
4. 能正确评估病人的身心状况,根据护理诊断/问题制订适当的护理措施并进行健康指导。
5. 具有良好的专业基础,能积极配合医生抢救治疗。

【重点与难点】

1. 重点　癫痫持续状态的定义和急救处理；癫痫发作期安全护理和发作期的健康指导。
2. 难点　癫痫药物治疗的原则。

【学习要点】

（一）概述

癫痫是一组由大脑神经元异常放电所引起的短暂中枢神经系统功能失常，具有突然发生、反复发作的特点。大脑皮质神经元异常放电是各种癫痫发作的病理基础，任何致病因素均可诱发癫痫。根据病变累及大脑部位的不同，临床表现为运动、感觉、意识、行为和自主神经等不同程度的障碍。

（二）重要知识点

1. 护理评估　①询问家族中有无类似疾病。②了解有无相关疾病病史。③癫痫具有短暂性、刻板性、间歇性和反复发作性特征。④部分性发作、全面性发作及癫痫持续状态临床表现，病人发病后心理反应。⑤辅助检查结果。⑥疾病治疗原则。

2. 常见护理诊断/问题　①有窒息的危险。②有受伤的危险。③长期性低自尊。④潜在并发症：脑水肿、酸中毒、水电解质紊乱。

3. 护理措施　①保证充足睡眠，避免过度劳累；避免强光、惊吓等刺激；给予清淡、富营养、易消化饮食。②严密观察生命体征、神志及瞳孔变化；观察发作类型。③发作时防止受伤；保持呼吸道通畅。④注意观察常用药物不良反应。⑤帮助病人正确对待疾病，理解病人，耐心倾听，鼓励病人说出自己的内心感受。

4. 健康指导　①向病人及家属介绍本病的相关知识，避免过度疲劳、睡眠不足及便秘等诱发因素。②指导发作时家庭紧急护理方法。③禁止从事攀高、游泳、驾驶及带电作业等危险工作或活动。④嘱病人随身携带病情诊疗卡。

（唐艳妮）

【测试练习】

（一）选择题

A1 型题

1. 意识完全丧失，但对针刺激有痛苦表情及躲避反应的意识障碍，属于
   - A. 嗜睡
   - B. 意识模糊
   - C. 昏睡
   - D. 浅昏迷
   - E. 深昏迷

2. 关于瘫痪病人的护理措施，正确的是
   - A. 早期留置尿管
   - B. 保持瘫痪肢体功能位
   - C. 疾病早期应减少被动和主动运动
   - D. 穿衣时应先穿健侧，后穿患侧
   - E. 脱衣时应先脱患侧，后脱健侧

3. 头痛病人避免用力排便，目的是预防

A. 脑血栓形成　　　　　　B. 颅内压增高　　　　　　C. 呕吐加重

D. 心脏负荷加重　　　　　E. 心绞痛发作

4. 对意识障碍病人的护理措施,正确的是

　A. 预防坠床,可采用约束带　　　　　　B. 出现抽搐时,应按压四肢

　C. 预防压疮,定时翻身　　　　　　　　D. 鼓励进食,以保证营养

　E. 给予漱口,清洁口腔

5. 符合急性炎症性脱髓鞘性多发性神经病脑脊液特征的是

　A. 细胞数正常,蛋白增高　　　　　　　B. 细胞数增高,糖降低

　C. 细胞数增高,蛋白降低　　　　　　　D. 细胞数增高,糖含量正常

　E. 红细胞数减少,细菌培养阴性

6. 符合急性炎症性脱髓鞘性多发性神经病的表现是

　A. 直立性低血压　　　　　B. 心动过缓　　　　　　C. 心力衰竭

　D. 全身小关节疼痛　　　　E. 关节僵硬

7. 急性炎症性脱髓鞘性多发性神经病首发症状是

　A. 一侧肢体运动障碍　　　　　　　　　B. 一侧肢体抽搐

　C. 关节僵硬　　　　　　　　　　　　　D. 四肢对称性肌无力

　E. 肢体远端呈手套、袜套样感觉减退

8. 急性炎症性脱髓鞘性多发性神经病危及生命最常见的情况是

　A. 四肢瘫痪　　　　　　　B. 肺部感染　　　　　　C. 呼吸肌麻痹

　D. 心力衰竭　　　　　　　E. 消化道出血

9. 脑血管病最重要的危险因素是

　A. 高血脂　　　　　　　　B. 高血压　　　　　　　C. 肥胖

　D. 吸烟　　　　　　　　　E. 高盐饮食

10. 发生脑出血最常见的血管是

　A. 椎动脉　　　　　　　　B. 大脑后动脉　　　　　C. 大脑中动脉

　D. 基底动脉　　　　　　　E. 后交通动脉

11. 符合上运动神经元性瘫痪表现的是

　A. 肌张力减弱　　　　　　B. 腱反射减弱　　　　　C. 肌萎缩明显

　D. 病理反射阳性　　　　　E. 肌束颤动阳性

12. 蛛网膜下腔出血最具有特征性的表现是

　A. 剧烈头痛　　　　　　　B. 频繁呕吐　　　　　　C. 脑膜刺激征

　D. 短暂意识障碍　　　　　E. 一侧动眼神经麻痹

13. 内囊出血的典型表现是

　A. 进行性头痛加剧　　　　B. 三偏征　　　　　　　C. 频繁呕吐

　D. 大小便失禁　　　　　　E. 呼吸深沉而有鼾声

14. 老年人脑血栓形成易发生在夜间休息状态下的主要原因是

　A. 气温较低　　　　　　　B. 晚餐过饱　　　　　　C. 睡眠时间过长

　D. 血糖过低　　　　　　　E. 血压过低

15. 给予脑出血急性期病人头部抬高的卧位,主要目的是

　A. 有利于口腔分泌物的引流　　　　　　B. 有利于颅内血液回流

C. 防止呕吐　　　　　　　　　　　　D. 减轻脑压

E. 防止脑缺氧

16. 高血压脑出血病人保持大便通畅的目的是

A. 防止脑压增高　　　B. 防止心力衰竭　　　C. 有利于毒素排出

D. 有利于食欲　　　　E. 有利于消化

17. 急性脑血管病伴脑疝形成病人紧急处理措施是

A. 脑 CT　　　　　　B. 脑 MRI　　　　　　C. 腰椎穿刺

D. 静脉注射甘露醇　　E. 脑血管造影

18. 脑出血病人死亡的主要原因是

A. 坠积性肺炎　　　　B. 压疮感染　　　　　C. 脑疝

D. 上消化道出血　　　E. 中枢性高热

19. 引起帕金森病最主要机制是

A. 网状结构胆碱能系统受损　　　　　B. 去甲肾上腺素能系统受损

C. 5- 羟色胺系统受损　　　　　　　　D. 黑质多巴胺能系统受损

E. γ- 氨基丁酸能系统受损

20. 帕金森病病人不宜进食高蛋白食物的原因是

A. 不易消化　　　　　B. 易诱发震颤　　　　C. 易引起肌肉强直

D. 降低药物疗效　　　E. 加重肾脏负担

21. 起步后小步快速往前,脚掌不离地,擦地而行,且身体向前倾,有一种要扑倒在地的趋势,此种步态最常见的疾病是

A. 帕金森病　　　　　B. 股骨颈坏死　　　　C. 强直性脊柱炎

D. 佝偻病　　　　　　E. 小脑病变

22. 帕金森病首发表现是

A. 肌强直　　　　　　B. 肢体震颤　　　　　C. 步行障碍

D. 运动迟缓　　　　　E. 面具脸

23. 有助于癫痫诊断的辅助检查项目是

A. 脑部 CT　　　　　B. 血液检查　　　　　C. 心电图检查

D. 脑电图检查　　　　E. B 超检查

24. 癫痫发作持续状态是指癫痫发作持续超过

A. 10 分钟　　　　　B. 15 分钟　　　　　C. 20 分钟

D. 25 分钟　　　　　E. 30 分钟

25. 癫痫大发作时瞳孔的变化是

A. 扩大,对光反射消失　B. 扩大,对光反射存在　C. 缩小,对光反射消失

D. 缩小,对光反射存在　E. 无变化

26. 特发性癫痫是指

A. 大脑半球病变引起的癫痫发作

B. 大发作及小发作

C. 除局限性发作以外所有类型的癫痫

D. 未找到明确器质性或代谢性病因的癫痫发作

E. 从婴儿期开始的癫痫发作

27. 癫痫大发作最具特征的表现是
    A. 发作性肢体麻木　　　　B. 发作性意识障碍　　　　C. 发作性头痛
    D. 发作性偏瘫　　　　　　E. 发作性强直,阵挛抽搐及意识障碍

28. 癫痫发作时最重要的护理措施是
    A. 安全护理　　　　　　　B. 病情观察　　　　　　　C. 心理护理
    D. 知识指导　　　　　　　E. 保持呼吸道通畅

29. 癫痫病人最常见的发作类型是
    A. 简单部分性发作　　　　B. 复杂部分性发作　　　　C. 单纯失神发作
    D. 强直阵挛发作　　　　　E. 癫痫持续状态

30. 癫痫病人出院时,健康教育**错误**的是
    A. 保持情绪稳定　　　　　　　　　　　B. 避免疲劳、烟酒
    C. 定期查血象及肝、肾功能　　　　　D. 不可随意增减药物剂量
    E. 自我感觉良好及时停药

31. 对于癫痫持续发作病人,护士首先应做的准备是
    A. 做好约束准备　　　　　　　　　　B. 准备地西泮静脉注射
    C. 准备 20% 甘露醇静脉注射　　　　D. 准备鼻饲抗癫痫药
    E. 准备 50% 葡萄糖静脉注射

32. 癫痫大发作可以减药的情况是
    A. 癫痫发作停止 1 年后　　　　　　　B. 癫痫发作停止 2 年以上
    C. 脑电图正常后　　　　　　　　　　D. 服药 2 年以上
    E. 服药后,1 年只发作 1~2 次

A2 型题

1. 病人,男性,58 岁。反复头痛、心悸 16 年,加重伴呕吐 2 天。既往有 "高血压病" 病史 16 年。身体评估:体温 37.6℃,呼吸 22 次 /min,脉搏 98 次 /min,血压 188/112mmHg。呼之不应,压迫眶上神经有痛苦表情,瞳孔对光反射、角膜反射存在。病人的意识状态为
    A. 嗜睡　　　　　　　　　B. 昏睡　　　　　　　　　C. 浅昏迷
    D. 深昏迷　　　　　　　　E. 意识模糊

2. 病人,女性,22 岁。以 "急性感染性多发性神经炎" 入院。身体评估:四肢无力,双下肢能在床上移动,但不能抬起。该病人的肌力应判断为
    A. 0 级　　　　　　　　　B. 1 级　　　　　　　　　C. 2 级
    D. 3 级　　　　　　　　　E. 4 级

3. 病人,女性,45 岁。"感冒" 后双下肢无力、麻木 3 天,以 "急性炎症性脱髓鞘性多发性神经病" 入院。身体评估:双下肢肌力 3 级,皮肤温、痛觉消失,位置觉及两点辨别觉存在。病人的感觉障碍属于
    A. 感觉倒错　　　　　　　B. 感觉减退　　　　　　　C. 感觉异常
    D. 感觉过敏　　　　　　　E. 感觉分离

4. 病人,男性,58 岁。脑卒中后遗留右侧肢体僵硬,行动不便,感觉减退,在语言交流时病人能表述,但不能复述出在自发谈话时较易说出的词和句子。病人言语障碍属于
    A. 表达性失语　　　　　　B. 听觉性失语　　　　　　C. 命名性失语
    D. 传导性失语　　　　　　E. 完全性失语

5. 病人,女性,66 岁。右下肢无力伴疼痛半年。既往有"高血压病"病史 18 年。身体评估:右下肢皮肤予以轻微针刺就感觉疼痛非常明显,但仍能耐受。病人的感觉障碍属于

    A. 感觉过度   B. 感觉异常   C. 感觉过敏

    D. 感觉倒错   E. 感觉分离

6. 病人,男性,40 岁。双下肢乏力 1 周,1 天前出现进行性加重伴呼吸困难、吞咽困难。身体评估:颈部以下感觉消失,四肢瘫痪,腱反射消失,病理反射未引出。目前病人护理诊断 / 问题中最主要的是

    A. 气体交换受损   B. 感知觉紊乱   C. 有皮肤黏膜受损的危险

    D. 肢体活动障碍   E. 营养失调:低于机体需要量

7. 病人,女性,30 岁。近 3 天来进行性双下肢瘫痪,胸水平以下深、浅感觉丧失,以"急性炎症性脱髓鞘性多发性神经病"入院。为防止窒息在进食时宜给予病人的体位是

    A. 平卧位   B. 头高足低位   C. 头低足高位

    D. 左侧卧位   E. 右侧卧位

8. 病人,女性,36 岁。"感冒"后双下肢进行性无力 3 周。入院后行脑脊液检查:脑脊液细胞数正常,蛋白质明显增高。最符合该病人疾病的是

    A. 脑出血   B. 脑栓塞   C. 脑血栓形成

    D. 吉兰 - 巴雷综合征   E. 短暂性脑缺血发作

9. 病人,男性,42 岁。双下肢无力、感觉障碍 2 天,进行性加重伴呼吸困难、排尿困难 1 天,入院后诊断为急性炎症性脱髓鞘性多发性神经病,除立即给予呼吸机辅助呼吸外,首选的治疗药物是

    A. 血管扩张剂   B. 神经生长因子   C. 糖皮质激素

    D. 维生素   E. 抗生素

10. 病人,女性,67 岁。头晕、乏力 1 个月余,症状加重伴头痛、喷射性呕吐、视物模糊 3 天。身体评估:体温 38.1℃,脉搏 96 次 /min,呼吸 22 次 /min,血压 155/112mmHg;烦躁不安,全身皮肤可见大片瘀斑。最重要的观察内容是

    A. 体温   B. 脉搏   C. 呼吸

    D. 瞳孔   E. 尿量

12. 病人,男性,70 岁。晨起家人发现其右侧肢体活动障碍、言语不清 1 小时。既往有"高血压病"病史 28 年。以"脑梗死"入院。该病人溶栓最佳时机为发病后

    A. 2 小时内   B. 3 小时内   C. 4 小时内

    D. 5 小时内   E. 6 小时内

12. 病人,男性,52 岁。与家人发生口角后突然出现头痛、呕吐、唤之不应 1 小时,既往有"高血压病"病史 16 年。以"脑出血"入院,首要的护理措施是

    A. 去枕平卧位   B. 补充血容量   C. 急诊行脑 CT 检查

    D. 鼻饲   E. 插尿管

13. 病人,男性,62 岁。病人出现头痛、呕吐、意识不清,呼吸快而不规则,血压升高明显,以"脑出血"入院。**错误**的护理措施是

    A. 头略抬高   B. 绝对卧床   C. 清除口腔异物

    D. 鼻饲   E. 及时翻身

14. 病人,男性,68 岁,有高脂血症病史 26 年。晨起突然出现一侧肢体瘫痪无力约 1 小

时,活动后症状自行缓解,该病人最可能存在

    A. 短暂性脑缺血性发作   B. 脑血栓形成   C. 脑栓塞

    D. 脑出血   E. 蛛网膜下腔出血

15. 病人,男性,65 岁。吸烟、饮酒多年。晨起时一侧肢体麻木,自行上厕所时感下肢肢体麻木、无力而摔倒。身体评估:神志清醒,左侧肢体瘫痪,口角无歪斜。此时首先考虑的病情变化为

    A. 短暂性脑缺血性发作   B. 脑血栓形成   C. 脑栓塞

    D. 脑出血   E. 蛛网膜下腔出血

16. 病人,男性,62 岁。几年来逐渐出现四肢震颤,双手呈"搓药丸样"动作,面部缺乏表情,动作缓慢,走路呈"慌张步态",被动运动时肢体呈齿轮样肌张力增高。该病人最需要的治疗药物是

    A. 新斯的明   B. 左旋多巴   C. 苯妥英钠

    D. 卡马西平   E. 多巴胺

17. 病人,男性,72 岁,以"帕金森病"入院。身体评估:站立时躯体前倾前屈,行走时上肢协同摆动动作消失,启动和终止均有困难,步距缩小,这种特殊步态称为

    A. 醉汉步态   B. 划圈步态   C. 足跟步态

    D. 慌张步态   E. 剪刀步态

18. 病人,男性,19 岁。以"阵发性全面性阵挛 - 强直性癫痫发作(癫痫大发作)"治疗,服用苯妥英钠 1 年。10 天前因腹泻而停服苯妥英钠,2 天来抽搐次数增多,约 20 多次,持续昏迷。造成癫痫频繁发作的原因是

    A. 高热   B. 体弱   C. 胃肠炎

    D. 停服抗癫痫药   E. 水、电解质、酸碱平衡失调

19. 病人,女性,20 岁。因反复抽搐、呼之不应 6 小时入院。身体评估:昏迷状态,双瞳孔等大,眼底正常,四肢无瘫痪。病人发作时口唇发绀,四肢节律性抽动,持续约 20 分钟。近 4 个月来生气后曾有上述发作,均在 10 分钟后自行缓解。为控制症状应首先采取的措施是

    A. 吸氧   B. 氯丙嗪镇静   C. 静脉注射安定

    D. 肌内注射安定   E. 静脉注射葡萄糖酸钙

20. 病人,女性,18 岁。病人入院后癫痫发作持续 30 分钟尚未停止,护士应立即准备的首选治疗药物是

    A. 苯巴比妥纳   B. 地西泮   C. 卡马西平

    D. 10% 水合氯醛   E. 苯妥英钠

21. 病人,男性,28 岁。突然意识丧失,全身抽搐,面色发绀,口吐白沫,小便失禁,5~6 分钟后意识逐渐清醒。最可能是

    A. 癔症   B. 舞蹈病   C. 癫痫

    D. 震颤麻痹   E. 手足搐搦症

A3/A4 型题

(1~2 题共用题干)

病人,男性,65 岁,退休职工。午睡醒来发现右侧肢体无力,不能说话,但神志清楚。由家人迅速送至医院。入院行 MRI 检查:左侧大脑中动脉供血区存在梗死灶。

1. 该病人目前主要考虑的疾病诊断为

A. 脑出血　　　　　　　B. 脑血栓形成　　　　　　C. 脑栓塞

D. 蛛网膜下腔出血　　　E. 腔隙性脑梗死

2. 病人发病至今 2 小时,经 CT 证实病人脑内无出血灶存在。目前最应该积极采取的治疗措施是

A. 抗凝治疗　　　　　　B. 抗血小板聚集治疗　　　C. 脑保护治疗

D. 超早期溶栓治疗　　　E. 脱水、降颅压治疗

（3~4 题共用题干）

病人,男性,70 岁。双手颤抖 3 年余,手指扣纽扣、系鞋带困难 1 个月。身体评估:面具脸,双手静止性震颤,右上肢肌张力增高,慌张步态。

3. 病人最可能存在的疾病是

A. 舞蹈病　　　　　　　B. 帕金森病　　　　　　　C. 强直性脊柱炎

D. 脑出血　　　　　　　E. 小脑病变

4. 此种疾病最常见的首发症状是

A. 动作迟缓　　　　　　B. 面具脸　　　　　　　　C. 便秘

D. 肌强直　　　　　　　E. 静止性震颤

（5~6 题共用题干）

病人,男性,68 岁。近 1 年来动作缓慢,始动、停步或转弯时困难,逐渐出现走路慌张不稳。脑 CT 检查提示脑萎缩和腔隙性脑梗死,神经系统检查发现肌张力增高。

5. 该病人最可能存在的疾病是

A. 老年性震颤　　　　　B. 甲状腺功能亢进　　　　C. 帕金森病

D. 特发性良性震颤　　　E. 脑动脉硬化

6. 该病人最适宜的治疗方法是

A. 手术治疗　　　　　　B. 药物治疗　　　　　　　C. 功能锻炼

D. 物理治疗　　　　　　E. 中药治疗

（7~9 题共用题干）

病人,男性,19 岁。突然出现意识丧失,全身抽搐,眼球上翻,瞳孔散大,牙关紧闭,大小便失禁,持续约 2 分钟,清醒后对发病过程全无记忆。

7. 根据临床征象,该病人可能为

A. 癔症　　　　　　　　B. 精神分裂症　　　　　　C. 癫痫

D. 低钙性手足搐搦　　　E. 肌阵挛发作

8. 目前该病人首要的护理诊断 / 问题是

A. 有窒息的危险　　　　B. 有受伤的危险　　　　　C. 潜在并发症:脑水肿

D. 体温过高　　　　　　E. 应对无效

9. 该病人首要的急救措施是

A. 遵医嘱给药控制发作　B. 注意保暖　　　　　　　C. 查找病因

D. 安全护理　　　　　　E. 保持呼吸道通畅

B 型题

（1~2 题共用备选答案）

A. 椎 - 基底动脉血栓形成　　　　　　　　B. 大脑前动脉血栓形成

C. 大脑中动脉血栓形成　　　　　　　　　D. 蛛网膜下腔出血

E. 小脑出血

1. 有眩晕、眼震、构音障碍、交叉性瘫痪,见于

2. 有偏瘫、同向性偏盲、偏身感觉障碍,见于

（3~4 题共用备选答案）

A. 癫痫大发作　　　　　　B. 癫痫小发作　　　　　　C. 癔症性痉挛

D. 重症肌无力　　　　　　E. 急性炎症性脱髓鞘性多发性神经病

3. 主要表现为四肢对称性无力,自远端向近端发展或者自近端向远端发展的弛缓性瘫痪的疾病为

4. 发病时表现为身体某一固定部位的抽搐或感觉障碍属于

（二）填空题

1. 神经系统常见的症状有_____、_____、_____、_____和_____等。

2. 感觉障碍时,若肢体保暖需用热水袋,水温不宜超过_____,防止烫伤。

3. 一般类型意识障碍包括_____、_____、_____和_____。

4. 急性炎症性脱髓鞘性多发性神经根病的首发症状是_____。

5. 急性炎症性脱髓鞘性多发性神经根病的临床特点是_____、_____和_____。

6. 急性炎症性脱髓鞘性多发性神经根病的典型脑脊液实验室检查为细胞数正常,而_____。

7. 脑出血最常见的病因是_____和_____。

8. 脑膜刺激征主要表现为_____、_____和_____。

9. 脑栓塞最常见的栓子来源是_____。

10. 蛛网膜下腔出血的病人应绝对卧床休息的时间为_____周。

11. 溶栓治疗的主要副作用包括过敏反应、_____和_____。

12. 帕金森病主要临床症状有_____、_____、_____和_____等。

13. 帕金森病的病因可能与_____、_____和_____有关。

14. 癫痫强直 - 阵挛发作以_____和_____为特征。

15. 癫痫的全面强直 - 阵挛发作分为_____、_____、_____三期。

16. 癫痫持续状态是指癫痫连续发作之间_____又频繁发作,或癫痫发作持续_____以上不能自行停止。

（三）名词解释

1. 意识障碍

2. 感觉障碍

3. 偏瘫

4. 急性炎症性脱髓鞘性多发性神经根病

5. 脑脊液蛋白 - 细胞分离现象

6. 脑卒中

7. 神经系统疾病三偏征

8. 脑栓塞

9. 慌张步态

10. 面具脸

11. 癫痫

12. 癫痫持续状态

13. 全面强直 - 阵挛发作

（四）简答题

1. 试述对运动障碍病人进行康复训练的原则及注意事项。

2. 出血性脑血管病人急性期降低颅压缓解疼痛的护理措施有哪些？

3. 肌力如何分级？

4. 急性炎症性脱髓鞘性多发性神经根病清理呼吸道无效的护理措施要点有哪些？

5. 急性炎症性脱髓鞘性多发性神经根病病人健康指导的主要内容有哪些？

6. 脑疝的先兆的主要表现有哪些？

7. 帕金森病人的护理要点有哪些？

8. 癫痫持续状态的急救护理措施有哪些？

9. 癫痫病人出院的指导要点有哪些？

（五）案例分析题

1. 病人，男性，72 岁。1 小时前排便后突然倒地、不省人事。既往有 "高血压病" 病史 30 年。身体评估：呼之不应，对各种刺激全无反应，瞳孔对光反射、角膜反射消失。

请思考：

（1）病人属于意识障碍的哪一种类型？

（2）病人目前首要的护理措施是什么？

2. 病人，女性，52 岁。咽痛、咳嗽、发热 1 周，进行性呼吸困难，伴四肢无力、末端感觉下降 1 天。身体评估：四肢末梢呈手套、袜套样感觉异常。

请思考：

（1）病人目前存在哪些护理诊断 / 问题？

（2）针对病人目前情况，主要的护理措施有哪些？

3. 病人，男性，58 岁。反复右侧上肢发作性无力 1 天，晨起说话困难 1 小时，发病后无头痛、呕吐。既往有 "糖尿病" 病史 12 年、"高血压病" 病史 6 年。身体评估：血压 170/100mmHg，神志清楚，听不懂医生问话也不能用口语表述交流，右侧鼻唇沟平坦，口角低垂，示齿时口角明显偏向左侧，伸舌时舌尖偏向右侧。右侧上肢肌力 2 级，下肢肌力 3 级，右侧偏身痛温觉迟钝。右侧 Babinski 征阳性。

（1）目前病人主要存在哪些护理诊断 / 问题？

（2）就病人的护理诊断 / 问题，护士应首先采取哪些护理措施？

4. 病人，男性，20 岁。四肢反复阵发性抽搐，伴短暂意识障碍 10 年，加重 5 小时，以 "癫痫" 入院。曾以 "癫痫" 在院外应用卡马西平治疗。近日因 "感冒" 未按时服用抗癫痫药物，多次出现四肢阵发性抽搐，发作间期呼之不应。入院期时出现四肢阵发性抽搐，发作时眼球上窜、口吐白沫、口唇青紫、尿失禁、瞳孔散大、对光反射存在，持续约 35 分钟，5~10 分钟后又出现发作。以 "癫痫持续状态" 治疗。

请思考：

（1）为何判断病人为癫痫持续状态？

（2）病人存在哪些护理诊断 / 问题？如何采取紧急护理措施？

【参考答案】

(一)选择题

A1 型题

1. D　2. B　3. B　4. C　5. A　6. A　7. D　8. C　9. B　10. C　11. D　12. C　13. B　14. E　15. D　16. A　17. D　18. C　19. D　20. D　21. A　22. B　23. D　24. E　25. A　26. D　27. E　28. E　29. B　30. E　31. B　32. B

A2 型题

1. C　2. C　3. E　4. D　5. C　6. A　7. B　8. D　9. C　10. D　11. A　12. A　13. E　14. A　15. B　16. B　17. D　18. D　19. D　20. B　21. C

A3/A4 型题

1. B　2. D　3. B　4. E　5. C　6. B　7. C　8. A　9. E

B 型题

1. A　2. C　3. E　4. B

(二)填空题

1. 头痛　意识障碍　言语障碍　感觉障碍　运动障碍

2. 50℃

3. 嗜睡　意识模糊　昏睡　昏迷

4. 四肢对称性无力

5. 急性　对称性　弛缓性肢体瘫痪

6. 蛋白质明显增高

7. 高血压　动脉粥样硬化

8. 颈项强直　克尼格征阳性　布氏征阳性

9. 心源性栓子

10. 4~6

11. 出血　低血压

12. 静止性震颤　肌强直　运动迟缓　姿势步态异常

13. 神经系统老化　环境因素　遗传因素

14. 全身抽搐　意识障碍

15. 强直期　阵挛期　发作后期

16. 意识尚未完全恢复　30 分钟

(三)名词解释

1. 意识障碍是对外界环境刺激缺乏反应的一种精神状态。

2. 各种感觉都有自己的传导通路,从神经末梢、周围神经、后角细胞、传导束至大脑皮质感觉区的传导通路上,任何一处受损均引起感觉异常,称为感觉障碍。

3. 偏瘫指一侧面部和肢体瘫痪,常伴有瘫痪侧肌张力增高、腱反射亢进和病理征阳性等体征。

4. 急性炎症性脱髓鞘性多发性神经根病是以周围神经和神经根的脱髓鞘,以及小血管周围淋巴细胞及巨噬细胞的炎性反应为病理特点的自身免疫性疾病。

5. 典型脑脊液实验室检查为细胞数正常,而蛋白质明显增高,称蛋白 - 细胞分离现象,为急性炎症性脱髓鞘性多发性神经根病的重要特点,通常在病后第 3 周最为明显。

6. 脑卒中是指急性起病,由于脑局部血液循环障碍所导致的神经功能缺损综合征,症状持续时间至少 24 小时以上,包括脑梗死、脑出血、蛛网膜下腔出血等。

7. 神经系统疾病三偏征是指内囊损害时出现的对侧偏瘫、偏身感觉障碍和同向性偏盲。

8. 脑栓塞是指血液中的各种栓子(如心脏内的附壁血栓、动脉粥样硬化的斑块、脂肪、肿瘤细胞、纤维软骨或空气等)随血流进入脑动脉而阻塞血管,当侧支循环不能代偿时,引起该动脉供血区脑组织缺血性坏死,出现局灶性神经功能缺损。

9. 慌张步态是指姿势步态异常,出现迈步后碎步往前冲,越走越快,不能立刻停步,称为"慌张步态",常见于帕金森病病人。

10. 面具脸是帕金森病病人面肌强直使面部表情呆板,双眼凝视和瞬目动作减少,笑容出现和消失减慢。

11. 癫痫是一组由不同病因导致的脑部神经元高度同步化异常放电的临床综合征,以发作性、短暂性、重复性及刻板性为临床特点。

12. 癫痫持续状态是指癫痫连续发作之间意识尚未完全恢复又频繁发作,或癫痫发作持续 30 分钟以上不能自行停止。

13. 全面强直 - 阵挛发作是以癫痫发作时意识丧失、双侧强直后出现阵挛为主要临床特征,以往又称大发作。发作前可有瞬间疲乏、麻木、恐惧或无意识动作等先兆表现。

(四)简答题

1. 对运动障碍病人进行康复训练的原则:①被动运动与主动运动相结合。②床上运动与床下运动相结合。③肢体功能锻炼与其他功能锻炼相结合。④实效性与安全性相结合。⑤合理适度,循序渐进,活动量由小到大,时间由短到长。

对运动障碍病人进行康复训练的注意事项:①开始做被动运动时,应合理、适度、循序渐进,强度不宜过大,以免增加病人痛苦而导致病人拒绝训练。②如一侧肢体有自主运动,可用健肢带动患肢在床上练习坐起、翻身及患肢运动;鼓励病人使用健侧肢体完成日常活动及帮助患肢运动。③保护病人,床边应有保护设施,防止病人碰伤、坠床,防止发生意外事故;皮肤感觉障碍者,防止烫伤和冻伤。④除肢体运动功能康复训练外,还包括精神、其他生理功能(感觉、言语、吞咽)、社会功能和职业能力恢复的全面训练。

2. 出血性脑血管病人急性期降低颅压、缓解疼痛的护理措施有:嘱病人绝对卧床休息,抬高床头 15°~30°,减轻脑水肿;呕吐时头偏向一侧,以防误吸呕吐物而窒息;遵医嘱快速静脉注射脱水剂,通过渗透性利尿降低颅内压;密切观察有无脑疝的先兆表现,发现异常立即通知医生,并配合抢救。

3. 肌力共分为 6 级。0 级:肌肉无任何收缩(完全瘫痪)。1 级:肌肉可轻微收缩,但不能产生动作(不能活动关节)。2 级:肌肉收缩可引起关节活动,但不能抵抗地心引力,即不能抬起。3 级:肢体能抵抗重力离开床面,但不能抵抗阻力。4 级:肢体能做抗阻力动作,但未达正常。5 级:正常肌力。

4. 急性炎症性脱髓鞘性多发性神经根病清理呼吸道无效的护理措施有:①保持呼吸道通畅,鼓励病人进行有效咳嗽,以清除积痰,如咳嗽无力,随时用电动吸引器吸痰。必要时备好抢救物品,如气管插管、气管切开器械或人工呼吸机等,以备呼吸肌麻痹者使用。②氧疗,呼吸肌轻度麻痹者,给予鼻导管吸氧,以防缺氧和呼吸中枢抑制。根据病情决定氧流量,一般吸氧流量为 2~4L/min。

5. 急性炎症性脱髓鞘性多发性神经根病病人健康指导的主要内容：①指导病人建立健康的生活方式，营养均衡，加强运动锻炼，增强机体抵抗力，避免受凉、感冒、疲劳和创伤等诱因。保持情绪稳定。②指导病人保持床单位整洁、干燥、无渣屑，减少对皮肤的机械性刺激。向病人及家属解释翻身、拍背的重要性，每天用温水擦拭 1~2 次，以促进肢体血液循环，增进睡眠。运动障碍者，注意防止跌倒，确保安全。③指导病人及家属掌握与本病相关的知识及自我护理方法，使病人及家属认识到肢体功能锻炼的重要性，学会观察肢体运动功能和感觉障碍的恢复情况，共同制订肢体功能锻炼计划，及早进行肢体功能锻炼，由被动运动开始，逐步转向主动运动，以争取早日康复。

6. 脑疝的先兆表现有：剧烈头痛，喷射性呕吐，躁动不安，血压升高，脉搏减慢，呼吸不规则，意识障碍加重，一侧瞳孔散大、对光反射迟钝等。

7. 帕金森病病人的护理要点：①指导和督促病人进行适当运动和日常生活动作训练，协助做好生活护理。②指导病人合理饮食，保证营养均衡，注意避免高蛋白食物，禁食槟榔。③指导病人合理用药，注意观察药物疗效和副作用。④防治并发症，预防外伤、压疮、感染和肢体畸形。⑤心理护理。

8. 癫痫持续状态的急救措施：①尽快控制发作，迅速建立静脉通道，遵医嘱给予地西泮 10~20mg，以不超过 2mg/min 的速度静脉注射。②对症处理：保持呼吸道通畅，吸氧，必要时行气管切开，对病人进行心电、血压、呼吸、脑电的监测，定时进行血液生化、动脉血气分析等项目的检查；查找诱发癫痫持续状态的原因并进行治疗。③防治并发症：脑水肿者快速静脉滴注甘露醇；预防性应用抗生素控制感染；物理降温；纠正酸碱平衡失调和低血糖、低血钠、低血钙等代谢紊乱；加强营养支持治疗。

9. 癫痫病人的出院指导要点：①遵医嘱坚持不间断服药，每天固定时间服用。②养成良好的生活习惯，按时作息，保证充足的睡眠，避免过度劳累。③外出需有人陪伴，单独外出时随身携带疾病治疗卡及写有姓名联系电话、家庭住址的个人资料卡片。④有发作先兆时，立即给予平卧，并于上下白齿间置一手帕或毛巾。⑤不宜从事高空、炉旁、水上、驾驶、高压电机房等危险性工作，不宜参加重体力劳动和剧烈运动。⑥尽量避免声、光刺激等诱发性因素。

（五）案例分析题

1.（1）根据病人呼之不应、对各种刺激全无反应，符合意识障碍的深昏迷。

（2）病人首要的护理诊断 / 问题是保持呼吸道通畅，首要的护理措施应围绕保持呼吸道通畅展开，如为病人取平卧位，头偏向一侧，防止呕吐物被误吸入呼吸道，肩下垫高，使颈部伸展，防止舌后坠阻塞气道。

2.（1）病人发热提示与感染有关；呼吸困难提示病人有低效性呼吸型态；四肢无力提示病人躯体活动障碍；四肢末梢呈手套、袜套样感觉提示病人存在感觉障碍。故病人目前存在的护理诊断 / 问题有：①低效性呼吸型态。②躯体活动障碍。③感觉障碍。

（2）围绕目前病人的主要护理诊断 / 问题的护理措施：①提供安静、舒适、光线柔和的环境。②给予高热量、高维生素、易消化饮食，喂食速度要慢，避免发生呛咳。③保持呼吸道通畅，预防并发症，必要时给予鼻导管吸氧。④密切观察病情，注意呼吸的频率、节律、深度的改变，病人有无呼吸困难、缺氧等表现。⑤监测动脉血氧分压和血氧饱和度。⑥加强心理护理。

3.（1）目前病人主要存在的护理诊断 / 问题：①躯体活动障碍。②语言沟通障碍。③潜在并发症：颅内压增高、脑疝等。

（2）就病人的护理诊断／问题,采取的护理措施主要有：①绝对卧床休息,抬高床头15°~30°,以减轻脑水肿,发病后 24~48 小时内避免搬动。②严密观察病情变化,监测生命体征、意识、瞳孔的变化,并详细记录；观察尿量,记录 24 小时出入量,定期复查电解质。观察头痛的性质、部位、时间、频率、强度等,若再次出现剧烈头痛、烦躁不安、频繁呕吐、意识障碍进行性加重、两侧瞳孔大小不等、血压进行性升高、脉搏减慢、呼吸不规则等症状时,为脑疝先兆表现。③建立静脉通道,配合医生治疗,做好用药观察。

4.（1）判断病人为癫痫持续状态的依据：该病人有癫痫病史及典型癫痫临床表现,发作间期意识不清,且癫痫发作持续 30 分钟以上不自行停止。符合癫痫持续状态。

（2）存在的护理诊断／问题：①有窒息的危险。②有受伤的危险。

紧急护理措施：①给予头略低的平卧或侧卧位,放松衣领及裤带,保持呼吸道通畅,专人守护。②给予氧气吸入。③建立静脉通道,遵医嘱静脉应用镇静药制止发作,并观察药物作用及不良反应。④取下眼镜和义齿,将手边的柔软物垫在病人头下；将牙垫或厚纱布垫在病人上下臼齿之间,以防咬伤舌、口唇及颊部；移开周围活动物品,用软物保护皮肤,避免病人受伤；抽搐发作时,适度扶住病人手脚,以防自伤及碰伤,切不可用力按压肢体,以免造成骨折、肌肉撕裂及关节脱位。⑤观察病情变化,观察神志、瞳孔、生命体征及发作频率、次数、持续时间、间隔时间等,注意有无大小便失禁,大小便失禁时及时处理。⑥准备吸引器、气管切开包等,做好气管切开的准备。

第二部分 实训指导

一、实训大纲

（一）课程性质和任务

内科护理学是护理学专业必修课。内科护理学是学习内科疾病的病因、临床表现、诊断、治疗及对内科疾病病人进行整体护理、促进健康的科学。本课程主要介绍内科各系统常见疾病的医学和护理基本知识、技能，通过学习，认识内科常见疾病，并能应用护理程序对内科病人进行整体护理。内科护理学具有很强的理论性、实践性和操作性，学习这门课程要求学习者具有扎实的基础医学知识，同时必须结合临床实践，应用护理程序对内科病人进行整体护理。

（二）实训目标

1. 掌握护理病史采集的方法及与病人、家属沟通的技巧，提高言语沟通能力。
2. 熟悉临床资料的分析方法，运用临床资料进行护理诊断/问题，培养临床思维。
3. 运用护理程序为内科疾病的病人制订护理方案，掌握疾病的护理要点，对病人进行整体护理。
4. 体现对病人的尊重、关爱和认真负责的态度，培养良好的医德医风。

（三）实训形式与要求

根据实践教学要求，结合各校的实际情况选择观看录像及讨论临床病案、临床见习、临床操作模拟练习等不同实训形式开展教学。

教师根据实践教学要求，选择"护理病史采集""身体评估""临床资料的分析""提出护理诊断/问题""制订护理措施""开展健康指导""观摩临床护理措施的实施"等作为重点内容，组织开展实训教学。

学习者在教师的指导下，通过观看录像及讨论临床病案，能进一步理解理论知识，并运用理论知识分析临床资料，对病人进行护理评估，提出护理诊断/问题，制订护理方案；通过临床见习，学会见习疾病的护理评估方法，正确对临床护理资料进行收集、分析和整理，熟练身体评估方法及技巧，正确提出护理诊断/问题，制订护理措施，结合病人的健康问题进行健康教育；通过操作项目练习，熟练项目操作流程与配合，提高沟通交流技巧，体现对病人的尊重、关爱和认真负责的良好医德，培养严谨、团结、协作的工作作风。

1. 实训形式一　观看录像及讨论临床病案。

（1）实训方法

1）观看光盘或录像：带教指导教师组织学习者观看相关疾病护理的光盘或录像。

2）病案思考与练习：带教指导教师提前3天分发临床病案信息，引导学习者对疾病相关知识进行回顾和分享，查找与病案相关的资料。

3）临床病案分析：10~15名学习者组成1个学习小组，在教师的引导下按照"细读病案-收集资料-发现并提出护理诊断/问题-制订护理计划"等步骤进行病案分析，根据病案中所提供的病人临床信息，提出护理诊断/问题、潜在护理诊断/问题；展开病案讨论，提出护理措施,并列出相关依据。

4)教师解答与小结:教师全程参与,引导学习者开展讨论,并做小结、给出建议。

(2)成绩评定:每位学习者根据临床病案收集、整理资料,提出护理诊断/问题,制订护理措施;带教指导教师根据学习者实训的表现填写内科护理学实训项目评分表作为本次实训的考核成绩。

2. 实训形式二 临床见习。

(1)见习方法

1)临床病案准备:由临床带教指导教师在病房选择适合的临床病人若干例,提前取得病人的理解与配合。

2)见习分组:3~5名学习者组成1个见习小组,学习者提前熟悉见习过程及着装要求。

3)临床见习:临床带教指导教师引导学习者参阅病人的病案,了解病人基本情况,确定交谈的方式;学习者在临床带教指导教师指导下完成临床见习。

4)讨论与汇报:每个见习小组对收集的临床疾病信息进行集中讨论,推选一名学习者进行汇报,其他见习小组也可提出评价与讨论意见。

5)教师解答与小结:教师全程参与,引导学习者开展讨论,并做小结、给出建议。

(2)成绩评定:每位学习者根据所见习的病人完成一份完整的护理病案;带教指导教师根据学习者的见习情况填写内科护理学实训项目评分表作为本次见习的考核成绩。成绩由带教指导教师评定,亦可由学习者进行互评、教师点评。

3. 实训形式三 临床操作模拟练习。

(1)练习方法

1)操作准备:由带教指导教师根据教学要求提供练习项目,并指导学习者进行项目环境、物品等准备。

2)练习分组:2~4名学习者组成1个练习小组,学习者提前熟悉项目操作标准及要求。

3)操作练习:带教指导教师为学习者进行操作演示或观看操作视频;学习者在带教指导教师的指导下严格按照操作流程与要求完成操作练习。

(2)成绩评定:由带教指导教师对学习者进行抽考,按照操作项目考核评分标准进行评价,作为练习小组成员的考核成绩。成绩由带教指导教师评定,亦可由学习者进行互评、教师点评。

(四)实训考核评价比例

考核总分100分,由学习者作业(占60%)和带教指导教师评价(占40%)组成。

二、实 训 项 目

根据主教材的教学要求及临床护理岗位的工作特点,拟定内科护理学实训项目,见"内科护理学实训项目表"(实训表1)。在教学中各校可结合本校的实际情况对项目及教学内容、学时进行调整。

实训表 1　内科护理学实训项目表

序号	章名	实训项目名称	学时
1	第二章　呼吸系统疾病病人的护理	呼吸功能训练	2
2		体位引流	2
3		临床见习（或病案分析）：慢性肺源性心脏病病人的护理	2
4		临床见习（或病案分析）：肺炎病人的护理	2
5	第三章　循环系统疾病病人的护理	心力衰竭病人的体位安置	2
6		心电监护护理	2
7		临床见习（或病案分析）：原发性高血压病人的护理	2
8		临床见习（或病案分析）：冠状动脉粥样硬化性心脏病病人的护理	2
9	第四章　消化系统疾病病人的护理	腹腔穿刺术操作配合与护理	2
10		临床见习（或病案分析）：急性胰腺炎病人的护理	2
11		临床见习（或病案分析）：上消化道大量出血病人的护理	2
12	第五章　泌尿系统疾病病人的护理	临床见习（或病案分析）：肾小球疾病病人的护理	2
13		临床见习（或病案分析）：肾衰竭病人的护理	2
14	第六章　血液系统疾病病人的护理	临床见习（或病案分析）：缺铁性贫血病人的护理	2
15		临床见习（或病案分析）：白血病病人的护理	2
16	第七章　内分泌与代谢系统疾病病人的护理	简易血糖仪的使用	2
17		临床见习（或病案分析）：甲状腺功能亢进症病人的护理	2
18	第九章　神经系统疾病病人的护理	上、下肢关节功能位安置	2
19		临床见习（或病案分析）：急性脑血管疾病病人的护理	2
20		腰椎穿刺术操作配合与护理	2
合计			40

实训项目一　呼吸功能训练

【实训目标】

1. 知识目标　了解呼吸功能训练吸与呼时相及时间。
2. 能力目标　具备指导病人进行呼吸功能训练的能力。
3. 素质目标　培养学生以病人为中心，关心、体贴病人的意识。

【**实训学时**】2 学时。

【**实训地点**】内科护理示教室。

【**实训方式**】

1. 教师　可结合多媒体教学或视频教学,在模拟环境中进行呼吸功能训练的示教、讲解。

2. 学生　分小组练习或角色扮演。

3. 评价　学生回示教抽考或小组互评。

【**实训内容及评价**】

内科护理学实训项目评分表
呼吸功能训练

学生姓名:　　　　　　学号:　　　　　　完成时间:　　　年　　月　　日

序号	操作内容		考核要点	分值	评分标准	得分
1	准备	着装准备	①仪表端庄、服装整洁 ②洗手、戴口罩及帽	1	违反一项扣 1 分,扣完为止	
		物品准备	治疗卡、治疗盘、痰盒、面巾纸、靠背架、口腔护理用具、治疗车下放置医用垃圾桶和生活垃圾桶、护理记录单	2	物品漏缺一件扣 0.5 分,扣完为止	
		病人准备	指导、协助病人排大小便	1	未进行扣 1 分	
2	物品放置与核对		①携治疗车至床尾 ②核对医嘱及病人床号、姓名等信息	4	①物品放置不对扣 2 分 ②未核对 1 项扣 2 分,扣完为止	
3	评估（口述）	评估环境	环境安静、舒适、整洁、温湿度适宜	1	无口述者,将此项分扣除	
		评估病人	①评估病人生命体征是否平稳 ②检查肺气肿病人呼吸状况及呼吸型态	3	①无口述者,将此项分扣除 ②口述错误者,每项扣 1 分 ③提示下口述者,每项扣 0.5 分	
4	操作流程	腹式呼吸训练	①向病人做自我介绍,说明呼吸训练的目的及操作过程,消除病人顾虑,取得合作 ②体位:取立位(体弱者取坐位或仰卧位),全身肌肉放松,静息呼吸 ③两手放置部位:一手放胸部,一手放腹部,以感受自己的呼吸是否正确 ④吸气时用鼻吸入,尽力挺腹,胸部不动,吸气末自然且短暂地屏气,造成一个平顺的呼吸型态,使进入肺的空气均匀分布	40	①边操作边口述,缺漏一项扣 6 分 ②病人体位安置错误扣 4 分 ③操作顺序不对扣 5 分 ④时间及比例不正确扣 10 分扣完为止	

序号	操作内容		考核要点	分值	评分标准	得分
			⑤呼气时用口呼出,同时收缩腹部,胸廓保持最小活动幅度,缓呼深吸,以增进肺泡通气量 ⑥吸与呼之比为1:2或1:3,呼吸7~8次/min ⑦呼吸训练时间:2次/d,10~15min/次			
		缩唇呼吸训练	①用鼻吸气,用口呼气(深吸缓呼) ②呼气时口唇缩拢似吹口哨状,持续而缓慢地呼气,同时收缩腹部 ③吸与呼之比为1:2或1:3,呼吸7~8次/min ④呼吸训练时间:2次/d,10~15min/次	30	①边操作边口述,缺漏一项扣6分 ②病人体位安置错误扣4分 ③操作顺序不对扣5分 ④时间比例不正确扣10分 扣完为止	
		其他方法(口述)	①吹蜡烛法:此法同缩唇呼吸训练 ②其他方法等	4	①无口述扣4分 ②口述错误扣3分 ③口述不全扣1分	
5	操作后护理		①整理病人衣物及床单位,安置病人舒适体位 ②整理用物、垃圾处置 ③记录:训练日期、时间、效果评价	6	缺漏一项扣2分	
6	整体评价		①操作方法正确、规范、熟练 ②对病人体贴、关心,操作中病人无不适感	8	①操作不流畅扣5分 ②对病人不体贴、关心扣3分 扣完为止	
	合计			100	得分合计	

注:
出现以下情况之一者,本项操作按0分计:
①操作程序、方法严重错误
②操作极不熟练,操作过程出现意外
③操作过程中态度不认真

（武星君）

实训项目二 体 位 引 流

【实训目的】

1. 知识目标　掌握体位引流的适应证和操作方法。
2. 能力目标　具有能够指导病人行体位引流的能力。
3. 素质目标　培养学生以病人为中心,关心、体贴病人的意识。

【实训学时】2 学时。

【实训地点】内科护理示教室。

【实训方式】

1. 教师　结合多媒体教学或视频教学,情景模拟、角色扮演中进行体位引流示教、讲解。
2. 学生　分小组进行情境模拟、角色扮演。
3. 评价　学生回示教抽考或小组互评。

【实训内容及评价】

内科护理学实训项目评分表
体位引流

学生姓名:　　　　　　学号:　　　　　　完成时间:　　　年　　月　　日

序号	操作内容		考核要点	分值	评分标准	得分
1	准备	着装准备	①仪表端庄、服装整洁 ②洗手、戴口罩及帽	1	违反一项扣 1 分,扣完为止	
		物品准备	靠背架、小饭桌、枕头、软垫、痰杯、漱口水、纸巾等	2	物品缺一件 0.5 分,扣完为止	
		病人准备	饭前 1 小时或饭后 1~3 小时进行;操作前指导、协助病人排大小便	1	未进行扣 1 分	
2	物品放置与核对		①携治疗车至床尾 ②核对医嘱及病人床号、姓名、腕带信息	4	①物品放置不对扣 2 分 ②未核对 1 项扣 2 分,扣完为止	
3	评估（口述）	评估环境	环境安静、舒适、整洁、温湿适宜,关闭门窗、必要时放置屏风	1	无口述者,将此项分扣除	
		评估病人	①评估病人病情、生命体征及治疗情况 ②估病人进食情况 ③病人的意识状态,对操作的了解及配合情况	3	①无口述者,将此项分扣除 ②口述错误每项扣 3 分 ③提示下口述者每项扣 0.5 分	

序号	操作内容	考核要点	分值	评分标准	得分
4	操作流程	①向病人做自我介绍,说明体位引流的目的及操作过程,消除病人顾虑,取得合作 ②核对医嘱信息、病人床号、姓名、住院号(手腕带),洗手,戴口罩 ③协助病人摆放正确体位:病侧处于高处、引流支气管开口向下(上叶→下叶后基底段) ④鼓励病人间歇深呼吸并用力咳嗽,注意保暖 ⑤观察病人有无出汗、脉搏细速、头晕、疲劳、面色苍白、咯血、呼吸困难等症状及病人耐受情况	60	①边操作边口述,缺漏一项扣8分 ②病人体位错误扣10分 ③操作过程中未指导病人深呼吸、咳嗽扣5分 ④未观察病人病情及耐受情况扣10分 扣完为止	
5	操作后护理	①协助病人擦净面部,清洁口腔 ②整理病人衣物及床单位,安置病人舒适体位 ③询问病人操作后感受及需求 ④记录痰液量、性质、气味、颜色及体位引流的效果等 ⑤整理护理用物、垃圾处置、洗手 ⑥标本送检	20	缺漏一项扣2分	
6	整体评价	①体位引流时间应<30分钟 ②方法正确、规范、熟练 ③对病人体贴、关心,操作中病人无不适感	8	①每超过30秒扣1分 ②操作不流畅扣5分 ③对病人不关心、体贴扣3分 扣完为止	
	合计		100	得分合计	

注:

出现以下情况之一者,本项操作按0分计:

①操作程序、方法严重错误

②操作极不熟练,操作过程出现意外

③操作过程中态度不认真

(刘秀梅)

实训项目三 临床见习(或病案分析): 慢性肺源性心脏病病人的护理

【实训目的】

1. 知识目标 能运用相关知识对慢性肺源性心脏病病人(或病案)表现进行分析提出护理诊断/问题及依据,写出护理计划。

2. 能力目标 具备护理病史采集、分析及与病人、家属沟通的能力。

3. 素质目标 培养学习者以病人为中心,关心、体贴病人的意识。

【实训学时】 2学时。

【实训地点】 临床教学医院或内科护理示教室。

【实训方式】

1. 教师 分配任务,提出病人(或病案)护理诊断/问题要点及见习(或病案讨论)要求。

2. 学习者 分小组临床见习(或病案讨论或角色扮演),提出护理诊断/问题,拟定护理计划。

3. 评价 以小组为单位围绕护理诊断/问题、护理计划发言,小组互评或教师评价、解答。

【实训内容及评价】

内科护理学实训项目评分表

临床见习(或病案分析):慢性肺源性心脏病病人的护理

学生姓名: 学号: 完成时间: 年 月 日

序号	操作内容		考核要点	分值	评分标准	得分
1	准备	着装准备	①仪表端庄、服装整洁 ②洗手、戴口罩(必要时)	1	违反一项扣1分,扣完为止	
		物品准备	听诊器、记录本、笔	2	物品漏缺一件扣1分,扣完为止	
		病人准备	指导、协助病人排大小便	1	未进行扣1分	
2	物品放置与核对		核对医嘱及病人床号、姓名等信息	4	未核对1项扣2分,扣完为止	
3	评估(口述)	评估环境	环境安静、舒适、整洁、温湿适宜	1	无口述者,将此项分扣除	
		评估病人	①生命体征是否平稳 ②活动耐受力 ③家属对疾病的认识度	3	①无口述者,将此项分扣除 ②口述错误者,每项扣1分 ③提示下口述者,每项扣0.5分	

序号	操作内容	考核要点	分值	评分标准	得分
4	操作流程	①向病人做自我介绍,向病人说明来意,消除病人顾虑,取得合作	4	未做介绍说明扣4分	
		②根据病人情况(或病案资料)协助病人取舒适体位	10	体位安置不正确扣10分	
		③根据病人情况(或病案资料)提出护理诊断/问题及护理计划(口述或小组发言)	40	①缺护理诊断/问题或护理计划一项扣40分 ②护理诊断/问题不准确扣30分 ③护理计划不完整扣20分	
		根据病人情况(或病案资料)给予病人进行健康指导(休息与活动、饮食等)	20	口述(或小组发言),条理性强,重点突出。内容不完整一项5分、重点不突出扣10分	
5	操作后护理	①整理病人衣物及床单位,安置病人舒适体位 ②整理护理用物、垃圾处置、洗手 ③记录:见习报告(或病案分析报告)	6	缺漏一项扣2分	
6	整体评价	①服务态度好 ②语言通俗流畅 ③对病人体贴、关心	8	①服务态度不好扣6分 ②语言不流畅扣4分 ③对病人不体贴、关心扣3分 扣完为止	
合计			100	得分合计	

注:

出现以下情况之一者,本项操作按0分计:

①操作程序、方法严重错误

②操作极不熟练,操作过程出现意外

③操作过程中态度不认真

(武星君)

实训项目四 临床见习(或病案分析):肺炎链球菌肺炎病人的护理

【实训目的】

1. 知识目标 能运用相关知识对肺炎链球菌肺炎病人(或病案)表现进行分析提出护理诊断/问题及依据,写出护理计划。

2. 能力目标 具备护理病史采集、分析及与病人、家属沟通的能力。

3. 素质目标 培养学生以病人为中心,关心、体贴病人的意识。

【实训学时】2学时。

【实训地点】临床教学医院或内科护理示教室。

【实训方式】

1. 教师 分配任务,提出病人(或病案)护理诊断/问题要点及见习(或病案讨论)要求。

2. 学生 分小组临床见习(或病案讨论或角色扮演),提出护理诊断/问题,拟订护理计划。

3. 评价 以小组为单位围绕护理诊断/问题、护理计划发言,小组互评或教师评价、解答。

【实训内容及评价】

内科护理学实训项目评分表
临床见习(或病案分析):肺炎链球菌肺炎病人的护理

学生姓名: 　　　　学号: 　　　　完成时间: 　年　月　日

序号	操作内容		考核要点	分值	评分标准	得分
1	准备	着装准备	①仪表端庄、服装整洁 ②洗手、戴口罩(必要时)	1	违反一项扣1分,扣完为止	
		物品准备	听诊器、记录本、笔	2	物品漏缺一件扣1分,扣完为止	
		病人准备	指导、协助病人排大小便	1	未进行扣1分	
2	物品放置与核对		核对医嘱及病人床号、姓名等信息	4	未核对1项扣2分,扣完为止	
3	评估(口述)	评估环境	环境安静、舒适、整洁、温湿适宜	1	无口述者,将此项分扣除	
		评估病人	①生命体征是否平稳 ②活动耐受力 ③家属对疾病的认识度	3	①无口述者,将此项分扣除 ②口述错误者,每项扣1分 ③提示下口述者,每项扣0.5分	

续表

序号	操作内容	考核要点	分值	评分标准	得分
4	操作流程	①向病人做自我介绍,向病人说明来意,消除病人顾虑,取得合作	4	未做介绍说明扣4分	
		②根据病人情况(或病案资料)协助病人取舒适体位	10	体位安置不正确扣10分	
		③根据病人情况(或病案资料)提出护理诊断/问题及护理计划(口述或小组发言)	40	①缺护理诊断/问题或护理计划一项40分 ②护理诊断/问题不准确30分 ③护理计划不完整扣20分	
		④根据病人情况(或病案资料)给予病人进行健康指导(休息与活动、饮食等)	20	口述(或小组发言),条理性强,重点突出。内容不完整一项扣5分、重点不突出扣10分	
5	操作后护理	①整理病人衣物及床单位,安置病人舒适体位 ②整理护理用物、洗手 ③记录:见习报告(或病案分析报告)	6	缺漏一项扣2分	
6	整体评价	①服务态度好 ②语言通俗流畅 ③对病人体贴、关心	8	①服务态度不好扣6分 ②语言不流畅扣4分 ③对病人不体贴、关心扣3分 扣完为止	
	合计		100	得分合计	

注:
出现以下情况之一者,本项操作按0分计:
①操作程序、方法严重错误
②操作极不熟练,操作过程出现意外
③操作过程中态度不认真

(曹文元)

实训项目五　心力衰竭病人的体位安置

【实训目的】
1. 知识目标　熟练掌握心力衰竭病人的体位。
2. 能力目标　具备为心力衰竭病人安置体位的能力。

3. 素质目标　培养学生以病人为中心,关心、体贴病人的意识。

【实训学时】2 学时。

【实训地点】临床教学医院或内科护理示教室。

【实训方式】

1. 教师　分配任务,提出病人的护理诊断/问题及采取相应的护理措施。

2. 学生　分小组练习或角色扮演。

3. 评价　以小组为单位进行练习,小组互评。

【实训内容及评价】

内科护理学实训项目评分表
心力衰竭病人的体位安置

学生姓名:　　　　　　学号:　　　　　　完成时间:　　年　月　日

序号	操作内容		考核要点	分值	评分标准	得分
1	准备	着装准备	①仪表端庄、服装整洁 ②洗手、戴口罩(必要时)	1	违反一项扣 1 分,扣完为止	
		物品准备	软枕、海绵垫若干、跨床小桌	2	物品漏缺一件扣 1 分,扣完为止	
		病人准备	指导、协助病人排大小便	1	未进行扣 1 分	
2	物品放置与核对		核对医嘱及病人床号、姓名等信息	4	未核对 1 项扣 2 分,扣完为止	
3	评估(口述)	评估环境	环境安静、舒适、整洁、温湿适宜	1	无口述者,将此项分扣除	
		评估病人	①生命体征是否平稳 ②活动耐受力 ③家属对疾病的认识度	3	①无口述者,将此项分扣除 ②口述错误者,每项扣 1 分 ③提示下口述者,每项扣 0.5 分	
4	操作流程	急性心力衰竭病人体位安置	①为病人选取端坐卧位并解释其目的 ②将头部抬高 70°~80°,并在背部垫软枕,使病人能向后靠 ③双腿下垂,在足下放一软枕,支撑病人,增加舒适感;必要时使用跨床小桌 ④不能双腿下垂的病人,可将床尾抬高 15°~20° ⑤病人保暖,避免受凉(口述) ⑥护士每 15 分钟巡视一次病房,将呼叫器放置病人床旁(口述)	38	①未按要求操作扣 2 分 ②缺漏一项扣 2 分 ③操作不当扣 2 分	

序号	操作内容		考核要点	分值	评分标准	得分
		慢性心力衰竭病人体位安置	①为病人选取半坐卧位并解释其目的 ②将床头抬高,并在背部垫软枕,支撑身体 ③将床尾抬高,必要时在床尾垫一软枕,使足底增加舒适感。 ④保暖,加床挡 ⑤嘱病人每1~2小时更换一次卧位(口述) ⑥每15分钟巡视一次病房,将呼叫器放置病人床旁(口述)	36	①未按要求操作扣2分 ②缺漏一项扣2分 ③操作不当扣2分	
5	操作后护理		①整理病人衣物及床单位,安置病人舒适体位 ②整理护理用物、垃圾处理、洗手 ③记录:见习报告(或病案分析报告)	6	缺漏一项扣2分	
6	整体评价		①操作方法正确、规范、熟练 ②对病人体贴、关心,操作中病人无不适感	8	①操作不流畅、不符合要求扣5分 ②对病人不体贴、关心扣3分	
	合计			100	得分合计	

注:
出现以下情况之一者,本项操作按0分计:
①操作程序、方法严重错误
②操作极不熟练,操作过程出现意外
③操作过程中态度不认真

(杨 林)

实训项目六 心电监护护理

【实训目标】
1. 知识目标 熟练掌握心电监护操作技术。
2. 能力目标 能够独立完成为病人进行心电监护的操作及时发现病人病情变化。
3. 素质目标 培养学生以病人为中心,关心、体贴病人的意识。
【实训学时】2学时。
【实训地点】内科护理示教室。

【实训方式】

1. 教师 可结合多媒体教学或视频教学,在模拟环境中进行心电监护护理的示教、讲解。
2. 学生 分小组练习或角色扮演。
3. 评价 学生回示教抽考或小组互评。

【实训内容及评价】

内科护理学实训项目评分表
心电监护护理

学生姓名: 　　　　学号: 　　　　完成时间: 　　年　　月　　日

序号	操作内容		考核要点	分值	评分标准	得分
1	准备	着装准备	①仪表端庄、服装整洁 ②洗手、戴口罩(必要时)	1	违反一项扣1分,扣完为止	
		物品准备	①心电监护仪与导线、电极膜,并检查其性能 ②75%酒精与纱布若干、弯盘。 ③护理记录单	2	物品漏缺一件扣0.5分,扣完为止	
		病人准备	指导、协助病人排大小便	1	未指导者扣1分,不倒扣分	
2	物品放置与核对		核对医嘱及病人床号、姓名等信息	4	未核对1项扣2分,扣完为止	
3	评估(口述)	评估环境	①环境安静、舒适、整洁、温湿适宜(口述) ②室内光线良好,周边无电磁波干扰(口述)	1	未口述评估者扣1分	
		评估病人	①向病人解释操作的目的及注意事项 ②评估病人病情、意识、胸前区皮肤情况 ③协助病人取合适卧位,嘱病人排便、排尿	3	①无口述者,将此项分扣除 ②口述错误者,每项扣1分 ③提示下口述者,每项扣0.5分	
4	操作流程	操作前	①护士洗手、戴口罩 ②携用物至病人床旁,再次核对医嘱 ③再次核对病人床号、姓名 ④帮助病人选择合适体位	8	①洗手不正确扣4分 ②缺漏一项扣1分	
		操作中	①连接监护仪,开机,确定监护仪运行正常 ②连接监护仪导线,安放电极膜 ③暴露病人前胸部,选择电极膜放置的位置	40	①未按要求操作每项扣2分 ②未口述扣2分 ③电极膜安放位置不正确每个扣5分 ④监护仪上未出现心电图波	

序号	操作内容	考核要点	分值	评分标准	得分
		④用 75% 酒精纱布擦拭病人皮肤,避开皮肤破损处(口述),必要时去除胸毛 ⑤将电极膜放置病人胸前正确的位置。LA 放置左锁骨中线与第 1 肋间交界处,RA 放置右锁骨中线与第 1 肋间交界处;LL 放置左锁骨中线与肋缘交界处;RL 放置右锁骨中线与肋缘交界处;V/C 放置胸骨左侧第 4 肋间 ⑥观察监护仪上是否出现心电图的波形		形扣 5 分 ⑤每缺漏一项扣 1 分 ⑥操作顺序错误扣 1 分 扣完为止	
	操作后	①为病人整理衣物及床单位 ②告知病人及家属应注意的事项,避免在监护仪周围拨打电话(口述) ③向病人解释:每 15 分钟巡视一次病房,将呼叫器放置病人床旁(口述) ④记录监护开始时间,设置监护的报警范围,护士签名 ⑤洗手,摘口罩	20	①未按要求操作每项扣 2 分 ②未口述扣 2 分 ③缺漏一项扣 2 分	
	停止监护	①核对医嘱及病人床号、姓名 ②向病人解释因病情允许停止心电监护 ③关闭心电监护仪,去除病人胸前电极膜 ④整理用物,垃圾处理 ⑤洗手 ⑥记录:见习报告(或病案分析报告)	12	①未按要求操作每项扣 2 分 ②缺漏一项扣 2 分 ③顺序错误扣 2 分 扣完为止	
5	整体评价	①操作时间应 < 15 分钟 ②操作方法正确、规范、熟练 ③对病人不体贴、关心,操作中病人无不适感	8	①每超时 30 秒扣 1 分 ②操作不流畅扣 4 分 ③对病人不体贴、关心扣 3 分 扣完为止	
	合计		100	得分合计	

序号	操作内容	考核要点	分值	评分标准	得分
注:
出现以下情况之一者,本项操作按0分计:
①操作程序、方法严重错误
②操作极不熟练,操作过程出现意外
③操作过程中态度不认真					

（杨　林）

实训项目七　临床见习(或病案分析):
原发性高血压病人的护理

【实训目的】

1. 知识目标　能运用相关知识对原发性高血压病人(或病案)表现进行分析,提出护理诊断/问题及依据,写出护理计划。

2. 能力目标　具备护理病史采集、分析及以及与病人、家属沟通的能力。

3. 素质目标　培养学生以病人为中心,关心、体贴病人的意识。

【实训学时】2学时。

【实训地点】临床教学医院或内科护理示教室。

【实训方式】

1. 教师　分配任务,提出病人(或病案)护理诊断/问题要点及见习(或病案讨论)要求。

2. 学生　分小组临床见习(或病案讨论或角色扮演),提出护理诊断/问题,拟订护理计划。

3. 评价　以小组为单位围绕护理诊断/问题、护理计划发言,小组互评或教师评价、解答。

【实训内容及评价】

内科护理学实训项目评分表
临床见习(或病案分析):原发性高血压病人的护理

学生姓名:　　　　　　学号:　　　　　　完成时间:　　　年　　月　　日

序号	操作内容		考核要点	分值	评分标准	得分
1	准备	着装准备	①仪表端庄、服装整洁②洗手、戴口罩(必要时)	1	违反一项扣1分,扣完为止	
		物品准备	听诊器、记录本、笔	2	物品漏缺一件扣1分,扣完为止	
		病人准备	指导、协助病人排大小便	1	未进行扣1分	

序号	操作内容		考核要点	分值	评分标准	得分
2	物品放置与核对		核对医嘱及病人床号、姓名等信息	4	未核对1项扣2分,扣完为止	
3	评估（口述）	评估环境	环境安静、舒适、整洁、温湿适宜	1	无口述者,将此项分扣除	
		评估病人	①生命体征是否平稳 ②活动耐受力 ③家属对疾病的认识度	3	①无口述者,将此项分扣除 ②口述错误者,每项扣1分 ③在提示下口述者,每项扣05分	
4	操作流程		①向病人做自我介绍,向病人说明来意,消除病人顾虑,取得合作	4	未做介绍说明扣4分	
			②根据病人情况（或病案资料）协助病人取舒适体位	10	体位安置不正确扣10分	
			③根据病人情况（或病案资料）提出护理诊断/问题及护理计划（口述或小组发言）	40	①缺护理诊断/问题或护理计划一项扣40分 ②护理诊断/问题不准扣30分 ③护理计划不完整扣20分扣完为止	
			④根据病人情况（或病案资料）给予病人进行健康指导（疾病知识指导、生活方式指导、用药指导、定期复查等）	20	口述（或小组发言）,条理性强,重点突出。内容不完整一项扣5分、重点不突出扣10分	
5	操作后护理		①整理病人衣物及床单位,安置病人舒适体位 ②整理护理用物、垃圾处置、洗手 ③记录:见习报告（或病案分析报告）	6	缺漏一项扣2分	
6	整体评价		①服务态度好 ②语言通俗流畅 ③对病人体贴、关心	8	①服务态度不好扣6分 ②语言不流畅扣4分 ③对病人不体贴、关心扣3分扣完为止	
	合计			100	得分合计	

注:
出现以下情况之一者,本项操作按0分计:
①操作程序、方法严重错误
②操作极不熟练,操作过程出现意外
③操作过程中态度不认真

（杨富国）

实训项目八 临床见习(或病案分析): 冠状动脉粥样硬化性心脏病病人的护理

【实训目的】

1. 知识目标 能运用相关知识对冠状动脉粥样硬化性心脏病病人(或病案)表现进行分析,提出护理诊断/问题及依据,写出护理计划。
2. 能力目标 具备护理病史采集、分析及与病人、家属沟通的能力。
3. 素质目标 培养学生以病人为中心,关心、体贴病人的意识。

【实训学时】2学时。

【实训地点】临床教学医院或内科护理示教室。

【实训方式】

1. 教师 分配任务,提出病人(或病案)护理诊断/问题要点及见习(或病案讨论)要求。
2. 学生 分小组临床见习(或病案讨论或角色扮演),提出护理诊断/问题,拟订护理计划。
3. 评价 以小组为单位围绕护理诊断/问题、护理计划发言,小组互评或教师评价、解答。

【实训内容及评价】

内科护理学实训项目评分表

临床见习(或病案分析):冠状动脉粥样硬化性心脏病病人的护理

学生姓名: 学号: 完成时间: 年 月 日

序号	操作内容		考核要点	分值	评分标准	得分
1	准备	着装准备	①仪表端庄、服装整洁 ②洗手、戴口罩(必要时)	1	违反一项扣1分,扣完为止	
		物品准备	听诊器、记录本、笔	2	物品漏缺一件扣1分,扣完为止	
		病人准备	指导、协助病人排大小便	1	未进行扣1分	
2	物品放置与核对		核对医嘱及病人床号、姓名等信息	4	未核对1项扣2分,扣完为止	
3	评估(口述)	评估环境	环境安静、舒适、整洁、温湿适宜	1	无口述者,将此项分扣除	
		评估病人	①生命体征是否平稳 ②活动耐受力 ③家属对疾病的认识度	3	①无口述者,将此项分扣除 ②口述错误者,每项扣1分 ③提示下口述者,每项扣0.5分	

续表

序号	操作内容	考核要点	分值	评分标准	得分
4	操作流程	①向病人做自我介绍,向病人说明来意,消除病人顾虑,取得合作	4	未做介绍说明扣4分	
		②根据病人情况(或病案资料)协助病人取舒适体位	10	体位安置不正确扣10分	
		③根据病人情况(或病案资料)提出护理诊断/问题及护理计划(口述或小组发言)	40	①缺护理诊断/问题或护理计划一项扣40分 ②护理诊断/问题不准确扣30分 ③护理计划不完整扣20分 扣完为止	
		④根据病人情况(或病案资料)给予病人进行健康指导(休息与活动、饮食等)	20	口述(或小组发言),条理性强,重点突出。内容不完整一项扣5分、重点不突出扣10分	
5	操作后护理	①整理病人衣物及床单位,安置病人舒适体位 ②整理护理用物、垃圾处置、洗手 ③记录:见习报告(或病案分析报告)	6	缺漏一项扣2分	
6	整体评价	①服务态度好 ②语言通俗流畅 ③对病人体贴、关心	8	①服务态度不好扣6分 ②语言不流畅扣4分 ③对病人不体贴、关心扣3分 扣完为止	
	合计		100	得分合计	

注:
出现以下情况之一者,本项操作按0分计:
①操作程序、方法严重错误
②操作极不熟练,操作过程出现意外
③操作过程中态度不认真

(余红梅)

实训项目九 腹腔穿刺术操作配合与护理

【实训目标】

1. 知识目标 了解腹腔穿刺术的适应证、禁忌证,熟悉术前、术中、术后的护理配合。

2. 能力目标 具备配合医生为病人进行腹腔穿刺的能力。

3. 素质目标 培养学生以病人为中心,关心、体贴病人的意识。

【实训学时】2 学时。

【实训地点】内科护理示教室。

【实训方式】

1. 教师 可结合多媒体或视频教学,在模拟环境中进行腹腔穿刺术训练的示教、讲解。

2. 学生 分小组练习或角色扮演。

3. 评价 学生回示教抽考或小组互评。

【实训内容及评价】

内科护理学实训项目评分表
腹腔穿刺术操作配合与护理

学生姓名: 　　　　学号: 　　　　完成时间: 　年　月　日

序号	操作内容		考核要点	分值	评分标准	得分
1	准备	着装准备	①仪表端庄、服装整洁 ②洗手、戴口罩及帽	1	违反一项扣 1 分,扣完为止	
		物品准备	①常规消毒物品、腹腔穿刺包、注射器、血管钳、无菌手套等 ②药物,局部麻醉药、治疗药物等 ③胶布、腹带 ④污物桶	2	物品漏缺一件扣 0.5 分,扣完为止	
		病人准备	①测量腹围、体重、生命体征 ②查血小板、出血、凝血时间 ③指导、协助病人术前排大小便	1	缺漏一项扣 1 分,扣完为止	
2	物品放置与核对		①携治疗车至床尾 ②核对医嘱及病人床号、姓名等信息	4	①物品放置不对扣 2 分 ②未核对 1 项扣 2 分,扣完为止	
3	评估（口述）	评估环境	环境安静、舒适、整洁、温湿度适宜	1	无口述者,将此项分扣除	
		评估病人	①评估病人生命体征是否平稳 ②检查病人腹部体征及穿刺部位皮肤	3	①无口述者,将此项分扣除 ②口述错误者,每项扣 1 分 ③提示下口述者,每项扣 0.5 分	
4	操作流程		①安置病人体位。协助病人取坐位、半卧位或左侧卧位,解开上衣,松开腰带,暴露腹部,屏风遮挡 ②选择适宜穿刺点。常选择左下腹脐与左髂前上棘连线中外 1/3 交点处,或取脐与耻骨联合连线	70	①边操作边口述,缺漏一项扣 10 分,扣完为止 ②病人体位安置错误扣 10 分 ③操作顺序错误扣 5 分 ④腹腔穿刺放液中,未观察病情扣 5 分	

序号	操作内容	考核要点	分值	评分标准	得分
		中点上 1cm,左右旁开 1~1.5cm,或侧卧位脐水平线与腋前线或腋中线的交点。对少量或包裹性腹水,需在 B 超定位下穿刺 ③穿刺部位消毒、铺巾、麻醉。穿刺部位常规消毒,戴无菌手套,铺消毒洞巾,自皮肤至腹膜壁层用 2% 利多卡因逐层做局部浸润麻醉 ④配合术者穿刺。术者一手固定穿刺部位皮肤,右手持针经局麻点刺入腹壁,感到针尖脱空感表示针尖已经穿过腹膜壁层,即可抽取和引流腹水。协助术者抽取和引流腹水,诊断性穿刺可选用 7 号针头进行穿刺,直接用无菌的 20ml 或 50ml 注射器抽取腹水;大量放腹水时可用 8 号或 9 号针头进行穿刺,尾部连接橡皮管,在放液过程中,用血管钳固定针头并夹持橡皮管 ⑤拔针。放液结束后拔出穿刺针,局部碘酒、酒精消毒,覆盖无菌纱布,以胶布固定,测量腹围,束紧腹带,协助病人平卧 ⑥观察病情。腹腔穿刺放液中,应密切观察病情,如病人出现面色苍白、出汗、心悸、头晕、恶心等症状,应立即停止放液,卧床休息,并予以输液等紧急措施 ⑦留液送检。留取腹水送检		⑤操作完毕,未整理用物扣 5 分	
5	操作后护理	①整理病人衣物及床单位 ②整理护理用物、垃圾处置、洗手 ③嘱病人术后卧床休息 8~12 小时 ④测量腹围;观察穿刺部位有无渗液、渗血,病人面色、生命体征、	10	缺漏一项扣 2 分	

续表

序号	操作内容	考核要点	分值	评分标准	得分
		意识、腹部等变化及腹水抽出液量、性状、颜色,并进行记录			
6	整体评价	①操作方法正确、规范、熟练 ②对病人体贴、关心,操作中病人无不适感	8	①操作不流畅扣5分 ②对病人不不体贴、关心扣3分	
	合计		100	得分合计	

注:
出现以下情况之一者,本项操作按0分计:
①操作程序、方法严重错误
②操作极不熟练,操作过程出现意外
③操作过程中态度不认真

(南桂英)

实训项目十　临床见习(或病案分析):
急性胰腺炎病人的护理

【实训目的】

1. 知识目标　能运用相关知识对急性胰腺炎病人(或病案)表现进行分析提出护理诊断/问题及依据,写出护理计划。

2. 能力目标　具备护理病史采集、分析及与病人、家属沟通的能力。

3. 素质目标　培养学生以病人为中心,关心、体贴病人的意识。

【实训学时】2学时。

【实训地点】临床教学医院或内科护理示教室。

【实训方式】

1. 教师　分配任务,提出病人(或病案)护理诊断/问题要点及见习(或病案讨论)要求。

2. 学生　分小组临床见习(或病案讨论或角色扮演),提出护理诊断/问题,拟订护理计划。

3. 评价　以小组为单位围绕护理诊断/问题、护理计划发言,小组互评或教师评价、解答。

【实训内容及评价】

内科护理学实训项目评分表
临床见习(或病案分析):急性胰腺炎病人的护理

学生姓名: 学号: 完成时间: 年 月 日

序号	操作内容		考核要点	分值	评分标准	得分
1	准备	着装准备	①仪表端庄、服装整洁 ②洗手、戴口罩(必要时)	1	违反一项扣1分,扣完为止	
		物品准备	听诊器、记录本、笔	2	物品漏缺一件扣1分	
		病人准备	指导、协助病人排大小便	1	未进行扣1分	
2	物品放置与核对		核对医嘱及病人床号、姓名等信息	4	未核对1项扣2分,扣完为止	
3	评估(口述)	评估环境	环境安静、舒适、整洁、温湿适宜。	1	无口述者,将此项分扣除	
		评估病人	①生命体征是否平稳 ②活动耐受力 ③家属对疾病的认识度	3	①无口述者,将此项分扣除 ②口述错误者,每项扣1分 ③提示下口述者,每项扣0.5分	
4	操作流程		①向病人做自我介绍,向病人说明来意,消除病人顾虑,取得合作	4	未做介绍说明扣4分	
			②根据病人情况(或病案资料)协助病人取舒适体位	10	体位安置不正确扣10分	
			③根据病人情况(或病案资料)提出护理诊断/问题及护理计划(口述或小组发言)	40	①缺护理诊断/问题或护理计划一项扣40分 ②护理诊断/问题不准确扣30分 ③护理计划不完整扣20分	
			④根据病人情况(或病案资料)给予病人进行健康指导(休息与活动、饮食等)	20	口述(或小组发言),条理性强,重点突出。内容不完整一项扣5分、重点不突出扣10分	
5	操作后护理		①整理病人衣物及床单位,安置病人舒适体位 ②整理护理用物、垃圾处置、洗手 ③记录:见习报告(或病案分析报告)	6	缺漏一项扣2分	

序号	操作内容	考核要点	分值	评分标准	得分
6	整体评价	①服务态度好 ②语言通俗流畅 ③对病人体贴、关心	8	①服务态度不好扣6分 ②语言不流畅扣4分 ③对病人不体贴、关心扣3分 扣完为止	
	合计		100	得分合计	

注：

出现以下情况之一者，本项操作按0分计：

①操作程序、方法严重错误

②操作极不熟练，操作过程出现意外

③操作过程中态度不认真

（南桂英）

实训项目十一　临床见习（或病案分析）：上消化道大量出血病人的护理

【实训目的】

1. 知识目标　能运用相关知识对上消化道大量出血病人（或病案）表现进行分析提出护理诊断/问题及依据，写出护理计划。

2. 能力目标　具备护理病史采集、分析及与病人、家属沟通的能力。

3. 素质目标　培养学生以病人为中心，关心、体贴病人的意识。

【实训学时】2学时。

【实训地点】临床教学医院或内科护理示教室。

【实训方式】

1. 教师　分配任务，提出病人（或病案）护理诊断/问题要点及见习（或病案讨论）要求。

2. 学生　分小组临床见习（或病案讨论或角色扮演），提出护理诊断/问题，拟订护理计划。

3. 评价　以小组为单位围绕护理诊断/问题、护理计划发言，小组互评或教师评价、解答。

【实训内容及评价】

内科护理学实训项目评分表

临床见习(或病案分析):上消化道大量出血病人的护理

学生姓名: 　　　　学号: 　　　　完成时间: 　　年　　月　　日

序号	操作内容		考核要点	分值	评分标准	得分
1	准备	着装准备	①仪表端庄、服装整洁 ②洗手、戴口罩(必要时)	1	违反一项扣1分,扣完为止	
		物品准备	听诊器、记录本、笔	2	物品漏缺一件扣1分,扣完为止	
		病人准备	指导、协助病人排大小便	1	未进行扣1分	
2	物品放置与核对		核对医嘱及病人床号、姓名等信息	4	未核对1项扣2分,扣完为止	
3	评估(口述)	评估环境	环境安静、舒适、整洁、温湿适宜	1	无口述者,将此项分扣除	
		评估病人	①生命体征是否平稳 ②活动耐受力 ③家属对疾病的认识度	3	①无口述者,将此项分扣除 ②口述错误者,每项扣1分 ③提示下口述者,每项扣0.5分	
4	操作流程		①向病人做自我介绍,向病人说明来意,消除病人顾虑,取得合作	4	未做介绍说明扣4分	
			②根据病人情况(或病案资料)协助病人取舒适体位	10	体位安置不正确扣10分	
			③根据病人情况(或病案资料)提出护理诊断/问题及护理计划(口述或小组发言)	40	①缺护理诊断/问题或护理计划一项扣40分 ②护理诊断/问题不准确扣30分 ③护理计划不完整扣20分	
			④根据病人情况(或病案资料)给予病人进行健康指导(休息与活动、饮食等)	20	口述(或小组发言),条理性强,重点突出。内容不完整一项扣5分、重点不突出扣10分	
5	操作后护理		①整理病人衣物及床单位,安置病人舒适体位 ②整理护理用物、垃圾处置、洗手 ③记录:见习报告(或病案分析报告)	6	缺漏一项扣2分	

序号	操作内容	考核要点	分值	评分标准	得分
6	整体评价	①服务态度好 ②语言通俗流畅 ③对病人体贴、关心	8	①服务态度不好扣6分 ②语言不流畅扣4分 ③对病人不体贴、关心扣3分 扣完为止	
	合计		100	得分合计	

注:

出现以下情况之一者,本项操作按0分计:

①操作程序、方法严重错误

②操作极不熟练,操作过程出现意外

③操作过程中态度不认真

（南桂英）

实训项目十二 临床见习（或病案分析）: 肾小球疾病病人的护理

【实训目的】

1. 知识目标 能运用相关知识对肾小球疾病病人（或病案）表现进行分析提出护理诊断/问题及依据,写出护理计划。

2. 能力目标 具备护理病史采集、分析及与病人、家属沟通的能力。

3. 素质目标 培养学生以病人为中心,关心、体贴病人的意识。

【实训学时】2学时。

【实训地点】临床教学医院或内科护理示教室。

【实训方式】

1. 教师 分配任务,提出病人（或病案）护理诊断/问题要点及见习（或病案讨论）要求。

2. 学生 分小组临床见习（或病案讨论或角色扮演）,提出护理诊断/问题,拟订护理计划。

3. 评价 以小组为单位围绕护理诊断/问题、护理计划发言,小组互评或教师评价、解答。

【实训内容及评价】

内科护理学实训项目评分表

临床见习(或病案分析):肾小球疾病病人的护理

学生姓名: 　　　　　学号: 　　　　　完成时间: 　　　年　月　日

序号	操作内容		考核要点	分值	评分标准	得分
1	准备	着装准备	①仪表端庄、服装整洁 ②洗手、戴口罩(必要时)	1	违反一项扣1分,扣完为止	
		物品准备	听诊器、记录本、笔	2	物品漏缺一件扣1分,扣完为止	
		病人准备	指导、协助病人排大小便	1	未进行扣1分	
2	物品放置与核对		核对医嘱及病人床号、姓名等信息	4	未核对1项扣2分,扣完为止	
3	评估(口述)	评估环境	环境安静、舒适、整洁、温湿适宜	1	无口述者,将此项分扣除	
		评估病人	①生命体征是否平稳 ②活动耐受力 ③家属对疾病的认识度	3	①无口述者,将此项分扣除 ②口述错误者,每项扣1分 ③提示下口述者,每项扣1分	
4	操作流程		①向病人做自我介绍,向病人说明来意,消除病人顾虑,取得合作	4	未做介绍说明扣4分	
			②根据病人情况(或病案资料)协助病人取舒适体位:坐位或卧位均可	10	体位安置不正确扣10分	
			③健康史资料:重点询问血尿、泡沫尿或蛋白尿等情况,检查有无水肿及高血压,症状持续时间,有无恶心、食欲减退、乏力等症状;询问肾毒性药物使用情况,既往病史、心理-社会等	20	健康史资料收集不全面酌情扣分	
			④查看辅助检查资料:重点查看尿液中尿蛋白、红细胞、管型等;血液检查中血浆清蛋白、血脂血尿素氮、血肌酐等;肾穿刺活体组织检查及B超检查结果等	10	辅助检查资料收集不全面酌情扣分	
			⑤提出护理诊断/问题及护理计划(口述或小组发言)有无营养失调、体液过多、是否有感染的危险等	10	①缺护理诊断/问题或护理计划一项扣10分 ②护理诊断/问题不准确扣5分 ③护理计划不完整扣3分	

序号	操作内容	考核要点	分值	评分标准	得分
		⑥根据病人情况（或病案资料）给予病人进行健康指导：掌握利尿药、降压药及糖皮质激素等药物的使用方法、用药过程中的注意事项；避免使用有害肾功能的药物；指导病人根据病情适度休息与活动，避免肢体血栓等并发症；根据病情，选择蛋白质摄入量和种类，低盐低脂，合理安排饮食	20	口述（或小组发言），条理性强，重点突出。内容不完整一项扣5分、重点不突出扣10分	
5	操作后护理	①整理病人衣物及床单位，安置病人舒适体位 ②整理护理用物、垃圾处置、洗手 ③记录：见习报告（或病案分析报告）	6	缺漏一项扣2分	
6	整体评价	①服务态度好 ②语言通俗流畅 ③对病人体贴、关心	8	①服务态度不好扣6分 ②语言不流畅扣4分 ③对病人不体贴、关心扣3分 扣完为止	
	合计		100	得分合计	

注：
出现以下情况之一者，本项操作按0分计：
①操作程序、方法严重错误
②操作极不熟练，操作过程出现意外
③操作过程中态度不认真

（李红梅）

实训项目十三　临床见习（或病案分析）：肾衰竭病人的护理

【实训目的】

1. 知识目标　能运用相关知识对肾衰竭病人（或病案）表现进行分析提出护理诊断/问题及依据，写出护理计划。

2. 能力目标　具备护理病史采集、分析及与病人、家属沟通的能力。

3. 素质目标　培养学生以病人为中心,关心、体贴病人的意识。

【实训学时】2 学时。

【实训地点】临床教学医院或内科护理示教室。

【实训方式】

1. 教师　分配任务,提出病人(或病案)护理诊断/问题要点及见习(或病案讨论)要求。

2. 学生　分小组临床见习(或病案讨论或角色扮演),提出护理诊断/问题,拟订护理计划。

3. 评价　以小组为单位围绕护理诊断/问题、护理计划发言,小组互评或教师评价、解答。

【实训内容及评价】

内科护理学实训项目评分表

临床见习(或病案分析):肾衰竭病人的护理

学生姓名:　　　　　　学号:　　　　　　完成时间:　　　年　　月　　日

序号	操作内容		考核要点	分值	评分标准	得分
1	准备	着装准备	①仪表端庄、服装整洁 ②洗手、戴口罩(必要时)	1	违反一项扣 1 分,扣完为止	
		物品准备	听诊器、记录本、笔	2	物品漏缺一件扣 1 分,扣完为止	
		病人准备	指导、协助病人排大小便	1	未进行扣 1 分	
2	物品放置与核对		核对医嘱及病人床号、姓名等信息	4	未核对 1 项扣 2 分,扣完为止	
3	评估(口述)	评估环境	环境安静、舒适、整洁、温湿适宜	1	无口述者,将此项分扣除	
		评估病人	①生命体征是否平稳 ②活动耐受力 ③家属对疾病的认识度	3	①无口述者,将此项分扣除 ②口述错误者,每项扣 2 分 ③提示下口述者,每项扣 0.5 分	
4	操作流程		①向病人做自我介绍,向病人说明来意,消除病人顾虑,取得合作	4	未做介绍说明扣 4 分	
			②根据病人情况(或病案资料)协助病人取舒适体位	10	体位安置不正确扣 10 分	
			③健康史收集资料:重点询问无肾脏疾病病史;有无其他全身性疾病引起的肾脏病变;有无导致肾衰竭渐进性发展或急性加重的危险因素;有无出现心血管系统、呼吸系统、血液系统、消化系统、神经肌肉、骨骼等并发症;既往病史、心理社会状况等	20	健康史资料收集不全面每项扣 4 分	

续表

序号	操作内容	考核要点	分值	评分标准	得分
		④查看辅助检查资料：重点查看尿液中尿蛋白、红细胞、管型；血液检查中血红蛋白、血电解质及B超检查结果等	10	辅助检查资料收集不全一项扣2分，扣完为止	
		⑤根据病人情况（或病案资料）提出护理诊断/问题及护理计划（口述或小组发言）	10	①缺护理诊断/问题或护理计划一项10分②护理诊断/问题不准确扣5分③护理计划不完整扣3分	
		⑥根据病人情况（或病案资料）给予病人进行健康指导（休息与活动、饮食等）指导病人积极治疗原发病，避免肾损害的高危因素及肾毒性药物；注意劳逸结合，避免劳累和重体力活动；严格遵守饮食治疗的原则，注意水、钠限制和蛋白质的合理摄入。指导病人学会准确记录尿量、测量体重、监测血压	20	口述（或小组发言），条理性强，重点突出。内容不完整一项扣5分、重点不突出扣10分	
5	操作后护理	①整理病人衣物及床单位，安置病人舒适体位②整理护理用物、垃圾处置、洗手③记录：见习报告（或病案分析报告）	6	缺漏一项扣2分	
6	整体评价	①服务态度好②语言通俗流畅③对病人体贴、关心	8	①服务态度不好扣6分②语言不流畅扣4分③对病人不体贴、关心扣3分扣完为止	
	合计		100	得分合计	

注：
出现以下情况之一者，本项操作按0分计：
①操作程序、方法严重错误
②操作极不熟练，操作过程出现意外
③操作过程中态度不认真

（李红梅）

实训项目十四　临床见习(或病案分析)：缺铁性贫血病人的护理

【实训目的】

1. 知识目标　能运用相关知识对缺铁性贫血病人（或病案）表现进行分析提出护理诊断/问题及依据,写出护理计划。

2. 能力目标　具备护理病史采集、分析及与病人、家属沟通的能力。

3. 素质目标　培养学生以病人为中心,关心、体贴病人的意识。

【实训学时】2学时。

【实训地点】临床教学医院或内科护理示教室。

【实训方式】

1. 教师　分配任务,提出病人（或病案）护理诊断/问题要点及见习（或病案讨论）要求。

2. 学生　分小组临床见习（或病案讨论或角色扮演）,提出护理诊断/问题,拟订护理计划。

3. 评价　以小组为单位围绕护理诊断/问题、护理计划发言,小组互评或教师评价、解答。

【实训内容及评价】

内科护理学实训项目评分表

临床见习(或病案分析):缺铁性贫血病人的护理

学生姓名:　　　　　　学号:　　　　　　完成时间:　　年　月　日

序号	操作内容		考核要点	分值	评分标准	得分
1	准备	着装准备	①仪表端庄、服装整洁 ②洗手、戴口罩（必要时）	1	违反一项扣1分,扣完为止	
		物品准备	听诊器、记录本、笔等	2	物品漏缺一件扣1分,扣完为止	
		病人准备	指导、协助病人排大小便	1	未进行扣1分	
2	物品放置与核对		核对医嘱及病人床号、姓名等信息	4	未核对1项扣2分,扣完为止	
3	评估（口述）	评估环境	环境安静、舒适、整洁、温湿适宜	1	无口述者,将此项分扣除	
		评估病人	①生命体征是否平稳 ②活动耐受力 ③家属对疾病的认识度	3	①无口述者,将此项分扣除 ②口述错误者,每项扣1分 ③提示下口述者,每项扣0.5分	
4	操作流程		①向病人做自我介绍,向病人说明来意,消除病人顾虑,取得合作	4	未做介绍说明扣4分。	

续表

序号	操作内容	考核要点	分值	评分标准	得分
		②根据病人情况（或病案资料）协助病人取舒适体位	10	体位安置不正确扣10分	
		③健康史收集资料：重点询问无铁需要量增加或摄入不足、铁吸收不良、慢性失血等病史；有无贫血及组织缺铁引起的心脏、皮肤与毛发、神经等方面表现；心理社会状况等	20	①病史资料收集不全每项扣4分 ②表现描述不正确每项扣2分 ③无心理社会状况陈述扣1分	
		④查看辅助检查资料：重点查看外周血红细胞数量、形态、染色及网织红细胞；血清铁与总铁结合力等结果	10	辅助检查资料收集不全一项扣2分	
		⑤根据病人情况（或病案资料）提出护理诊断/问题及护理计划（口述或小组发言）	10	①缺护理诊断/问题或护理计划扣10分 ②护理诊断/问题不准确扣5分 ③护理计划不完整扣3分	
		⑥根据病人情况（或病案资料）给予病人进行健康指导（疾病知识、休息与饮食、用药、病情监测）	20	口述（或小组发言），条理性强，重点突出。内容不完整一项扣5分；重点不突出扣10分	
5	操作后护理	①整理病人衣物及床单位，安置病人舒适体位 ②整理护理用物、垃圾处置、洗手 ③记录：见习（或病案分析）报告	6	缺漏一项扣2分	
6	整体评价	①服务态度好 ②语言通俗流畅 ③对病人体贴、关心	8	①服务态度不好扣6分 ②语言不流畅扣4分 ③对病人不体贴、关心扣3分 扣完为止	
	合计		100	得分合计	

注：

出现以下情况之一者，本项实训按0分计：

①操作程序、方法严重错误

②操作极不熟练，操作过程出现意外

③操作过程中态度不认真

（刘　涛）

实训项目十五 临床见习(或病案分析): 白血病病人的护理

【实训目的】

1. 知识目标 能运用相关知识对白血病病人(或病案)表现进行分析提出护理诊断/问题及依据,写出护理计划。

2. 能力目标 具备护理病史采集、分析及与病人、家属沟通的能力。

3. 素质目标 培养学生以病人为中心,关心、体贴病人的意识。

【实训学时】2学时。

【实训地点】临床教学医院或内科护理示教室。

【实训方式】

1. 教师 分配任务,提出病人(或病案)护理诊断/问题要点及见习(或病案讨论)要求。

2. 学生 分小组临床见习(或病案讨论或角色扮演),提出护理诊断/问题,拟订护理计划。

3. 评价 以小组为单位围绕护理诊断/问题、护理计划发言,小组互评或教师评价、解答。

【实训内容及评价】

内科护理学实训项目评分表

临床见习(病案分析):白血病病人的护理

学生姓名: 学号: 完成时间: 年 月 日

序号	操作内容		考核要点	分值	评分标准	得分
1	准备	着装准备	①仪表端庄、服装整洁 ②洗手、戴口罩(必要时)	1	违反一项扣1分,扣完为止	
		物品准备	听诊器、记录本、笔	2	物品漏缺一件扣1分,扣完为止	
		病人准备	指导、协助病人排大小便	1	未进行扣1分	
2	物品放置与核对		核对医嘱及病人床号、姓名等信息	4	未核对1项扣2分,扣完为止	
3	评估(口述)	评估环境	环境安静、舒适、整洁、温湿适宜	1	无口述者,将此项分扣除	
		评估病人	①生命体征是否平稳 ②活动耐受力 ③家属对疾病的认识度	3	①无口述者,将此项分扣除 ②口述错误者,每项扣1分 ③提示下口述者,每项扣0.5分	

续表

序号	操作内容	考核要点	分值	评分标准	得分
4	操作流程	①向病人做自我介绍,向病人说明来意,消除病人顾虑,取得合作	4	未做介绍说明扣4分	
		②根据病人情况(或病案资料)协助病人取舒适体位	10	体位安置不正确扣10分	
		③根据病人情况(或病案资料)提出护理诊断/问题及护理计划(口述或小组发言)	40	①缺护理诊断/问题或护理计划一项扣40分 ②护理诊断/问题不准确扣30分 ③护理计划不完整扣20分	
		④根据病人情况(或病案资料)给予病人进行健康指导(休息与活动、饮食等)	20	口述(或小组发言),条理性强,重点突出。内容不完整一项扣5分、重点不突出扣10分	
5	操作后护理	①整理病人衣物及床单位,安置病人舒适体位 ②整理护理用物、垃圾处置、洗手 ③记录:见习报告(或病案分析报告)	6	缺漏一项扣2分	
6	整体评价	①服务态度好 ②语言通俗流畅 ③对病人体贴、关心	8	①服务态度不好扣6分 ②语言不流畅扣4分 ③对病人不体贴、关心扣3分 扣完为止	
合计			100	得分合计	

注:
出现以下情况之一者,本项操作按0分计:
①操作程序、方法严重错误
②操作极不熟练,操作过程出现意外
③操作过程中态度不认真

（刘雨佳）

实训项目十六　简易血糖仪的使用

【实训目标】

1. 知识目标　了解简易血糖仪使用的操作流程。
2. 能力目标　具备指导病人使用简易血糖仪测血糖的能力。
3. 素质目标　培养学生以病人为中心,关心、体贴病人的意识。

【**实训学时**】2 学时。

【**实训地点**】内科护理示教室。

【**实训方式**】

1. 教师　多媒体教学或视频教学,在模拟环境中进行简易血糖仪使用的示教、讲解。

2. 学生　分小组练习或角色扮演。

3. 评价　学生回示教或教师抽考或小组互评。

【**实训内容及评价**】

内科护理学实训项目评分表
简易血糖仪的使用

学生姓名:　　　　　　　学号:　　　　　　　完成时间:　　　年　　月　　日

序号	操作内容		考核要点	分值	评分标准	得分
1	准备	着装准备	①仪表端庄、服装整洁 ②洗手、戴口罩及帽	1	违反一项扣 1 分,扣完为止	
		物品准备	①电子血糖仪。检查性能,保持清洁 ②试纸条。检查有效期及条码是否符合 ③一次性采血针、棉签、75% 酒精。检查有效期是否恰当 ④核对血糖仪与血糖试纸、采血针头是否配套 ⑤治疗盘、护理记录单 ⑥治疗车下放置医用垃圾桶和生活垃圾桶	6	①物品漏缺一件扣 1 分 ②没检查有效期扣 0.5 分 ③物品摆放不合理扣 1 分 扣完为止	
		病人准备	①核对病人姓名、床号、医嘱 ②解释测血糖的临床意义,取得病人配合	2	未进行每项各扣 1 分	
2	评估（口述）	评估环境	环境安静、舒适、整洁、温湿适宜	1	无口述者,将此项分扣除	
		评估病人	①了解病人身体状况 ②确认病人是否符合空腹或者餐后 2 小时血糖测定的要求	4	①无口述者,将此项分扣除 ②口述错误者,每项扣 2 分 ③提示下口述者,每项扣 1 分	
3	操作流程		①携用物至病人床旁,核对医嘱及病人床号、姓名等信息 ②选择手指侧面,用 75% 酒精局部消毒 ③插入试纸:试纸必须插到底（纸取出后盖紧试纸瓶）	60	①边操作边口述,缺一项口述扣 2 分,缺一项操作扣 6 分 ②操作项目不准确,每项扣 6 分 ③操作顺序不准确扣 4 分	

续表

序号	操作内容	考核要点	分值	评分标准	得分
		④捏住指尖两端,采血针固定于采血部位向下按压,弃去第一滴血 ⑤显示屏出现滴入血样符号时,将血滴满试纸窗口,用干棉签轻压采血部位 ⑥查看并告诉病人血糖测试结果 ⑦取出用过的试纸			
4	操作后护理	①整理病人衣物及床单位,安置病人舒适体位 ②整理护理用物、清洁血糖仪、垃圾处置、洗手 ③记录检测结果:病人姓名、测定日期、时间、结果、检测者签名	16	缺漏一项扣2分	
5	整体评价	①完成时间＜15分钟 ②操作方法正确、规范、熟练 ③对病人体贴、关心,操作中病人无不适感	10	①每超过30秒扣1分 ②服务态度不好扣6分 ③对病人不关心、体贴扣3分 扣完为止	
	合计		100	得分合计	

注:
出现以下情况之一者,本项操作按0分计:
①操作程序、方法严重错误
②操作极不熟练,操作过程出现意外
③操作过程中态度不认真

【注意事项】

1. 严格执行无菌技术操作规程,必须使用一次性采血针。

2. 采血时必须一人一针(采血针)、一片(试纸),避免交叉感染。

3. 采血部位通常采用指尖、足跟两侧等末梢毛细血管全血,水肿、感染或有硬茧的部位不宜采血。

4. 出现血糖异常结果时,如血糖过高、过低或与平时血糖情况不符,可重复检测一次,必要时测静脉生化血糖。

(赖卫国)

实训项目十七 临床见习(或病案分析): 甲状腺功能亢进症病人的护理

【实训目的】

1. 知识目标 能运用相关知识对甲状腺功能亢进症病人(或病案)表现进行分析提出护理诊断/问题及依据,写出护理计划。

2. 能力目标 具备护理病史采集、分析及与病人、家属沟通的能力。

3. 素质目标 培养学生以病人为中心,关心、体贴病人的意识。

【实训学时】2学时。

【实训地点】临床教学医院或内科护理示教室。

【实训方式】

1. 教师 分配任务,提出病人(或病案)护理诊断/问题要点及见习(或病案讨论)要求。

2. 学生 分小组临床见习(或病案讨论或角色扮演),提出护理诊断/问题,拟订护理计划。

3. 评价 以小组为单位围绕护理诊断/问题、护理计划发言,小组互评或教师评价、解答。

【实训内容及评价】

内科护理学实训项目评分表
临床见习(或病案分析):甲状腺功能亢进症病人的护理

学生姓名: 学号: 完成时间: 年 月 日

序号	操作内容		考核要点	分值	评分标准	得分
1	准备	着装准备	①仪表端庄、服装整洁 ②洗手、戴口罩(必要时)	1	违反一项扣1分,扣完为止	
		物品准备	听诊器、体温计、记录本、笔	2	物品漏缺一件扣0.5分	
		病人准备	指导或协助病人生活护理、眼部用药等	1	未进行扣1分	
2	物品放置与核对		核对医嘱及病人床号、姓名等信息	4	未核对1项扣2分,扣完为止	
3	评估 (口述)	评估环境	环境安静、舒适、整洁、温湿适宜,光线略暗,减少探视人员	1	无口述者,将此项分扣除	
		评估病人	①生命体征是否平稳 ②肌力、汗出、眼部和颈部体征 ③精神情绪表现	3	①无口述者,将此项分扣除 ②口述错误者,每项扣1分 ③提示下口述者,每项扣0.5分	

续表

序号	操作内容	考核要点	分值	评分标准	得分
4	操作流程	①向病人做自我介绍,向病人说明来意,消除病人顾虑,取得合作	4	未做介绍说明扣4分	
		②根据病人情况(或病案资料)协助病人取舒适体位	10	体位安置不正确扣10分	
		③根据病人情况(或病案资料)提出护理诊断/问题及护理计划(口述或小组发言)	40	①缺护理诊断/问题或护理计划一项扣40分 ②护理诊断/问题不准确扣30分 ③护理计划不完整扣20分	
		④根据病人情况(或病案资料)给予病人进行健康指导(疾病知识、用药、病情监测和生育)	20	口述(或小组发言),条理性强,重点突出。内容不完整一项扣5分、重点不突出扣10分	
5	操作后护理	①整理病人衣物及床单位,安置病人舒适体位 ②整理护理用物、垃圾处置、洗手 ③记录:见习(或病案分析)报告	6	缺漏一项扣2分	
6	整体评价	①服务态度好、语气平和 ②语言通俗流畅 ③对病人体贴、关心	8	①服务态度不好扣6分 ②语言不流畅扣4分 ③对病人不体贴、关心扣3分扣完为止	
合计			100	得分合计	

注:
出现以下情况之一者,本项实训按0分计:
①操作程序、方法严重错误
②操作极不熟练,操作过程出现意外
③操作过程中态度不认真

(刘 涛)

实训项目十八 上、下肢关节功能位安置

【实训目的】
1. 知识目标 了解保持关节功能位,恢复关节功能的重要性。
2. 能力目标 具备指导病人进行保持关节功能位的能力。
3. 素质目标 培养学生以病人为中心,关心、体贴病人的意识。

【**实训学时**】2 学时。

【**实训地点**】内科护理示教室。

【**实训方式**】

1. 教师　可结合多媒体教学或视频教学,在模拟环境中进行上、下肢关节功能位安置示教、讲解。

2. 学生　分小组练习或角色扮演。

3. 评价　学生回示教抽考或小组互评。

【**实训内容及评价**】

内科护理学实训项目评分表
实训项目名称:上、下肢关节功能位安置

学生姓名:　　　　　　学号:　　　　　　　完成时间:　　　年　　月　　日

序号	操作内容		考核要点	分值	评分标准	得分
1	准备	着装准备	①仪表端庄、服装整洁 ②洗手、戴口罩及帽	1	违反一项扣 1 分,扣完为止	
		物品准备	治疗卡、治疗车、护理记录单、根据病情准备枕头、靠垫、足板等物品	2	物品漏缺一件扣 0.5 分,扣完为止	
		病人准备	指导、协助病人排大小便	1	未进行扣 1 分	
2	物品放置与核对		①携治疗车至床尾 ②核对医嘱及病人床号、姓名等信息	4	①物品放置不对扣 2 分 ②未核对 1 项扣 1 分,扣完为止	
3	评估	评估环境	环境安静、舒适、整洁、温湿适宜	1	无口述者,将此项分扣除	
	（口述）	评估病人	①评估病人的年龄、接受能力 ②检查病人四肢关节状况及皮肤情况	3	①无口述者,将此项分扣除 ②口述错误者,每项扣 1 分 ③提示下口述者,每项扣 0.5 分	
4	操作流程	上肢关节功能位安置	①向病人做自我介绍,向病人说明保持关节功能位的目的及操作过程,消除病人顾虑,取得合作 ②掌指及指间关节各屈曲 45°,双手掌可握小卷轴,维持指关节伸展 ③腕关节背伸 30° ④肘关节屈曲 90° ⑤肩关节外展 45°~60°,前屈 30°~45°,双臂间置枕头维持肩关节外展位	40	①边操作边口述,缺漏一项扣 8 分,扣完为止。 ②病人指导错误扣 4 分 ③顺序不对扣 5 分	

序号	操作内容		考核要点	分值	评分标准	得分
		下肢关节功能位安置	①髋关节前屈 15°~20°,也可两侧放置靠垫,预防髋关节外旋 ②膝关节屈曲 5°~10°,平卧者膝下放一平枕,使膝关节保持伸直位 ③足下放置足板,定时给予按摩和被动运动,防止足下垂	30	①边操作边口述,缺漏一项扣 10 分,扣完为止 ②病人指导错误扣 4 分 ③顺序不对扣 5 分 ④时间不够扣 4 分	
		其他方法(口述)	①每天至少俯卧位 2~3 次,每次半小时以预防髋关节屈曲挛缩,足部伸出床外,全身肌肉放松 ②由于膝、腕、指、趾关节不易做到维持功能位,可借助夹板固定等方法	4	口述。缺漏一项扣 2 分	
5	操作后护理		①整理病人衣物及床单位,安置病人舒适体位 ②整理护理用物、洗手 ③记录:训练日期、时间、效果评价	6	缺漏一项扣 2 分	
6	整体评价		①完成时间<30 分钟 ②操作方法正确、规范、熟练 ③对病人体贴、关心,操作中病人无不适感	8	①每超过 30 秒扣 1 分 ②操作不流畅扣 4 分 ③对病人不关心、体贴扣 3 分扣完为止	
	合计			100	得分合计	

注:

出现以下情况之一者,本项操作按 0 分计:

①操作程序、方法严重错误

②操作极不熟练,操作过程出现意外

③操作过程中态度不认真

(吕 霞)

实训项目十九 临床见习(或病案分析): 急性脑血管疾病病人的护理

【实训目的】

1. 知识目标 能运用相关知识对急性脑血管疾病病人(或病案)表现进行分析,提出护理诊断/问题及依据,写出护理计划。

2. 能力目标　具备护理病史采集、分析及与病人、家属沟通的能力。

3. 素质目标　培养学生以病人为中心,关心、体贴病人的意识。

【实训学时】2学时。

【实训地点】临床教学医院或内科护理示教室。

【实训方式】

1. 教师　分配任务,提出病人(或病案)护理诊断/问题及见习(或病案讨论)要求。

2. 学生　分小组临床见习(或病案讨论/角色扮演),提出护理诊断/问题,拟订护理计划。

3. 评价　以小组为单位围绕护理诊断/问题、护理计划发言,小组互评或教师评价、解答。

【实训内容及评价】

内科护理学实训项目评分表
临床见习(或病案分析):急性脑血管疾病病人的护理

学生姓名:　　　　　　学号:　　　　　　完成时间:　　　年　　月　　日

序号	操作内容		考核要点	分值	评分标准	得分
1	准备	着装准备	①仪表端庄、服装整洁 ②洗手、戴口罩(必要时)	1	违反一项扣1分,扣完为止	
		物品准备	听诊器、记录本、笔	2	物品漏缺一件扣1分,扣完为止	
		病人准备	指导、协助病人排大小便	1	未进行扣1分	
2	物品放置与核对		核对医嘱及病人床号、姓名等信息	4	未核对1项扣2分,扣完为止	
3	评估(口述)	评估环境	环境安静、舒适、整洁、温湿度适宜	1	无口述者,将此项分扣除	
		评估病人	①生命体征是否平稳 ②活动耐受力 ③家属对疾病的认识度	3	①无口述者,将此项分扣除 ②口述错误者,每项扣1分 ③提示下口述者,每项0.5分	
4	操作流程		①向病人做自我介绍,说明来意,消除病人顾虑,取得合作	4	未做介绍说明扣4分	
			②根据病人情况(或病案资料)协助病人取舒适体位	10	体位安置不正确扣10分	
			③根据病人情况(或病案资料)提出护理诊断/问题及护理计划(口述或小组发言)	40	①缺护理诊断/问题或护理计划一项扣40分 ②护理诊断/问题不准确扣30分 ③护理计划不完整扣20分	

续表

序号	操作内容	考核要点	分值	评分标准	得分
		④根据病人情况(或病案资料)给予病人健康指导(休息与活动、饮食等)	20	口述(或小组发言)条理性强,重点突出。内容不完整一项扣5分、重点不突出扣10分	
5	操作后护理	①整理病人衣物及床单位,安置病人舒适体位 ②整理用物、垃圾处置、洗手 ③记录:见习报告(或病案分析报告)	6	缺漏一项扣2分	
6	整体评价	①服务态度好 ②语言通俗流畅 ③对病人体贴、关心	8	①服务态度不好扣6分 ②语言不流畅扣4分 ③对病人不体贴、关心扣3分 扣完为止	
	合计		100	得分合计	

注:

出现以下情况之一者,本项操作按0分计:

①操作程序、方法严重错误

②操作极不熟练,操作过程出现意外

③操作过程中态度不认真

(唐艳妮)

实训项目二十:腰椎穿刺术操作配合与护理

【实训目标】

1. 知识目标 了解腰椎穿刺术的适应证、禁忌证及术前、术中、术后的护理配合。
2. 能力目标 具备配合医生为病人完成腰椎穿刺术操作的能力。
3. 素质目标 培养学生以病人为中心,关心、体贴病人的意识。

【实训学时】2学时。

【实训地点】内科护理示教室。

【实训方式】

1. 教师 可结合多媒体或视频教学,在模拟环境中进行腹腔穿刺术训练的示教、讲解。
2. 学生 分小组练习或角色扮演。
3. 评价 学生回示教抽考或小组互评。

【实训内容及评价】

内科护理学实训项目评分表
腰椎穿刺术操作配合与护理

学生姓名：　　　　　　学号：　　　　　　完成时间：　　　年　　月　　日

序号	操作内容		考核要点	分值	评分标准	得分
1	准备	着装准备	①仪表端庄、服装整洁 ②洗手、戴口罩及帽	1	违反一项扣1分,扣完为止	
		物品准备	模拟病人、治疗盘、腰椎穿刺包(含腰椎穿刺针、2ml和20ml注射器、7号针头、孔巾、纱布等)、棉签盒、2%利多卡因、无菌手套、玻片、培养基、酒精灯、火柴、胶布、急救药品及设备等	2	物品漏缺一件扣0.5分,扣完为止	
		病人准备	①知情同意:术前向病人及家属说明穿刺目的、特殊体位、过程及注意事项,消除病人的紧张、恐惧心理,征得病人和家属的签字同意 ②过敏试验:用普鲁卡因局麻时,需先做普鲁卡因皮试并记录结果	2	未进行一项扣2分,不倒扣分。	
2	物品放置与核对		①携治疗车至床尾 ②核对医嘱及病人床号、姓名等信息	4	①物品放置不对扣2分 ②未核对1项扣2分,扣完为止	
3	评估(口述)	评估环境	环境安静、舒适、整洁、温湿度适宜	1	无口述者,将此项分扣除	
		评估病人	①生命体征是否平稳 ②腰椎与穿刺部位皮肤	2	①无口述者,将此项分扣除 ②口述错误者,每项扣1分 ③提示下口述者,每项扣0.5分	
4	操作流程		①安置体位。嘱病人排空大小便,床上静卧15~30分钟后,协助病人取去枕侧卧位,背与床沿齐平,屈颈抱膝,使脊柱尽量前屈,以增加椎间隙宽度。屏风遮挡 ②选择适宜穿刺点。选定第3~4腰椎棘突间隙或第4~5腰椎棘突间隙作为进针部位 ③穿刺配合。配合术者常规消毒穿刺部位皮肤,打开无菌包,戴无	70	①边操作边口述,缺漏一项扣10分,扣完为止 ②病人体位错误扣10分 ③顺序不对扣5分 ④腰椎穿刺放液中,未观察病情扣5分 ⑤操作完毕,未整理用物扣5分	

序号	操作内容	考核要点	分值	评分标准	得分
		菌手套,铺孔巾,打开 1% 普鲁卡因供术者抽吸,在穿刺点自皮肤至椎间韧带行局部浸润麻醉 ④检查穿刺针、测压管,注射器通畅并衔接紧密 ⑤术者将腰椎穿刺针(套上针芯)沿腰椎间隙垂直进针 4~5cm,阻力突然降低时,提示针尖已进入蛛网膜下腔。术中协助病人保持腰椎穿刺的正确体位,防止病人乱动,以免发生软组织损伤、断针及手术野被污染等 ⑥测颅内压。穿刺成功后,术者拔出针芯,脑脊液自动滴出时协助术者接上测压管先行测压 ⑦压颈试验协助术者进行压颈试验,即于测定初压后,压迫病人一侧颈静脉 10 秒,观察蛛网膜下腔有无阻塞 ⑧收集标本。移去测压器,收集 2~5ml 脑脊液于无菌试管中送检,若需做细菌培养,试管口及棉塞应用酒精灯火焰灭菌 ⑨病情观察。术中密切观察病人呼吸、脉搏及面色变化,询问有无不适感,如有异常立即报告医师并协助处理 ⑩整理用物,观察脑脊液量、性质、颜色,及时送检,并详细记录			
5	操作后护理	①针孔用碘伏消毒后覆盖纱布并固定 ②穿刺后去枕平卧 4~6 小时,24小时内忌下床活动 ③嘱颅内高压者不宜多饮 ④密切观察意识、生命体征变化,及早发现脑疝前驱症状,如意识障碍、剧烈头痛、频繁呕吐、呼吸加快、血压上升、体温升高等,并及时处理	10	缺漏一项扣 2 分	

序号	操作内容	考核要点	分值	评分标准	得分
		⑤保持穿刺部位的纱布干燥,24小时内不宜沐浴。观察穿刺点有无渗液、渗血、脑脊液渗漏或感染,如有异常及时通知医生处理			
6	整体评价	①操作方法正确、规范、配合熟练 ②对病人体贴、关心,操作中病人无不适感	8	①操作不流畅扣5分 ②对病人不体贴、关心扣4分	
	合计		100		

注:
出现以下情况之一者,本项操作按0分计:
①操作程序、方法严重错误
②操作极不熟练,操作过程出现意外
③操作过程中态度不认真

（唐艳妮）